Das vier Säulen

Prinzip

Heilung von chronischen Krankheiten

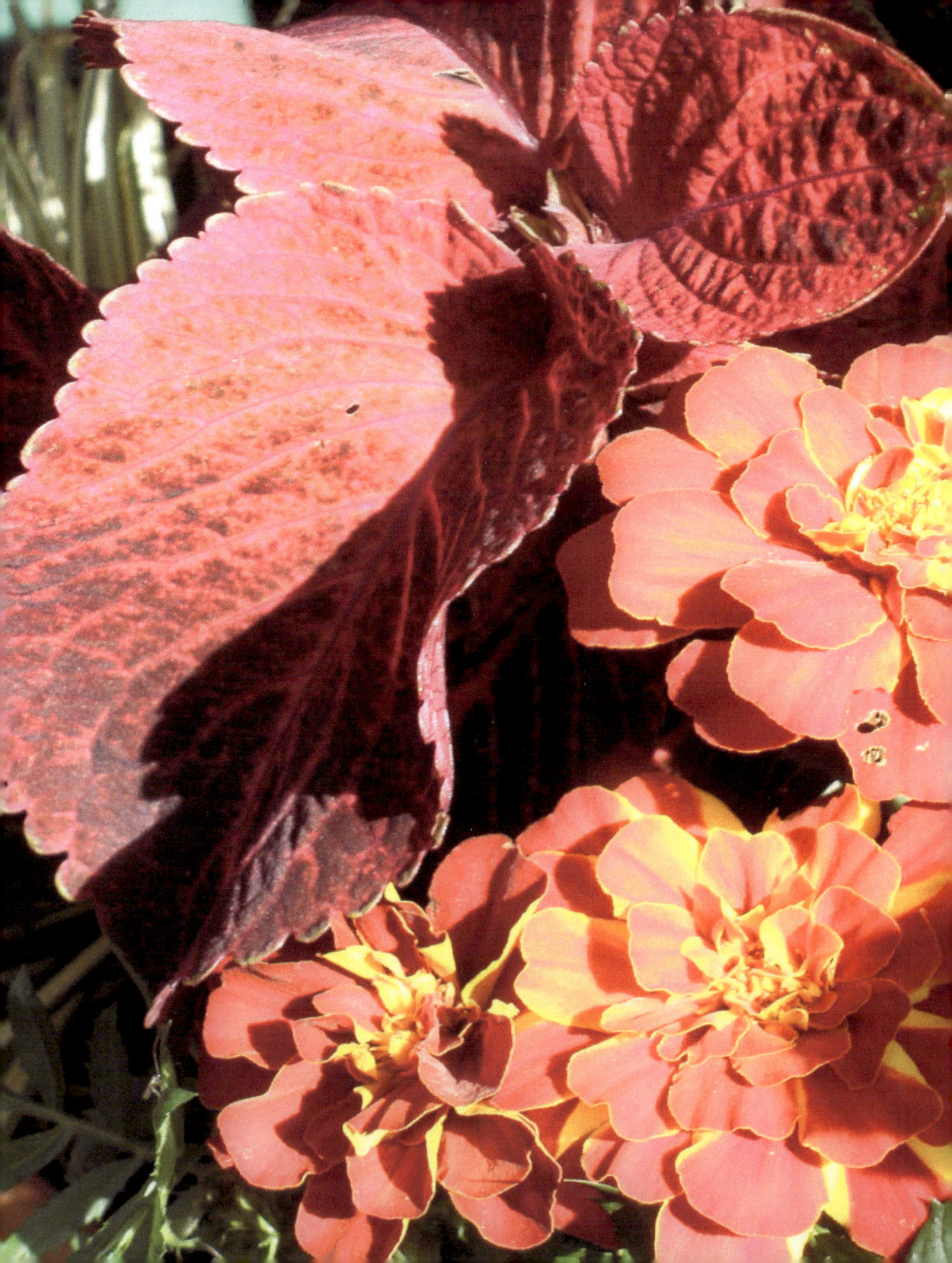

Vorwort

Meine Allergie – Geschichte:

Durch eine Schwangerschaft vor 38 Jahren bekam ich Zahnprobleme. Grosse Zahnfüllungen wurden mir danach durch Amalgamfüllungen ersetzt. Von da an begann meine Leidensgeschichte. Die schleichende Bleivergiftung in meinem Körper führte zu zahlreichen gravierenden Gesundheitsproblemen. Heuschnupfen – Stauballergie – Asthma – 2 Diskushernien mit Lähmungen – Schwindel – Sehproblemen etc.

Damals wurden Bleivergiftungen durch Amalgamfüllungen nicht als lebensgefährliche Probleme anerkannt. Man versuchte nur die sichtbaren Beschwerden zu behandeln und suchte die Ursachen davon sogar in psychischer Richtung! – Durch die ganzen mehrjährigen Behandlungen war mein Körper schon sehr geschwächt und ich wog nur noch 48 kg.

Eines Tages zeigte eine Fernsehsendung das Leiden eines Patienten mit genau denselben Beschwerden, die auch ich hatte. Man führte alle diese Probleme auf die Amalgamfüllungen, verbunden mit einer schweren Bleivergiftung, zurück.

Meine Zähne wurden daraufhin saniert und eine Entgiftung meines Körpers fand in Baden-Baden statt, wohin ich fast zwei Jahre lang jeden Monat von Luzern aus reiste.

Die Folgeschäden – Stauballergie, Asthma und Rückenprobleme – blieben mir jedoch erhalten bis vor einem halben Jahr: Zufällig stiess ich auf die gesundheitlichen Vorteile der basischen Ernährung, die ja schon lange bekannt waren. Magnesiumchlorid nahm ich zudem schon seit längerer Zeit oral ein und die Bekanntschaft des Heilyogas „Lu Jong" machte ich vor einem halben Jahr. Ich vertiefte mich in jedes Gebiet einzeln und sah, dass es möglich war, mit diesen vier Methoden sogar chronische und unheilbare Krankheiten zu heilen.

> **Krankheiten müssen genährt werden und wenn man ihnen den Nährboden entzieht, kann sich der Körper regenerieren!**

Nun geschah bei mir Folgendes: Ich begann strickte mit einer Entgiftung des Körpers, hielt mich an die basische Ernährung, begann Magnesiumchlorid nicht nur einzunehmen, sondern vor allem den Körper damit einzureiben und zuletzt half mir das Lu Jong sehr stark, geistig wie auch körperlich mit der Therapie klar zu kommen.

Ich habe mich in diesem halben Jahr körperlich verändert. Die Allergie und das Asthma hat sich so gebessert, dass ich die Kortisonpräparate, die ich 34 Jahre lang brauchte, verstaut habe. Zudem habe ich ganz ungewollt bis jetzt fünf Kilos abgenommen und durch das Lu Jong fühle ich mich geistig gestärkt und fit.

Das ist der Grund, weshalb ich diese eigenen Erfahrungen der „vier Säulen" in diesem Buch verfasst habe, um anderen Menschen ebenfalls helfen zu können.

Die Abbildungen in diesem Buch (die alle von mir selber erstellt wurden), sollen die Lesenden positiv auf ein neues Kapitel einstimmen. Sie stammen:

Von meinem Bijou – Garden (Blattschmuckgarten)
Von meinen Tieren
Von meinem Buch „Kunst zum Vernaschen" (ISBN: 978-3-7357-0236-4)
Von den Lu Jong-Übungen mit meinem Sohn Dani

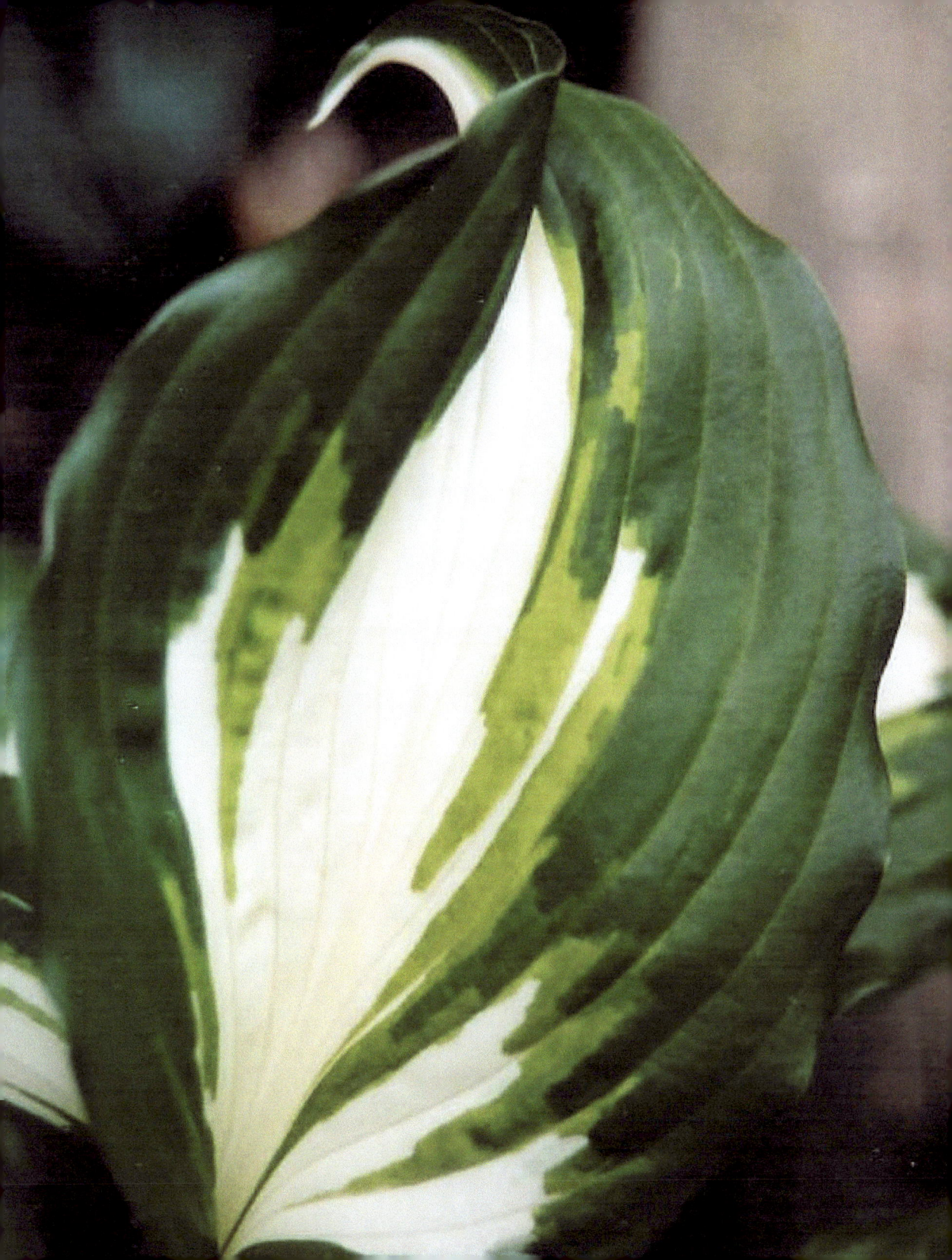

INDEX

Einführung **10**

Wissenswertes **13**
    Nährstoffe **13**
        Mineralstoffe 13
        Vitamine 15
        Proteine (Eiweisse) 23
        Warum Eiweiss Sie länger satt macht! Und woher kommt der plötzliche Hunger? 27
        Fette (Lipide) sind organische Säuren und wichtige Energielieferanten 28
        Cholesterin 30
        Kohlenhydrate 33
        Wasser 35
    Körperliche Folgen von Nährstoffmangel **36**
        Mineralstoffmangel 37
        Vitaminmangel 39
    Antioxidantien und freie Radikale **42**
        Welche Antioxidantien gibt es? 44
        Sekundäre Pflanzenstoffe 44
    Hormone (Wichtigsten) **47**
    Hormone die glücklich und leistungsfähig machen **52**
        Stresshormone 53
        Schönheitshormone 54
        Gewichtszunahme mit Hormonen 55
        Hormonabbau im Alter 55
        Anzeichen von Hormonmangel 55
        Hormonproduktion selber beeinflussen 56
    Probiotika & Präbiotika **58**
    Thymusdrüse **58**
    Verdauungssystem **61**
    Blut **65**
    Wie entstehen Krankheiten **66**
    Prüfungsangst und Co. **69**
    Die chinesische Organ-Uhr **71**

Entgiftung des Körpers **75**
    Ölziehen **75**
        Zungenschaben und Ölziehen: 76

Darmsanierung	79
Darmreinigung mit Flohsamen	80
Darmreinigung mit Rizinusöl (bei Verstopfung)	81
Brottrunk	82

Basische Ernährung 85

- **pH-Wert** 91
  - pH – Wert im Körper 91
- **Negative Folgen einer Übersäuerung** 92
  - Entzündungen 95
  - Haut und ihre Probleme 96
- **Entzündungshemmende Lebensmittel** 101
- **Die besten basischen Nährstofflieferanten** 104
  - Die besten Vitamin C-Lieferanten 104
  - Die besten Selen & Zink Lieferanten 105
  - Die besten Eisen-Lieferanten 106
  - Die besten Calcium-Lieferanten 108
  - Calcium-Räuber 109
  - Vitamin D: Der Calcium-Katalysator 112
  - Die besten Magnesium-Lieferanten 112
  - Die besten Kalium-Lieferanten 115
  - Die besten Vitamin B12-Lieferanten 116
  - Die besten Folsäure-Lieferanten 116
  - Die besten Jod-Lieferanten 116
  - Die besten Protein-Lieferanten 118
- **Gesunde Darmflora** 120
- **Ursachen für eine Verstopfung** 121
- **Lebensmittel mit vielen Nährstoffen** 124
- **Lebensmittel zur Krebsvorbeugung** 130
- **Nervennahrung (Prüfungsangst und Co.)** 133
- **Ernährung für die Psyche** 133
- **Energieschub** 135
- **Die PRAL-Werte** 136
- **Praktische Küchentipps und Tricks für die basische Küche** 145
  - Power Rezepte – einige Beispiele 149
- **Schlussbemerkungen zur basischen Ernährung** 153

Magnesium und Magnesiumchlorid 155

- **Magnesium (Mg)** 155
- **Funktionen von Magnesium im menschlichen Körper** 159
- **Magnesiumchlorid (MgCl2)** 168

Wirkung von Magnesiumchlorid	169
Anwendung von Magnesiumchlorid	170
Orale Einnahme von Magnesium - Chlorid	172
Transdermale Anwendung mit Magnesiumchlorid	172
Magnesiumöl	176
Dosierung	180
Orale Einnahme von Magnesiumchlorid	180
Transdermale (äusserlich) Anwendung von Magnesiumchlorid	181
Zur Erhaltung eines gesunden Magnesiumspiegels	182
Nebenwirkungen	183

Lu Jong 185

Lu Jong (tibetisches Heilyoga)	185
Tulku Lobsang Rinpoche	186
Lu Jong aus der Sicht der tibetischen Medizin	188
Die fünf Elemente	188
Die drei Säfte	189
Die drei Säfte und der Geist	190
Lu Jong Praxis	192
Lu Jong-Übungen	192
Übungen für die Beweglichkeit der Körperteile	199
Übungen für die Gesundheit der Organe	204
Übungen für die Linderung oder Vorbeugung von Krankheiten	211

Hunde / Katzen und ihre Nahrung 214

Fertigfutter industriell hergestellt	215
Trockenfutter bietet mehr Kohlenhydrate	221
Nassfutter (Feuchtfutter) enthält mehr Fleisch	222
Fütterung von Nass- und Trockenfutter	223
Diese Lebensmittel sind sehr schädlich, giftig oder sogar tödlich für Ihren Hund:	225
Vitaminreiche gute Nahrung auch für Ihren Hund	226
Katzen	232
Giftige Lebensmittel für kleine Tiger	235

Schlusswort 238

Impressum 239
    Quellennachweis 240

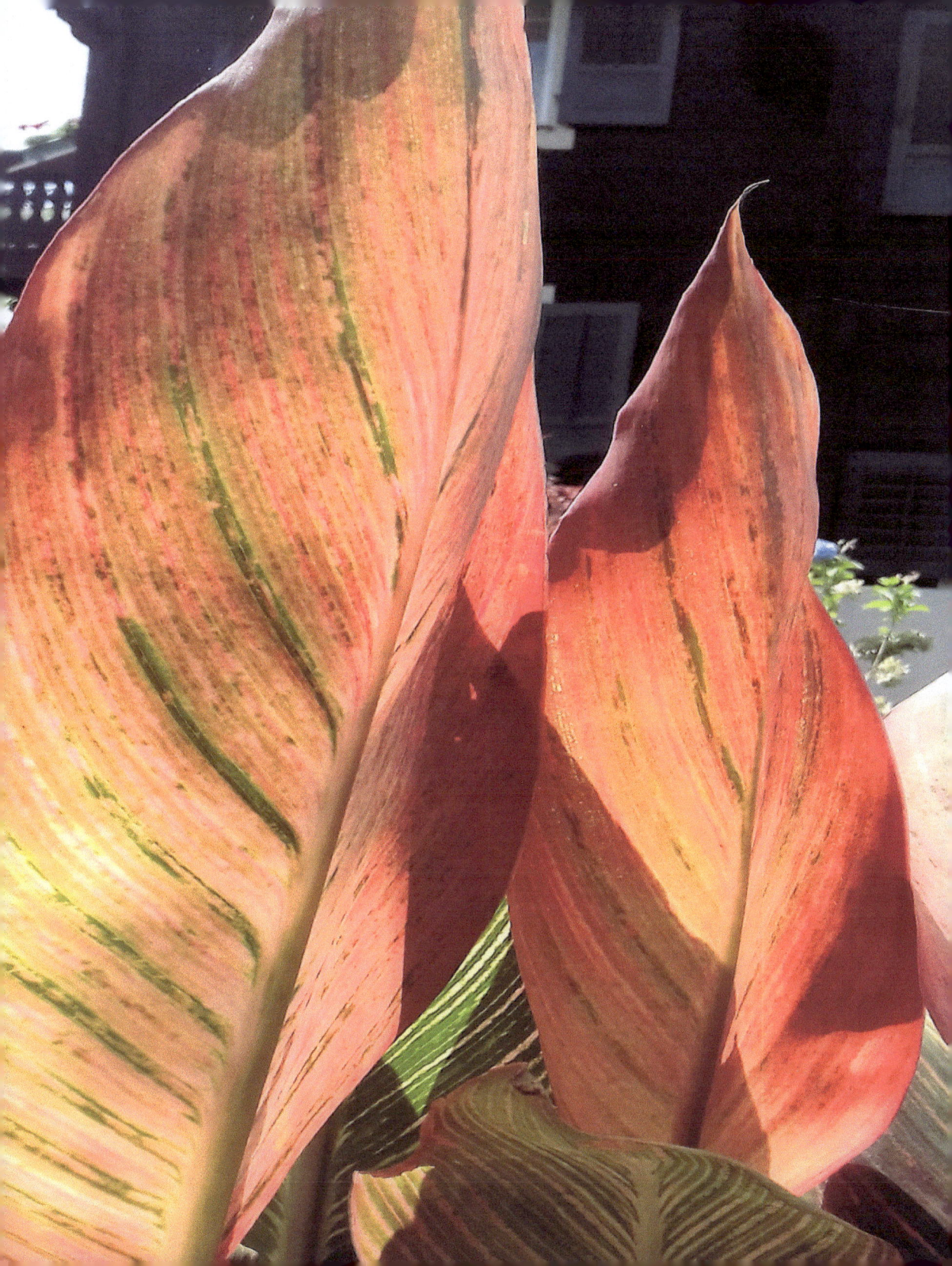

EINFÜHRUNG

Krankheiten

Viele Therapien belasten den Körper noch zusätzlich mit Schadstoffen und bringen nur wenig Linderung. Zudem sind sie teuer und aufwendig. Sie sind vielfach nicht in der Lage das Grundproblem zu lösen, sondern begnügen sich mit Symptombekämpfung.

> **Natürlich ist es bequemer und schneller, jahrelang Pillen zu schlucken. Aber Sie müssen sich im Klaren sein, dass damit das Übel nicht besiegt ist – im Gegenteil. Wenn Sie Ihren Lebenswandel nicht ändern, wird sich Ihre Krankheit noch verschlimmern und Ihr Köper dadurch zunehmend vergiftet.**

Selbstverständlich braucht es Chemie gegen gewisse Krankheiten. Aber wir sollten uns fragen, was der eigentlich Grund dieser Krankheiten ist?

„Das vier Säulen Prinzip" hingegen ist schonend, weil es natürlich ist. Zudem nimmt es sich den Grundproblemen auf verschiedenen Ebenen an. Es kostet auch sehr wenig – und jeder Mensch jeden Alters kann es problemlos anwenden. Das Wichtigste dabei ist:

> **Jahrelange Gewohnheiten negativer Art muss man bereit sein abzulegen.**

Aber wenn man sich dazu entschlossen hat und sich mit der Zeit kleine gesundheitliche Verbesserungen einstellen und man mithilfe seines Arztes die Medikamente reduzieren kann, wird es einem immer leichter fallen, einen neuen Lebensstil anzunehmen.

Viel Disziplin ist am Anfang gefragt. Die Übungen des Lu Yong werden Ihnen dabei helfen, auch mental durchzuhalten.

Damit Sie die Bedeutung dieser vier Säulen in körperlicher wie auch gesundheitlicher Hinsicht besser verstehen, habe ich mir die Mühe gemacht, ein grosses Kapitel „Wissenswertes" über Nährstoffe und deren Einfluss auf den menschlichen Körper vorgängig zu behandeln.

Wenn Sie es gelesen haben, werden Sie viel besser Bescheid über all die körperlichen Zusammenhänge wissen und dementsprechend auch gut auf die vier Kapitel vorbereitet sein.

Was mich auch beschäftigt hat, ist die Zusammensetzung des Hundefutters.

Hunde wie auch Katzen sind ein wichtiger Bestandteil unseres Lebens. Wir verdanken ihnen viel Lebensqualität und sind besorgt, dass es ihnen gut geht.

Was ihre Gesundheit anbelangt, haben sie genau die gleichen gesundheitlichen Probleme, wie wir Menschen:

Wenn Tiere zu „saure" Nahrung erhalten, werden sie krank. Deshalb habe ich viele gute Tipps für eine nährstoffreiche und gute Ernährung Ihrer geliebten Vierbeiner in einem eigenen Kapitel zusammengefasst.

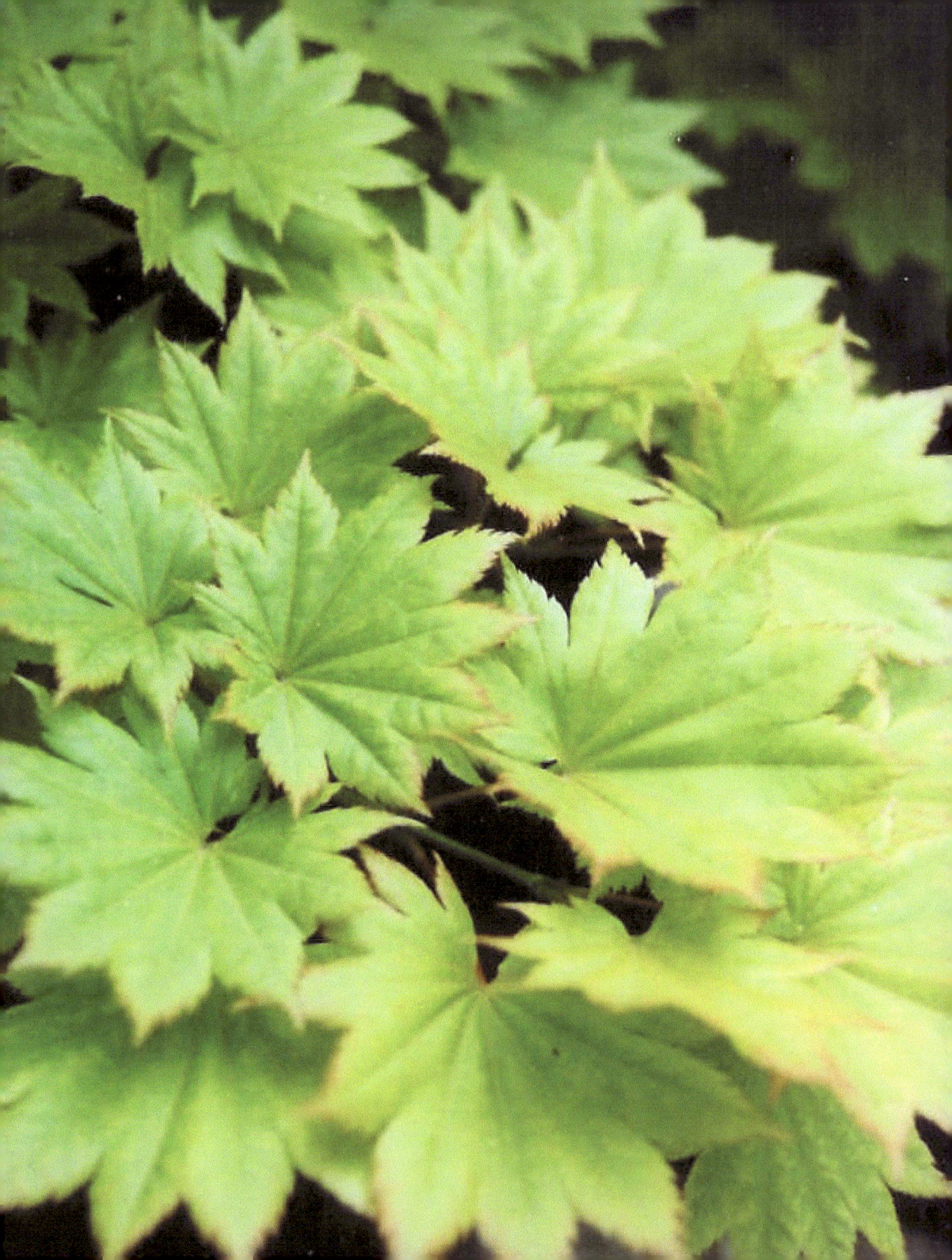

Wissenswertes

Nährstoffe

Es gibt organische wie auch anorganische Nährstoffe, die der Körper aufnimmt und mithilfe des Stoffwechsels ihm wieder als Nahrung zur Verfügung stellt. **Essenzielle Nährstoffe** sind solche, die mit der Nahrung aufgenommen werden müssen, im Gegensatz zu jenen Nährstoffen, die der Körper selbst durch Energieverbrauch herstellen kann.

Es gibt folgende Nährstoffe:
Mineralstoffe, Vitamine, Proteine, Fette, Kohlenhydrate, und Wasser.

Ohne Mineralstoffe (Elemente) sind Vitamine „wertlos"!

Mangelt es an Vitaminen, kann der Körper Mineralstoffe einsetzen, aber ohne Mineralstoffe sind Vitamine wertlos! Nachfolgend nun anorganische lebenswichtige Spurenelemente, die der Körper nicht selber herstellen kann und über die Nahrung aufnehmen muss sind:

Mineralstoffe

Mineralstoffe	Einsatz im Körper	Lebensmittel
Calcium	Blut, Knochen, Herz, Zähne, Haut	Milch, Mandeln, Käse, Mohn, Brokkoli, Sesamsamen, Brennnesseln, Trockenfeigen, Gartenkresse, Grünkohl, Petersilie,
Chrom	Blut, Kreislauf, Muskeln	Maisöl, Bierhefe, Vollkorn
Eisen	Nägel, Zähne, Blut, Knochen, Haut	Geflügel, Ei, Fisch, Sesam, Weizenkeime, Hülsenfrüchte, Nüsse, Vollkornmehl, Spinat
Fluor	Knochen, Zähne	Schwarzer Tee

Kalium	Haut, Blut, Herz, Nieren, Muskulatur, Nerven	Aprikosen, Sonnenblumenkerne, Pfirsiche, Rosinen, Nüsse, Vollkornprodukte, Kartoffel, Bananen, Spinat, Salat, Avocados
Kupfer	Haut, Haare, Blut, Knochen, Kreislauf	Nüsse, Rosinen, Meeresfrüchte, Soja
Jod	Schilddrüse, Haut, Nägel Haut, Zähne	Meeresfrüchte, Jodsalz
Magnesium	Arterien, Knochen, Herz Muskulatur, Nerven, Zähne	grünes Gemüse, Honig, ungeschälte Erdnüsse Spinat, Meeresfrüchte
Mangan	Gehirn, Brustdrüsen, Nervensystem, Muskulatur	Bananen, Getreide, Blattsalat, Nüsse, Ananas
Natrium	Blut, lymphatisches System, Muskulatur, Nervensystem	Kochsalz, Milch, Käse, Meeresfrüchte
Phosphor	Knochen, Zähne, Gehirn Nerven	Ei, Milch, Geflügel, Käse
Schwefel	Haare, Nägel, Nerven, Haut	Käse, Ei, Nüsse, Fisch
Zink	Haut, Bindegewebe Schleimhaut, Thymus	Sonnenblumenkerne, Rindfleisch, Ei, Milch

Vitamine

Vitamine beeinflussen all unsere Körperfunktionen. Sie liefern keine Energie, sind aber für den Stoffwechsel sehr wichtig.

Haben wir zu wenig Vitamine, fühlen wir uns müde und antriebslos und in der Folge daraus können sich Krankheiten entwickeln. Haben wir genügend Vitamine sind wir voller Elan und positiv eingestellt. Wir können auch zu viele Vitamine zu uns nehmen (ausser Vitamin K). Zuviel fettlösliche Vitamine speichert der Körper (in der Leber als Depotfett) und daraus können Krankheiten entstehen, wie Krebs (Vitamin E & D), Verkalkung von Herz, Niere, Lunge (Vitamin D), Haut, Kopfschmerzen, Haarausfall (Vitamin A).

Vitamine sind sensible Nährstoffe
Sie leiden vor allem unter langem Lagern und der Zufuhr von Licht, Luft, Hitze oder Säure. Aber auch Enzyme oder bioaktive Pflanzenstoffe können ihre Wirkung verlieren. Robust sind dagegen Mineralstoffe. Sie werden nicht zerstört, werden aber durch Waschen oder Kochen mit viel Wasser ausgeschwemmt.

Vitamine zeigen unterschiedliche Empfindlichkeiten. Manche sind relativ hitzestabil wie Vitamin E. Andere dagegen werden beim Kochen leicht zerstört wie Vitamin C. Wasserlösliche Vitamine gehen häufig ins Kochwasser über und verschwinden womöglich im Ausguss. Fettlösliche Vitamine sind dagegen häufig fest im Lebensmittel verankert. Sie werden durch das Erhitzen „befreit" und sind so erst für den menschlichen Körper nutzbar.

Tipps für volle Vitamin-Power:

1. Erntefrisches Obst und Gemüse verwenden oder auf Tiefkühlware ausweichen.
2. Obst und Gemüse dunkel, feucht und kühl lagern (z.B. in gelochten Folienbeuteln im Kühlschrank) und schnell verbrauchen.
3. Obst und Gemüse nur kurz waschen, nicht wässern und erst nach dem Waschen zerkleinern. Schnittstellen evtl. mit Zitronensaft beträufeln, um das „Braunwerden" und Vitamin-C-Verluste zu vermeiden.
4. Obst und Paprika möglichst roh verzehren oder nur kurz dämpfen, dünsten oder anbraten.

5. Gemüse am besten dämpfen oder mit wenig Wasser dünsten oder schonend in der Mikrowelle garen.
6. Kartoffeln nicht in viel Salzwasser kochen, sondern besser im Dämpfeinsatz dämpfen.
7. Möglichst wenig Wasser zum Garen nehmen und dieses anschließend für Saucen oder Suppen verwenden.
8. Lebensmittel zunächst bei starker Hitze schnell anbraten und dann bei niedriger Leistung fertig garen.
9. Speisen nicht lange warm halten, sondern schnell herunterkühlen und später wieder erhitzen.
10. Fettlösliche Vitamine immer mit etwas Fett verzehren, damit sie vom Körper aufgenommen werden können.

Wo hat es mehr Vitamine drin (roh oder gekocht)?

Bei Obst und Paprika ist es tatsächlich vorteilhaft, diese roh zu essen oder sie nur kurz zu blanchieren bzw. anzubraten. Denn die Vitamine und bioaktiven Pflanzenstoffe aus rohem Obst sind für den Körper gut zu verwerten.

Bei vielen Gemüsearten wie Karotten oder Kohl empfiehlt es sich jedoch, diese zu garen. Erst dadurch werden die festen Zellstrukturen aufgebrochen. So steigt der Gehalt an verfügbaren Nährstoffen sogar noch an. Dazu muss Gemüse jedoch nicht lange gekocht werden, blanchieren oder dünsten reicht völlig aus.

Fettlösliche Vitamine

Fettlösliche Vitamine schützen die Körperzellen vor Zerstörung, lassen Wunden besser heilen, stärken Zähne und Knochen und halten Schleimhäute gesund. Sie sind aufgrund ihrer chemischen Struktur gut in Fetten löslich. Sie können, mit Ausnahme von Vitamin K, in größeren Mengen im Körper gespeichert werden (Leber, Depotfett). Kurzfristige Zufuhr-Defizite können vom Körper kompensiert werden. Fettlösliche Vitamine sind an der Herstellung von Eiweissen (Proteinen) beteiligt.

Vitamin D ist das einzige Vitamin, dass der Körper selber herstellen kann. Es wird bei UV-B Strahlung der Sonne durch die Haut gebildet und dient dem Calcium-Haushalt und der Knochenbildung. Deshalb ist es wichtig sich viel kurz im Freien aufzuhalten und Arme und Gesicht der Sonne auszusetzen (5 – 25 Min. am Tag). Im Schatten bekommt man noch bis zu 50% UV Strahlen ab. Auch Lebensmittel enthalten in geringem Masse Vitamin D, vor allem Avocados.

Vitamin K gehört zu den fettlöslichen Vitaminen. Man unterscheidet zwischen:
K1 aus Pflanzen und K2 aus Tieren. Es ist verantwortlich für:

- Wachstum der Zellen
- Wirkt vorbeugend vor Gefässverkalkung
- Wichtig für die Sexualhormone
- Wichtig für die Blutgerinnung
- Wichtig für starke und gesunde Knochen

Wobei K2 tierisches Vitamin K (Menachinon) viel besser vom Körper aufgenommen werden kann und dadurch auch wertvoller ist (wie auch bei Omega-3-Fettsäuren).

Vitamin K2 wird von Bakterien hergestellt und kommt in Wiederkäuern vor, die artgerecht gehalten und gefüttert wurden: Das chemisch unbehandelte Grasfutter enthält K1 und wird mithilfe der Bakterien von den Tieren in das wertvolle K2 umgewandelt.

Das ist auch der Grund, warum Vitamin K2 in artgerecht gehaltenen tierischen Produkten enthalten ist, und nicht nennenswerte Mengen in Fleisch aus Massentierhaltung oder tierischen Produkten aus Massentierhaltung. Tiere in Massentierhaltung bekommen kein grünes Gras zu fressen, sondern Soja, Mais und anderes Stärkefutter, das nur wenig Vitamin K1 enthält. Es ist enthalten in Bio-Eier, Bio-Butter oder Bio-Fleisch. Aber auch in fermentierten Produkten wie Sauerkraut, Kimchi (koreanisches Nationalgericht mit fermentiertem Kohl) und Natto (jap. Gericht aus fermentierten Sojabohnen).

Vitamin K1 befindet sich in grünem Gemüse und Grünzeug. Die Pflanze braucht es für die Photosynthese. Daher gilt: Je grüner, desto mehr K1.

Vitamin D ist für die Aufnahme von Calcium aus der Nahrung verantwortlich und gibt es dann dem Blut weiter. Gibt es zu wenig Calcium in der Nahrung, wird es aus den Knochen genommen und ins Blut weitergeleitet.

Damit das aufgenommene Calcium im Knochen eingelagert werden kann, braucht es Vitamin K2.

Schlussfolgerung ist:

> **Kein Vitamin K2 = keine wirklich starken Knochen!**

Zellwachstum

Wie Vitamin D ist auch Vitamin K ein wichtiger Wachstumsfaktor für viele Zellen im Körper. Nicht nur knochenaufbauende Zellen (Osteoblasten), sondern auch Sexualhormon-produzierende Zellen, Nervenzellen und Muskelzellen.
An vielen Stellen im Körper, wird Vitamin K benötigt, um biochemische Signalwege in der Zelle zu aktivieren. Ein ausreichender Vitamin K2-Spiegel ist hier also zwingend erforderlich.

Weston Price (amerikanischer Zahnarzt um1870) stellte bei seinen Reisen zu Naturvölkern fest, dass diese über starke Knochen, gesunde Zähne und Kiefer, wie auch stabile Gelenke verfügten, obwohl sie kaum Milchprodukte assen! So entdeckte er damals den „Activator X" das heutige **Vitamin K** und folgerte daraus, dass dieses fettlösliche Vitamin ausschlaggebend für die Aufnahme von Mineralien und Proteinen ist, wie auch die anderen fettlöslichen Vitamine. Dr. Prices Entdeckungen und Schlussfolgerungen wurden in seinem klassischen Buch „Nutrition and Physical Degeneration" präsentiert. Das Buch enthält bemerkenswerte Photographien von attraktiven, gesunden, „primitiven" Menschen und illustriert in unvergesslicher Weise den physikalischen Verfall, der eintritt, wenn Kulturen ihre traditionelle Ernährung zu Gunsten von modernen Fertigprodukten aufgeben.

Fettlösliche Vitamine:

Vitamin	Wichtig für	Vorkommen
Provitamin A (Beta-Carotin)	schützt Zellen vor aggressiven Stoffen, Krebsvorsorge	gelbes, rotes, tiefgrünes Gemüse & Obst (Karotten, Kohl, Spinat, Paprika, Tomaten, Grünkohl, Kakis, Mango Brokkoli etc.)
Vitamin A (Retinol)	Augen, Haut, Haare, Nägel, Zähne, Wachstum, Knochen, Blut, Immunsystem, Schleimhäute, gesunde Körperzellen	Leber, Eigelb, Butter, Käse
Vitamin D (Tocopherol)	Knochen-, Zahnbildung, hilft bei Einbau von Calcium & Phosphor	Eigelb, Butter, Milch, Fisch, Hefe, Avocado Sonnenlicht (grösster Anteil)
Vitamin E	Schutz vor aggressiven Stoffen, Schutz vor Hautalterung, Bluthochdruck und Entzündungen	Öle, Fette, Nüsse, Vollkorn, Sonnenblumenkerne, Sojaöl
Vitamin K	Blutgerinnung, Knochenbildung, Leberentgiftung, Wundheilung, gesunde Zähne	Fleisch, Ei, Milch, Salat grünblättriges Gemüse Obst, Salat, Joghurt

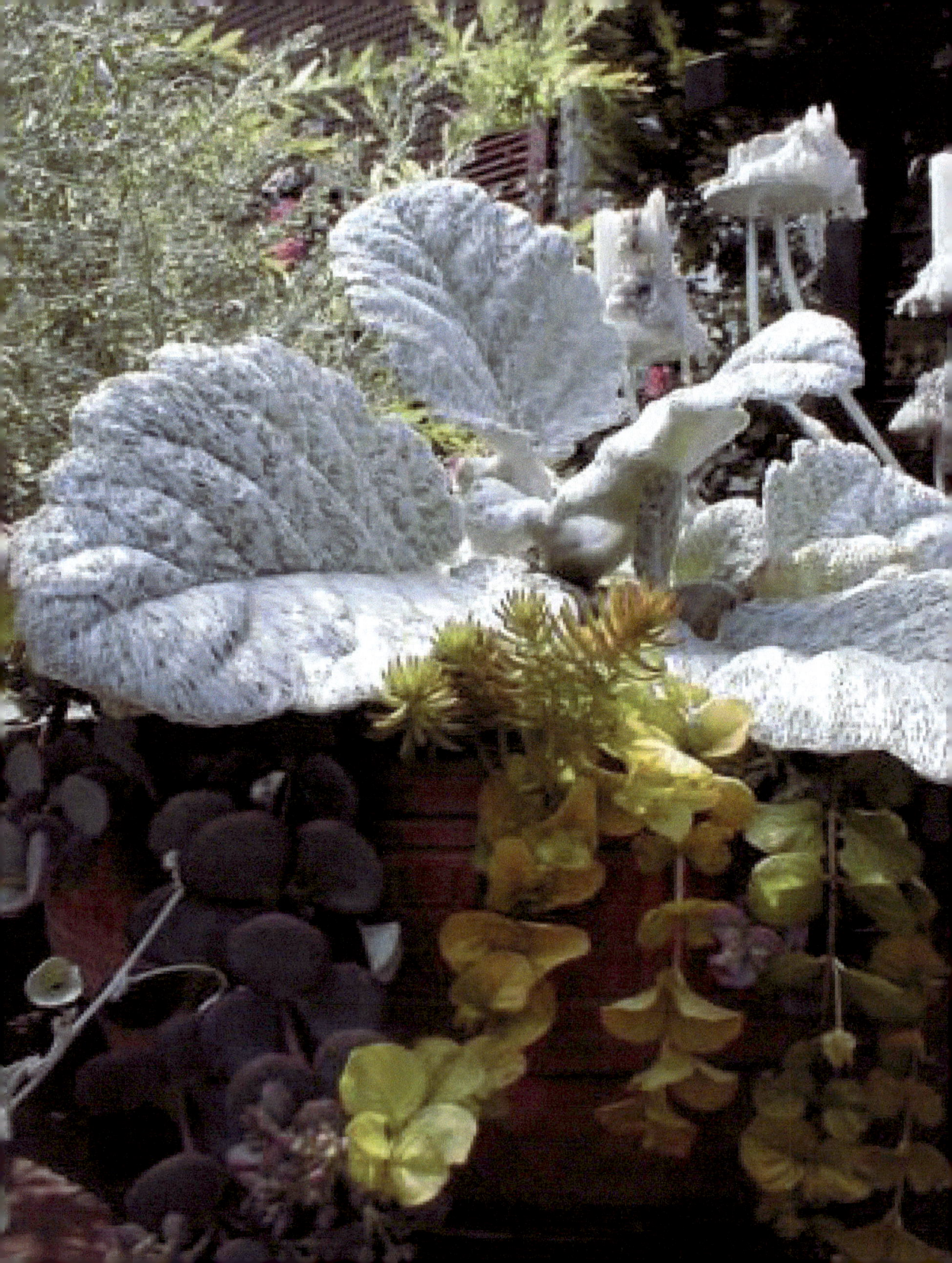

Wasserlösliche Vitamine

Wasserlösliche Vitamine stärken den Körper. Sie sorgen für straffes Bindegewebe, fördern die Kondition, unterstützen das Immunsystem. Ohne sie würde der Stoffwechsel nicht funktionieren.
Vitamin C, die B-Vitamine und Folsäure nutzen Wasser als Lösungsmittel. Sie können - mit Ausnahme von Vitamin B12 - vom Körper nicht in größeren Mengen gespeichert werden. Einen Zufuhrmangel kann der Körper daher nicht lange kompensieren. Wasserlösliche Vitamine werden im Körper zu Co-Enzymen, den sogenannten „Helfern der Enzyme".

Vitamin C (Ascorbinsäure): ist extrem hitzeempfindlich; erhöhter Bedarf gilt bspw. bei Einnahme der Antibaby-Pille, bei Schwangeren, Rauchern, Dauergestressten, Leistungssportlern, Kranken und älteren Menschen.

Einige wichtige Merkmale:

- Vitamin C senkt den Histamin-Spiegel
- Vitamin C schützt von freien Radikalen (krankmachende Stoffe, die von aussen in den Körper gelangen)
- Vitamin C stärkt das Immunsystem
- Vitamin C schützt die Atemwege
- Vitamin C ist wichtig für die Haut und das Bindegewebe. Es ist nötig für die Produktion von Kollagen und dieses wiederum für die Elastizität der Haut.
- Vitamin C macht die Eisenaufnahme effizienter

Wasserlösliche Vitamine:

Vitamin	Wichtig für	Vorkommen
Vitamin B1 (Thiamin)	Stoffwechsel, Nerven, Wasserhaushalt	Rindfleisch, Fische Kartoffeln, Erbsen, Sojabohnen, Hefe, Vollkorn
Vitamin B2 (Riboflavin)	Verwertung von Nährstoffen	Milch, Käse, Fleisch, Eigelb, Gemüse, Hefe, Pilze, Vollkorn
Vitamin B3 (Niacin)	An zahlreichen Stoffwechselprozessen beteiligt,	Fisch, Fleisch, Milch, Eiweiss, Obst, Gemüse Nüsse & Samen
Vitamin B5 (Patonthensäure)	Energiestoffwechsel	Sehr viel in Eier, Vollkornprodukten, Innereien
Vitamin B6 (Pyridoxin)	Blutzellenbildung, Wachstum, Eiweissstoffwechsel, Nerven	Fleisch, Fisch, Reis, Milch, Früchte, Bananen, Spinat
Vitamin H (Biotin) (Vitamin B7)	Haut, Haare, Nägel, Wachstum, Zellstoffwechsel	Eigelb, Linsen, Reis, Sojabohnen, Hefe, Bohnen
Folsäure (Vitamin B9)	Stoffwechsel- & Wachstumsprozesse	Gemüse, Salat, Hülsenfrüchte, Vollkornprodukte, Weizen
Vitamin B12 (Cobalamin)	Blutbildung, Leber, Haut, Zellteilung	Fleisch, Fisch, Eigelb, Milch, Käse
Vitamin C	Immunsystem, Bildung von Bindegewebe & Knochen, Antikörperbildung, Blutgefässe, Zellstoffwechsel	Früchte & Zitrusfrüchte, Beeren, Gemüse, alle Kohlarten, Salate, Kartoffel

Proteine (Eiweisse)

Proteine sind grosse Moleküle, die aus Aminosäuren bestehen. Es gibt essenzielle Aminosäuren (die aus der Nahrung zugeführt werden müssen) und nicht essenzielle Aminosäuren (die der Körper selber herstellen kann). Ein vollständiges Protein enthält alle essenziellen Aminosäuren in ausreichender Menge. Vollständige Proteine kommen beispielsweise in Rindfleisch, Fisch, Geflügel, Eiern und Milch vor. Unvollständige Proteine enthalten nicht alle essenziellen Aminosäuren. Sie sind beispielsweise im grünen Blattgemüse, in Hülsenfrüchten und im Getreide enthalten.

Sind in einer Zelle alle essenziellen und nichtessenziellen Aminosäuren in ausreichender Menge vorhanden, kann die Zelle sehr rasch selber Proteine herstellen. Der Bauplan für die Produktion der Proteine ist im Erbgut der Zelle (DNA) gespeichert. Proteine sind wichtige Grundbausteine für unsere Zellen und sie stärken unser Immunsystem. Sie transportieren im Blut wasserunlösliche Nährstoffe. Das Protein Hämoglobin (eisenhaltiger Blutfarbstoff, daher ist Blut rot) befördert Sauerstoff von der Lunge zu allen Geweben, insbesondere zum Gehirn. Muskeln bestehen aus den Proteinen Myosin und Actin (beide Moleküle sind zentraler Bestandteil der Muskulatur, damit wir uns bewegen können).

Proteine sind unter anderem auch wichtige Bestandteile von Organen, Haut und Haaren wie auch von Enzymen oder Hormonen. Indem wir regelmäßig eiweißreiche Lebensmittel zu uns nehmen, erhalten wir genügend Proteine für unseren Körper. Sowohl tierische als auch pflanzliche Proteine liefern zehn essenzielle Aminosäuren, also diejenigen Aminosäuren, die der Körper nicht selbst herstellen kann, sondern mit der Nahrung aufnehmen muss.

Proteine sind nicht gleich Proteine, entscheidend ist die so genannte biologische Wertigkeit. Unser Körper kann aus tierischen Proteinen viel einfacher Körperzellen herstellen als aus Pflanzlichen. Das Ei hat eine biologische Wertigkeit von 100, das heißt 100 % werden im Körper umgesetzt.

Hat ein Nahrungsmittel eine hohe biologische Wertigkeit, so reicht es aus, davon kleine Mengen zu sich zunehmen, um den Proteinbedarf zu decken. Zwar weisen pflanzliche Proteine eine geringere biologische Wertigkeit auf, dennoch bieten sie im Vergleich zu tierischen Proteinen weitaus mehr gesundheitliche Vorteile.

Pflanzliche Proteinquellen wie Keimlinge und Nüsse sind im Gegensatz zu tierischen Proteinlieferanten nicht nur cholesterinfrei, sondern enthalten auch noch mehr ein- und mehrfach ungesättigte Fettsäuren, die sich positiv auf den Cholesterinspiegel auswirken können. Außerdem liefern sie Ballaststoffe, die lange sättigen und die Verdauung fördern.

Bei tierischen Proteinen aus Fleisch und Milchprodukten überwiegt der Anteil an den gesundheitlich problematischen gesättigten Fettsäuren und an Purinen (Bestandteil jeder Zelle und für die Erbsubstanz und den Aufbau neuer Zellen notwendig).

Eine zu hohe Aufnahme an gesättigten Fettsäuren kann auf Dauer die Erhöhung des Cholesterinspiegels begünstigen und damit das Risiko für Herz-Kreislauferkrankungen erhöhen. Zudem entsteht beim Abbau von Purinen aus der Nahrung Harnsäure. Wenn diese nicht in ausreichender Menge wieder ausgeschieden wird, entsteht im Blut ein zu hoher Harnsäurespiegel, der in Gelenken zu Ablagerungen und damit letztendlich zu Gicht führen kann.

Die folgenden Lebensmittel enthalten viel Purin und sollten deswegen nur in Maßen verzehrt werden:

- Fleisch - Geflügel - Wild - Innereien - Wurst - Fisch - Sojaprodukte - Hülsenfrüchte - Haut von Fisch und Geflügel	- Kruste von Fleisch - Geräucherte Fisch- und Fleischwaren - Schalen- und Krustentiere - Kohl, Kohlsprossen, Spinat, Spargel - Geschmacksverstärker können die Entstehung von Purinen fördern. Die **Zusatzstoffe E626 bis E635** sollten Sie daher meiden.

Hochwertige Proteine wie Whey (Molkenprotein) und Casein (Milchprotein) enthalten essenzielle Aminosäuren, die für das Muskelwachstum unverzichtbar sind.

Nachfolgend eine Auflistung von sehr proteinhaltigen Pflanzen:

- Quinoa, Amaranth, echter Buchweizen, Hanfsamen, Sojasamen und Spirulina.
- Hülsenfrüchte wie z.B. Sojabohnen und deren Erzeugnisse (Miso, Natto, Tempeh, Tofu), Bohnen allgemein, Linsen, Erbsen, Süsslupine, Erdnüsse.

Gluten (Klebereiweiß) ist ein Sammelbegriff für ein Stoffgemisch aus Proteinen, das im Samen einiger Arten von Getreide vorkommt. Der Kleber hat für die Backeigenschaften eines Mehls eine zentrale Bedeutung. Nur aus Mehlen mit Gluten kann Brot in Form eines Laibs (im Unterschied zu Fladenbrot) gebacken werden.

Gluten-Unverträglichkeit kann Brain Fog im Gehirn verursachen. (kurzer Zustand der Verneblung im Gehirn). Die Folgen sind verminderte Leistungsfähigkeit und Konzentrationsstörungen.

Glutenhaltige Getreide (Süssgräser) sind unter anderem auch an der Förderung einer chronischen Übersäuerung und an der Zerstörung der Darmflora beteiligt.

> **Auch bei Kindern lässt die Konzentrations- und Leistungsfähigkeit in der Schule bei viel Gluten - Verzehr nach.**

Gluten sind in den geläufigen Getreidearten enthalten: In Weizen, Roggen, Gerste und Hafer, und damit in all jenen Nahrungsmitteln, die diese Getreide in irgendeiner Form enthalten.

Pseudogetreide beinhalten viel weniger oder gar keine Gluten: Hirse, Reis, Quinoa, Buchweizen, Amaranth, glutenfreier Hafer etc.

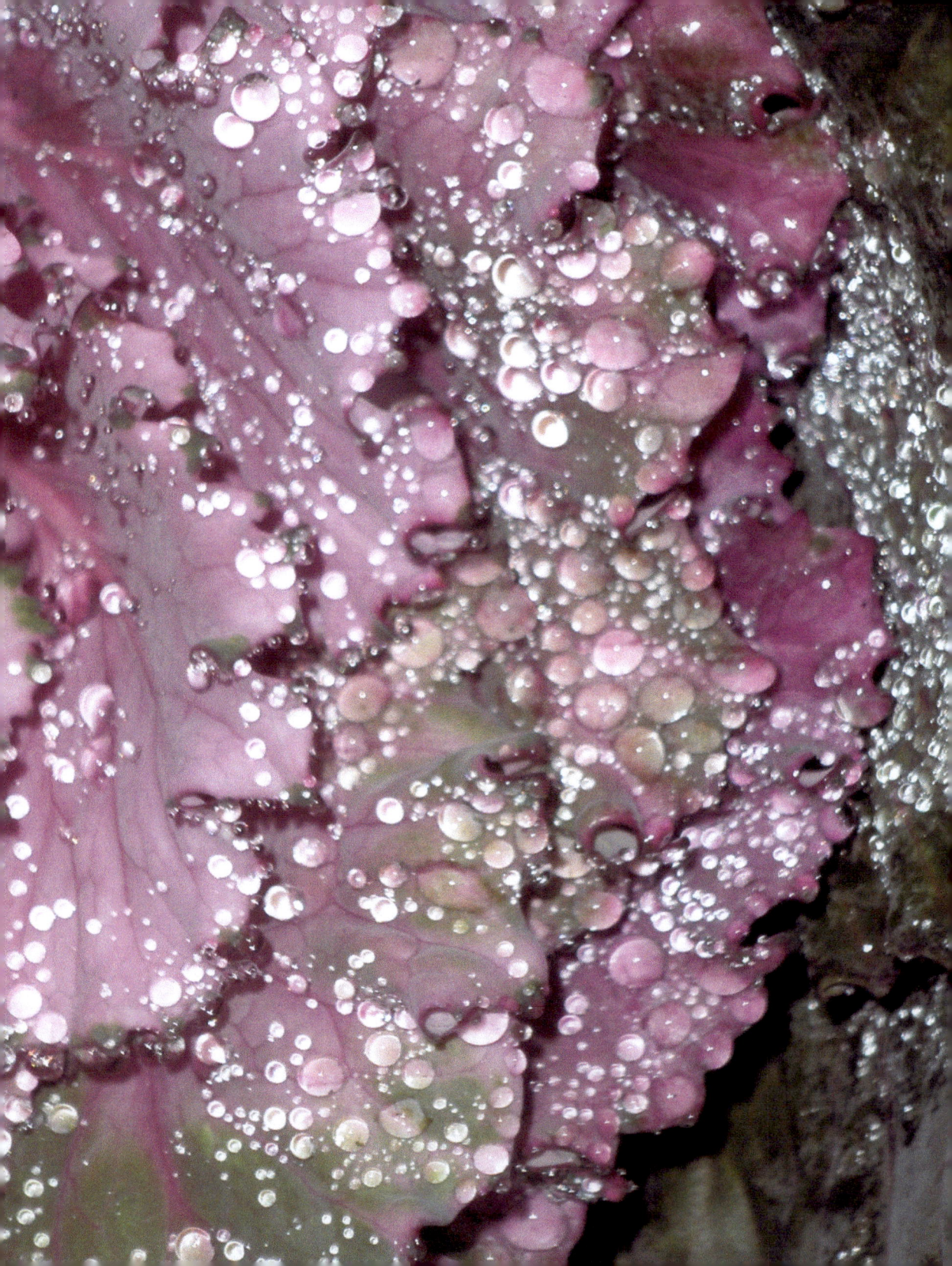

Warum Eiweiss Sie länger satt macht! Und woher kommt der plötzliche Hunger?

Kalorien sind nicht gleich Kalorien

Der Grund dafür ist, dass Zucker wesentlich schneller ins Blut aufgenommen wird als die **gleiche Kalorienmenge** Kohlenhydrate aus Vollkornbrot. In der Folge wird mehr Insulin ausgeschüttet - was wiederum den Zucker besonders schnell aus dem Blut in die Körperzellen schleust. Der Blutzuckerspiegel sinkt, der Körper meldet erneut Hunger an, obwohl er gerade Energie bekommen hat. Automatisiert steuert sich der Körper zur nächsten Futterquelle, um dort unkontrolliert erneut bevorzugt zucker- und weißmehlhaltiges nachzutanken: Fast Food, Chips, Bäckereien, Pizza.

So kommt es sehr schnell zu einem Kalorienüberschuss der dick macht. In den Körperzellen wird der Überschuss an Zucker als Fett gespeichert. Anders beim Vollkornbrot. Da die Stärke (Mehrfachzucker aus langen Ketten) nur langsam aufgespalten wird und nur allmählich ins Blut gelangt, bleibt der Blutzuckerspiegel länger konstant. Wir haben nicht so schnell wieder Hunger.

Eiweiß, vor allem in Kombination mit hochwertigem Fett (z.B. Oliven- oder Leinöl, Weidetierfleisch, fettreicher Fisch), hält den Blutzuckerspiegel ziemlich flach. Die Insulinausschüttung ist erheblich geringer. Der Hunger stellt sich später ein und ermöglicht so ein kontrolliertes Essverhalten.
Eiweiß enthält keinen Stoff, der uns unmittelbar satt macht. Aber Eiweiß animiert den Körper gewissermaßen zur Produktion eines natürlichen Appetitzüglers, der Sättigung signalisiert. So gelingt es, mit einer eiweißreichen Ernährung nicht nur seine Muskeln zu erhalten, sondern auch die Kalorienaufnahme im Griff zu haben.

Fette (Lipide) sind organische Säuren und wichtige Energielieferanten

Fett ist ein wichtiger Nährstoff, denn es enthält lebensnotwendige Fettsäuren, die unser Körper braucht, um beispielsweise Hormone oder Zellwände aufzubauen und geschmeidig zu erhalten. Durch Fett können auch die fettlöslichen Vitaminen A, D, E und K vom Körper aufgenommen werden und es schützt zudem unsere Organe wie ein Polster vor Verletzungen. Das Fett aus der Nahrung wird nach der Verdauung im Dünndarm über die Lymphe ins Blut und damit zu den Geweben transportiert.

Überschüssiges Fett wird in den Fettzellen gespeichert und dient dem Körper als Reserve für schlechte Zeiten. Wenn wir dem Körper zu viel Energie zuführen, egal ob in Form von Fett oder Kohlenhydraten, speichert dieser die Energie als Fett in unseren Fettzellen.

Tatsache ist: Sowohl gesättigte als auch ungesättigte Fettsäuren tragen zur Gesundheit bei. Sie unterstützen das Immunsystem und liefern viel Energie. Wichtig ist jedoch dass das Verhältnis von gesättigten und ungesättigten Fetten ausgewogen sein sollte.
Butter: Butter enthält überwiegend kurz- bis mittelkettige Fettsäuren, die vom Körper direkt und ohne weitere Verdauung verwertet werden können. Außerdem enthält sie die Vitamine A, D, E und K, welche sie zu einem wertvollen Vitamin-Lieferanten macht.

1. Gesättigte Fettsäuren (schlechte Fette)

Positiv: Effizienter Energielieferant. Sie dienen als Botenstoffe für unser Nervensystem in **gesundem Maße.**
Sie halten die Organe an Ort und Stelle und umgeben sie mit einer stabilen Schutzschicht.

Negativ: Sie erhöhen den Cholesterinspiegel mit Folgen für Herz – Kreislauf, Gefäßverkalkungen. Dies erhöht das Risiko für die Entstehung von Diabetes

Vorkommen: Tierische Produkte (Milch, Fleisch, Wurst etc.)

2. Transfette (sehr schlechte Fette)

Negativ: Erhöhen den Cholesterinspiegel mit Folgen für Herz – Kreislauf, Gefäßverkalkungen. Dies erhöht das Risiko für die Entstehung von Diabetes.

Vorkommen: Entstehen bei starker Erhitzung von ungesättigten Fetten, aber auch bei der industriellen Fertigung; hauptsächlich in Fertigprodukten, Süßigkeiten und Chips zu finden.

3. Einfach ungesättigte Fettsäuren (gute Fette)

Positiv: Gesunder Blutdruck, senken Blutzuckerspiegel, optimieren Cholesterinhaushalt, helfen dem Körper fettlösende Vitamine zu verarbeiten.

Vorkommen: Raps- & Olivenöl, Avocados, Nüsse etc.

4. Mehrfach ungesättigte Fettsäuren (essenziell) Omega-3 und Omega-6. Unser Körper braucht sie unbedingt, kann sie aber nicht selbst produzieren. (sehr gute Fette)

Positiv: Entzündungshemmend, bilden einen wichtigen Bestandteil der Zellwände, Zell - & Nervenbildung (Gehirn) und sind an der Regulation des Blutdrucks (Blutgerinnung) beteiligt. Wichtig für Aufnahme von fettlöslichen Vitaminen.

Vorkommen: Lein-,Soja-, Walnussöl, Meeresfische (Lachs, Thunfisch)

Omega-3 und Omega-6-Fettsäuren

Während gesättigte und einfach ungesättigte Fettsäuren vom Körper selbst hergestellt werden können, müssen die mehrfach ungesättigten Fettsäuren über die Nahrung aufgenommen werden. Sie sind jedoch für den Körper unverzichtbar. Unterschieden wird bei mehrfach ungesättigte Fettsäuren wiederum in Omega-3- und Omega-6-Fettsäuren.

Omega-3-Fettsäuren sind sowohl in pflanzlichen Ölen, wie zum Beispiel in Sonnenblumenöl und Leinsamenöl enthalten, aber auch in Fischen, wie zum Beispiel in Lachs, Makrele oder Hering.

Omega-6-Fettsäuren kommen vor allem in Sonnenblumenöl, Sesamöl und Weizenkeimöl vor. Besonders wichtig ist aber auch hier das ausgewogene Verhältnis von Omega-3- und Omega-6 Fettsäuren.

Cholesterin

Cholesterin ist ein lebenswichtiger körpereigener Naturstoff (fettähnliche Substanz), der hauptsächlich von der Leber (75%) und der Darmschleimhaut gebildet wird. Wird mit der Nahrung viel Cholesterin zugeführt, produziert der Körper weniger und umgekehrt.

Es kommt beim Mensch in allen Zellen vor. Cholesterin ist z.B. maßgeblich am Aufbau der Zellmembrane sowie an vielen Stoffwechselvorgängen des Gehirns beteiligt. Gleichzeitig ist Cholesterin im Körper ein wichtiger Ausgangsstoff für die Produktion von Gallensäure zur Fettverdauung, sowie für die Bildung von Vitamin D und bestimmte Hormone (z.B. Östrogen, Testosteron und Cortisol, das als Stresshormon fungiert und für viele Körperfunktionen essenziell ist).

Da Cholesterin ein Fett ist, ist es nicht wasserlöslich. Es muss aber über das Blut an seine Wirkungsstätten im Körper transportiert werden können. Dazu muss es sich mit wasserlöslichen Eiweißen verbinden. Diese Verbindungen werden Lipoproteine genannt.

Lipoproteine gibt es im Körper zwei, die für den Cholesterintransport wichtig sind. Sie heißen HDL und LDL. Beide haben unterschiedliche Wirkungen auf die Gesundheit, wenn sie aus dem Gleichgewicht geraten sind.

Je nach ihrer Dichte unterscheidet man:

Lipoproteine mit niedriger Dichte (engl. Low Density Lipoprotein = LDL)
LDL transportiert Cholesterin von der Leber in die Zellen und Blutgefäße. LDL-Cholesterin gilt als **„schlechtes Cholesterin"**.

Lipoproteine mit hoher Dichte (engl. High Density Lipoprotein = HDL).
HDL dient dem Transport von (überschüssigem) Cholesterin aus den Zellen in die Leber hinein. Dort wird es abgebaut und über die Galle ausgeschieden. Es gilt als **„Gutes Cholesterin"**.

Je mehr Cholesterin in Form von LDL in den Adern zirkuliert, umso mehr Cholesterin kann an den Gefäßwänden haften bleiben. Solche Fettablagerungen sind der Beginn einer zunehmenden Arterienverkalkung (Arteriosklerose). Je höher der LDL-Cholesterinwert, desto höher ist deshalb auch das Risiko, als Folge der Arteriosklerose eine Herz-Kreislauf-Erkrankung zu entwickeln.

Die einfach ungesättigten Fettsäuren können den LDL (schlechter Cholesterinspiegel) senken und den HDL (guten Cholesterinspiegel) steigern.

Risikofaktoren, die einen erhöhten Cholesterinwert begünstigen sind:

Fettleibigkeit (Adipositas), Bluthochdruck (Hypertonie), Bewegungsmangel, Rauchen

Fetthaltige Speisen verbleiben lange im Darm:

- Fett hat mit 9,3 Kilokalorien pro Gramm nicht nur eine hohe Energiedichte. Es verbleibt auch ziemlich lange im Darm, da es einiges an Galle braucht, um das Fett zu verwerten.
- Die Fettverdauung findet im Dünndarm statt. Dort spaltet die Galle das
- Nahrungsfett in winzige Tröpfchen, damit es durch die Enzyme der Bauchspeicheldrüse leichter abgebaut und anschließend verdaut werden kann. Und das braucht Zeit.

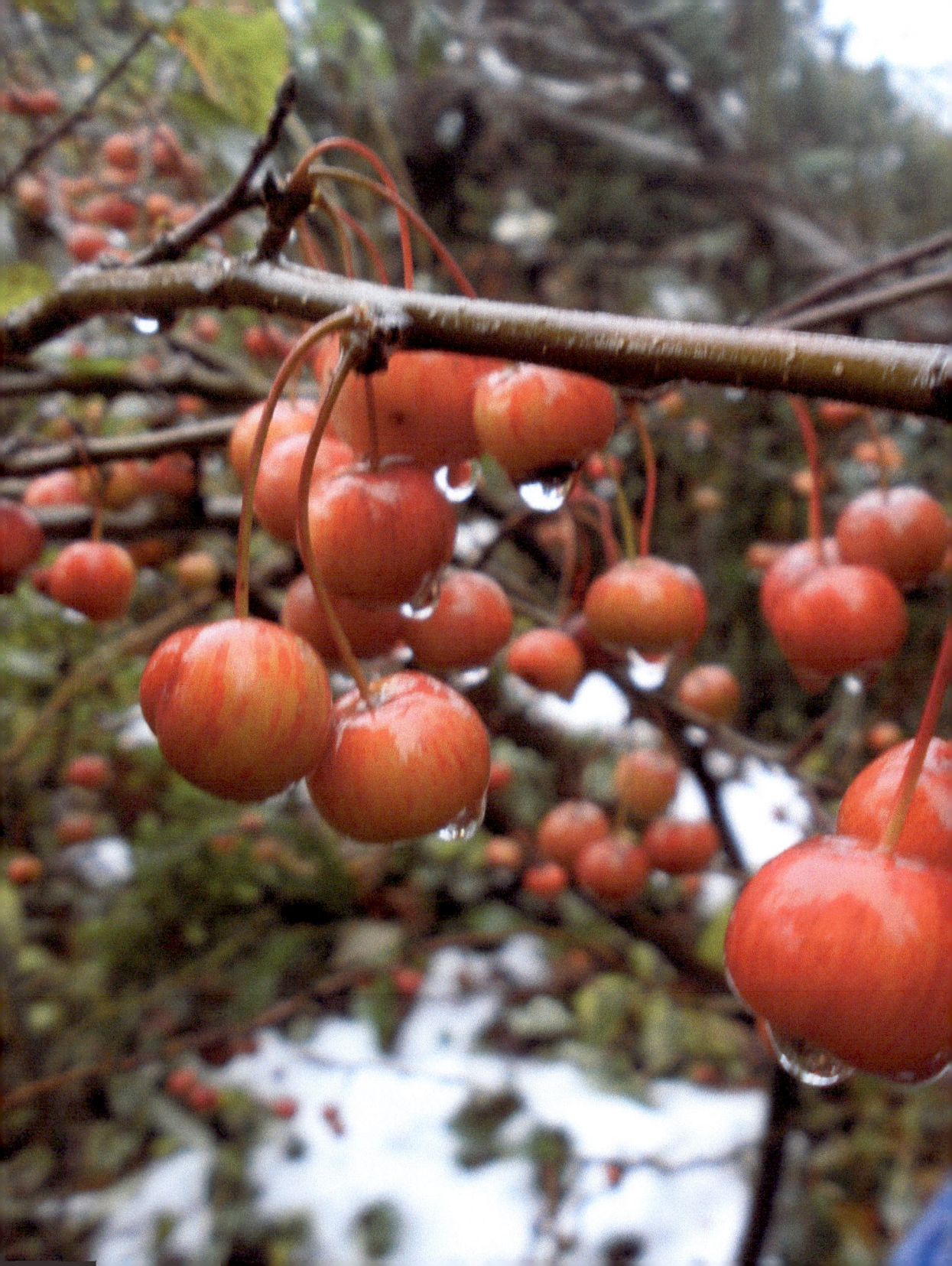

Kohlenhydrate

Kohlenhydrate bestehen aus Zuckermolekülen und sind die wichtigsten Energielieferanten für unseren Köper, denn sie liefern besonders schnell Energie. Vor allem für das Gehirn sind sie unverzichtbar. Im Körper werden Kohlenhydrate in Form von Glykogen in Leber, Niere und Muskeln gespeichert und stehen schnell zur Verfügung. Sie erhöhen als einziger Nährstoff den Blutzuckerspiegel.

Kohlenhydrate werden in ihrer Kettenlänge unterschieden und in kurzkettige (schnelle) und langkettige (langsame) unterteilt. Unabhängig von der Kettenlänge werden in unserem Körper alle Kohlenhydrate letztendlich zu Glucose umgewandelt, da dies die einzige Energiequelle von Gehirn, Organen und Muskeln ist. Der Unterschied zwischen lang- und kurzkettigen liegt in ihrer Wirkung auf unseren Blutzuckerspiegel. Langkettige müssen erst noch aufgespalten und dann langsam ins Blut geleitet werden, während kurzkettige sofort oder zumindest schneller zur Verfügung stehen. Ein schneller Blutzuckeranstieg führt allerdings zu einer vermehrten Insulinausschüttung, diese senkt den Spiegel wieder und lässt ihn kurzzeitig sogar unter den Normalzustand fallen, was zu Heißhungerattacken führt.

Ideale langkettige Kohlenhydrate sind in Vollkornbrot, -nudeln und -reis, Hülsenfrüchte (Linsen, Erbsen, Bohnen) und Gemüse. Sie enthalten zudem zusätzlich Ballaststoffe und teilweise sekundäre Pflanzenstoffe (Obst, Gemüse) und sättigen insgesamt länger.

Gute Kohlenhydrate

- Grüne Gemüsesorten, bspw. Spinat
- Nüssen, bspw. Walnüssen & Pistazien
- Obst, bspw. Bananen & Weintrauben
- Vollkorn-Nudeln und -Reis & Kartoffeln
- Bohnen, Bulgur & Hirse
- Vollkornbrot & Haferflocken
- Soja-Produkte

Sehr gute Kohlenhydrate
- Vollkornbrot (mit Kürbiskernen)
- Grobes Vollkornbrot
- Pumpernickel
- Hülsenfrüchte (Erbsen, Linsen)
- Blumenkohl, Dicke Bohnen
- Kichererbsen, Möhren, Sojabohnen, Knoblauch

Schlechte Kohlenhydrate
- Raffinierter Zucker bspw. in: Schokolade und Süssem etc.
- Weizenprodukte bspw. in: Pizza und Pasta etc.

„Leere Kohlenhydrate" sind beispielsweise in Weißbrot, weißem Reis und hellen Nudeln enthalten. Lebensmittel, die Zucker oder Weißmehl enthalten, werden auch **Appetitfallen** genannt. Denn sie geben dem Körper schlechte Kohlenhydrate, die den Blutzuckerspiegel ansteigen und gleich darauf steil abfallen lassen. Daraus resultiert ein gesteigerter Appetit. Wer abnehmen oder sein Gewicht halten möchte, sollte also darauf achten, nicht zu viele dieser leeren Kohlenhydrate aufzunehmen.

Und wenn wir dann unter Stress stehen, rauscht der Blutzucker nach unten, weil unser Körper diesen zur Bewältigung der Stress-Situation braucht. Ist der Blutzucker erst einmal ganz unten, schreit der Körper vor allem nach schnell verfügbarer Energie in Form von Süßem.

Ballaststoffe
Ballaststoffe sind unverdauliche Nahrungsbestandteile vor allem in pflanzlicher Kost. Sie bremsen den Blutzuckeranstieg. Lebensmittel mit vielen Pflanzenfasern wie Vollkornbrot gehen langsamer ins Blut als ballaststoffarme Kohlenhydrate wie etwa Weißbrot. Vollkornprodukte enthalten besonders viele unlösliche Ballaststoffe, die nachweislich das Risiko senken, an Diabetes zu erkranken. Weil sie die Insulinempfindlichkeit der Zellen verbessern, profitieren auch Menschen mit Diabetes von ballaststoffreicher Kost.

Wasser

Der menschliche Körper besteht zu einem großen Teil aus Wasser – im Erwachsenenalter zu 50 bis 60 Prozent, mit steigendem Alter sinkt der Anteil auf 45 Prozent. Das erklärt auch, warum die Haut im Alter trockener wird. Wasser sorgt im Körper für den Transport der Nährstoffe zu den Zellen und sorgt für die Aufrechterhaltung des Turgors, d.h. dem Spannungszustand der Haut (frisches Aussehen).

Kohlensäurehaltiges Wasser ist nicht in der Lage Nährstoffe zu transportieren.

Körperliche Folgen von Nährstoffmangel

Der Grund für einen Mangel an bestimmten Nährstoffen ist meist eine unausgewogene Ernährungsweise. Doch auch eine Überversorgung mit bestimmten Nährstoffen ist nicht gut, da sie zu toxischen Nebenwirkungen führen kann. Es ist also stets eine Frage des richtigen Maßes.

Proteinmangel
Die häufigsten Ursachen für einen Mangelversorgung des Körpers mit Eiweiß ist eine mangelhafte Ernährung oder aber ein gesteigerter Eiweißverlust, etwa, aufgrund einer Nieren- oder Darmerkrankung. Ein gravierendes Proteindefizit hat Wachstumsstörungen, Muskelschwäche, Apathie, Kräfteverfall und eine gesteigerte Anfälligkeit für Infekte zur Folge.
Wird Eiweiß jedoch überdosiert, fördert dies die unerwünschte Ausscheidung von Calcium und hat auf Dauer krankheitsfördernde Auswirkungen.

Mangel an essentiellen Fettsäuren
Ein Mangel an essentiellen Fettsäuren kann zu Hautekzemen, Muskelschwäche, aber auch zu Seh- und Wundheilstörungen führen, vermindert das Wachstum oder hemmt die Lern- und Merkfähigkeit. Die Infektionsanfälligkeit wird ebenfalls erhöht.
Zuviel Fett, vor allem tierisches Fett sowie gesättigte Fettsäuren, fördert die Entstehung von Fettleibigkeit, Dickdarmkrebs und Arteriosklerose.

Ballaststoffmangel
Ballaststoffmangel kann für den Körper ganz unterschiedliche Folgen haben. So begünstigt er die Entstehung von Adipositas (Fettleibigkeit), Schwankungen des Blutzuckerspiegels und Diabetes. Auch eine Bakterienüberwucherung des Darms ist möglich, genau wie die Entwicklung eines zu hohen Blutdrucks. Das Risiko an Darmkrebs zu erkranken, erhöht sich durch die mangelhafte Aufnahme von Ballaststoffen, und auch schwere Verdauungsstörungen können auftreten.

Mineralstoffmangel

Eisenmangel
Der Körper kann einen Eisenmangel über einen bestimmten Zeitraum kompensieren, allerdings treten in dieser Phase bereits Symptome auf. Dazu gehören zum Beispiel:

- Spröde Haare und Nägel, Trockene Haut, Rissige Mundwinkel, Schleimhautveränderungen im Mund und der Speiseröhre, Zungenbrennen.

Wird die Anzahl der sauerstofftragenden roten Blutkörperchen immer weniger, verschlechtert sich auch die Sauerstoffversorgung der Zellen. Hat der Körper also über längere Zeit zu wenig Eisen, kommt es zur **Blutarmut** (Anämie) mit den typischen Symptomen:

- Andauernde Müdigkeit, verminderte Leistungsfähigkeit, Konzentrationsschwäche, Blässe, Schwindel, Kopfschmerzen und Kribbeln in Händen und Beinen.

Der Organismus wird allgemein anfälliger für Krankheiten

Kaliummangel
Zu viel und zu wenig Kalium im Organismus können eine schwere neuromuskuläre beziehungsweise muskuläre Störung zur Folge haben. Diese kann bis hin zur Lähmung des Darms gehen und auch Funktionsstörung des Herzens mit sich bringen.

Magnesiummangel
Anti-Baby-Pille scheidet mehr Magnesium aus und man sollte deshalb besonders auf eine ausreichende Zufuhr des Minerals achten. Verspannungen der Muskulatur (Krämpfe), Risiko der Entstehung von Thrombosen, Anspannungszustände, Schlafstörungen, allgemeine Schwäche und Antriebslosigkeit sowie Herzbeschwerden etc. sind alles Zeichen chronischen Magnesiummangels.

Calciummangel
Calcium Mangel verursacht: brüchige Fingernägel und Haarausfall, Muskel- & Gelenkschmerzen, Muskelkrämpfe, Knochenschmerzen, Knochenerweichung und Knochenschwund, Verdauungsstörungen, Sehverschlechterung (auch Grauer Star), Herzrhythmusstörungen (niedriger Blutdruck), Erschöpfung etc.

Zinkmangel
Liegt ein Schwerer Zinkmangel vor, sind die Geschmacksempfindungen des Betroffenen verringert. Des Weiteren können Appetitlosigkeit, Durchfall, Haarausfall, Hautentzündungen sowie neurologische Störungen auftreten. Erhöhte Anfälligkeit für Infekte sowie Wachstums- und Heilungsverzögerungen konnten ebenfalls festgestellt werden. Zwar ist die Toxizitätsschwelle von Zink sehr hoch, dennoch kann die Aufnahme von säurehaltigen Lebensmitteln aus verzinkten Gefäßen zu Vergiftungserscheinungen, Magen- und Darmstörungen und Fieber führen.

Phytinsäuren
Die Phytinsäure ist ein natürlicher Stoff und dient dem Keimling in der Pflanzenwelt als stille Energiereserve. Mit dem Keimungsprozess wird mit ihrer Hilfe Phosphor freigesetzt, das der Keimling als Nährstoff und Energiequelle braucht.

> **Phytinsäure bindet Mineralien (Zink, Magnesium, Calcium oder Eisen) im Körper an sich und wird damit auch wieder ausgeschieden:**
> **Phytinsäure hemmt so die lebenswichtige Mineralien-Aufnahme.**

Lebensmittel mit einem besonders hohen Anteil an Phytinsäure sind: Erdnuss, Mais, Soja sowie Weizen-, Gersten- und Roggenkleie (Kleie sind gemahlene Schalen der Getreidekörner). Der Spitzenreiter ist übrigens Weizenkleie mit ungefähr 3600mg pro 100g. Sojabohne besitzt ca. 1250mg pro 100g. Das breite Mittelfeld wird von den verschiedenen Getreidearten (Gerste, Roggen, Mais, Weizen, Hafer und Reis) bevölkert. Die Werte schwanken zwischen 890mg bei Vollkornreis und gut 1000mg pro 100g bei Gerste. Hülsenfrüchte und Quinoa enthalten rund 500mg pro 100g.

Im Sauerteig wird z.B. Phytin durch die Fermentation (bezeichnet den Prozess, bei dem eine Stoffumwandlung zur längeren Haltbarkeit erfolgt) abgebaut.

> **Je länger der Teig „aufgehen" kann, desto mehr Phytinsäure wird abgebaut. Zudem steigt die Eisenaufnahme aus der Nahrung, sobald der Phytingehalt der Nahrung reduziert wird.**

Vitaminmangel

Vitamin A
Ein Vitamin A-Mangel kann zu Nachtblindheit führen und auf Dauer auch zu einem vollständigen Erblinden. Auch Störungen des Immunsystems sind möglich, welche im schlimmsten Fall zum Tode führen können.
Zu hohe Dosen dieses Vitamins können zu Hautveränderungen, Kopfschmerzen und Schädigungen der Leber führen.

Vitamin D
Bei Säuglingen und Kleinkindern im Besonderen (Rachitis, Zahnfehlstellungen etc.), aber auch bei Erwachsenen und alten Menschen führt ein Mangel an Vitamin D zu einer Störung des Calciumgleichgewichts (Reizbarkeit, Muskelkrämpfe, Beeinträchtigung der Herzleistung) und des Phosphatstoffwechsels. Dies wirkt sich auf die Knochenstabilität aus (Brüchigkeit der Knochen, Schmerzen in Muskeln und Knochen) und kann zu Osteoporose, einer schlechten Heilung, zu grösserer Infektionsanfälligkeit und zu Immunschwäche führen.

Eine zu hohe Zufuhr an Vitamin D wiederum kann zu schweren Organstörungen, zu Übelkeit und Erbrechen und zu einer Niereninsuffizienz, aber auch Nierensteinen führen.

Mit kurzwellige UV-B – Strahlen bildet die Haut Vitamin D. Zuviel UV-B Strahlen verursachen Sonnenbrand. Zuviel langwellige UV-A Strahlen lassen die Haut altern.

Vitamin K
Vitamin K Mangel führt zu einer Störung des Blutgerinnungssystems und erhöht das Risiko für Knochenfrakturen. Vitamin K hat auch bei hohen Dosen eine recht niedrige Toxizität.

Was geschieht bei einer Gefäßverkalkung?
Bei Gefäßverkalkung und Arteriosklerose lagert sich ein Gemisch aus Calcium, Fett und Cholesterin an den Gefäßwänden ab. Was hat hier das Calcium verloren? Vitamin D nimmt das Calcium ins Blut auf, aber bei Vitamin K Mangel kann das Calcium aus dem Blut nicht weiter geleitet werden. Ein erhöhtes Risiko für Arteriosklerose und Gefäßverkalkung besteht.

> **Genug Vitamin K kann hier gegensteuern und wirkt so vorbeugend vor Gefäßverkalkung.**

Vitamin B1 (Thiamin)
Ein Mangel an Thiamin hat eine Störung des Kohlenhydratstoffwechsels zur Folge, was wiederum die Entstehung des Krankheitsbilds Beri-Beri begünstigt. Diese kann lebensbedrohlich sein und ist gekennzeichnet durch Skelettmuskelschwund, eine Herzmuskelschwäche sowie Ödeme und neurologische Ausfälle.
Wird dem Körper zu viel Thiamin zugeführt, wird dieses, nachdem das Gewebe gesättigt ist, über den Urin wieder ausgeschieden.

Vitamin B2 (Riboflavin)
Ein Mangel an Riboflavin kann Wachstumsstörungen begünstigen und zu entzündlichen Ekzemen und Entzündungen an Mundwinkeln, Zunge und Mundschleimhaut führen. Eine nachteilige Wirkung von hohen Riboflavin-Dosen ist bisher nicht bekannt.

Vitamin B3 (Niacin)
Wird dem Organismus zu wenig Niacin zugeführt und kann der Mangel nicht durch die Aminosäure Tryptophan ausgeglichen werden, erkrankt der Betroffene an Pellagra. Unter anderem hat diese Erkrankung Hautveränderungen und Entzündungen des kompletten Verdauungstraktes zur Folge. Auch Müdigkeit, Kopfschmerzen und Verwirrtheitszustände sind typisch. In zu hohen Dosen kann Niacin zu Leberschäden führen.

Vitamin B6 (Pyridoxin)
Entzündliche Hauterkrankungen im Bereich von Nase, Augen, Mund und Rachen können die Folge eines Vitamin B6-Mangels sein. Eine Unterversorgung mit diesem B-Vitamin kann auch zu neurologischen Störungen führen. Bei zu hohen Dosen konnten Nervenleiden mit Sensibilitätsstörungen beobachtet werden.

Folsäure (Vitamin B9)
Schwere Störungen der Zellneubildung, zum Beispiel in Bezug auf die Blutzellen oder die Schleimhaut des Darms, können die Folge einer Unterversorgung mit Folsäure sein. Auch deuten Untersuchungen darauf hin, dass ein Defizit an Folsäure die Entstehung von Darmtumoren und von Herz-Kreislauf-Erkrankungen begünstigen kann. Am dramatischsten sind die Auswirkungen jedoch im Embryonalstadium. Nimmt die Mutter während der Schwangerschaft zu wenig Folsäure zu sich, kann dies zu neuronalen Defekten beim ungeborenen Kind führen.
Zu beachten ist jedoch, dass eine zu hohe Zufuhr an Folsäure einen Vitamin B12 Mangel verschleiern kann, dessen Spätfolgen dann irreversibel sind.

Vitamin B12
Nicht nur eine verringerte Zufuhr über die Nahrung, auch eine spezielle Störung des Verdauungsstoffwechsels dieses Vitamins kann zu einem Defizit an Vitamin B12 führen. Es ist möglich, dass sich ein derartiger Mangel klinisch erst nach Jahren zeigt. Die Folgen solch eines Mangels können Störungen der Zellbildung im Knochenmark und Blutarmut sein. Gestörter Energiestoffwechsel mit chronischer Erschöpfung und Müdigkeit, Konzentrationsschwierigkeiten, Muskelschwäche sowie Nervenschäden mit Schmerzen, Taubheit, Kribbeln, Lähmungen, Koordinationsstörungen, Gedächtnisstörungen können die Folge von Mangel sein.
Eine Überdosierung ist kaum möglich im Fall von Vitamin B12. Ernährung, die den Vitamin-B12-Pegel zu hoch klettern lassen würde, wird vom Körper nicht mehr verwertet, beziehungsweise die Aufnahme von Vitamin B12 gestoppt.

Vitamin C
Menschen mit niedrigem Vitamin C-Spiegel können nur schwer Gewicht verlieren.

Sie erkranken auch häufiger an Parodontose und Zahnfleischentzündungen.

Die Haut ist ebenfalls von einem Vitamin C-Mangel betroffen und zeigt sich trocken, rau und entwickelt mehr Falten. Auch deuten trockenes Haar und gespaltene Haarspitzen auf eine Unterversorgung mit Vitamin C hin.

Bei Kindern entstehen Störungen im Wachstum und der Knochenbildung. Auch Blutungen unter der Haut, den Schleimhäuten, den inneren Organen sowie der Muskulatur können die Folge sein. Erste Anzeichen sind Müdigkeit, erhöhte Infektionsanfälligkeit sowie Leistungsschwäche. Wer seinem Körper zu viel Vitamin C zuführt, muss mit Durchfall rechnen. Bei Personen mit Nierenschäden kann eine zu hohe Dosis des Vitamins die Bildung von Harnsteinen begünstigen.

Antioxidantien und freie Radikale

Antioxidantien (gute Stoffe)
Wenn Sie einen Apfel schälen und ihn nicht gleich mit Zitrone (Vitamin C) überträufeln, wird er mit der Zeit braun und ungeniessbar. Das sind die Einflüsse der freien Radikalen – bei uns wäre das Ergebnis: Schlaffe Haut, Falten und Anfälligkeit auf Krankheiten.
Pflanzen bilden die Antioxidantien, um sich gegen Insekten, Sonnenstrahlen und Umwelteinflüsse zu schützen. Wir nehmen sie wiederum mit der Nahrung in unseren Körper auf. So geht der Schutz auf uns über.
Antioxidantien verhindern, dass freie Radikale zum Zellkern der Zelle vordringen und dort Schaden anrichten.

Freie Radikale (schlechte Stoffe)
Freie Radikale sind Moleküle, die wir durch die **Umwelt** aufnehmen (Abgase, Gifte, Viren, Bakterien, zu viel Strahlen) und sogar selber im **Körper** herstellen (durch Abgase, Stress, übermäßigen Sport, Medikamente, Alkohol, Zigaretten usw.). Sie stehen am Anfang vieler Gesundheitsprobleme. Sie greifen die Zellen an und können diese schädigen, sogar zerstören. Je mehr Zellen eines Organs geschädigt sind, desto schlechter geht es dem Organ und so entstehen Krankheiten.
Zellschäden, durch die freien Radikalen verursacht, können auch zur Entartung der Zelle führen. Krebs ist die Folge davon.
Eine geringe Dosis freie Radikale ist jedoch gut. Sie stimuliert unser Immunsystem. Gibt es jedoch zu viele freie Radikale im Körper, kann er sie nicht ausreichend bekämpfen. Das ist der Grund, warum viele Menschen vorzeitig altern oder krank werden.

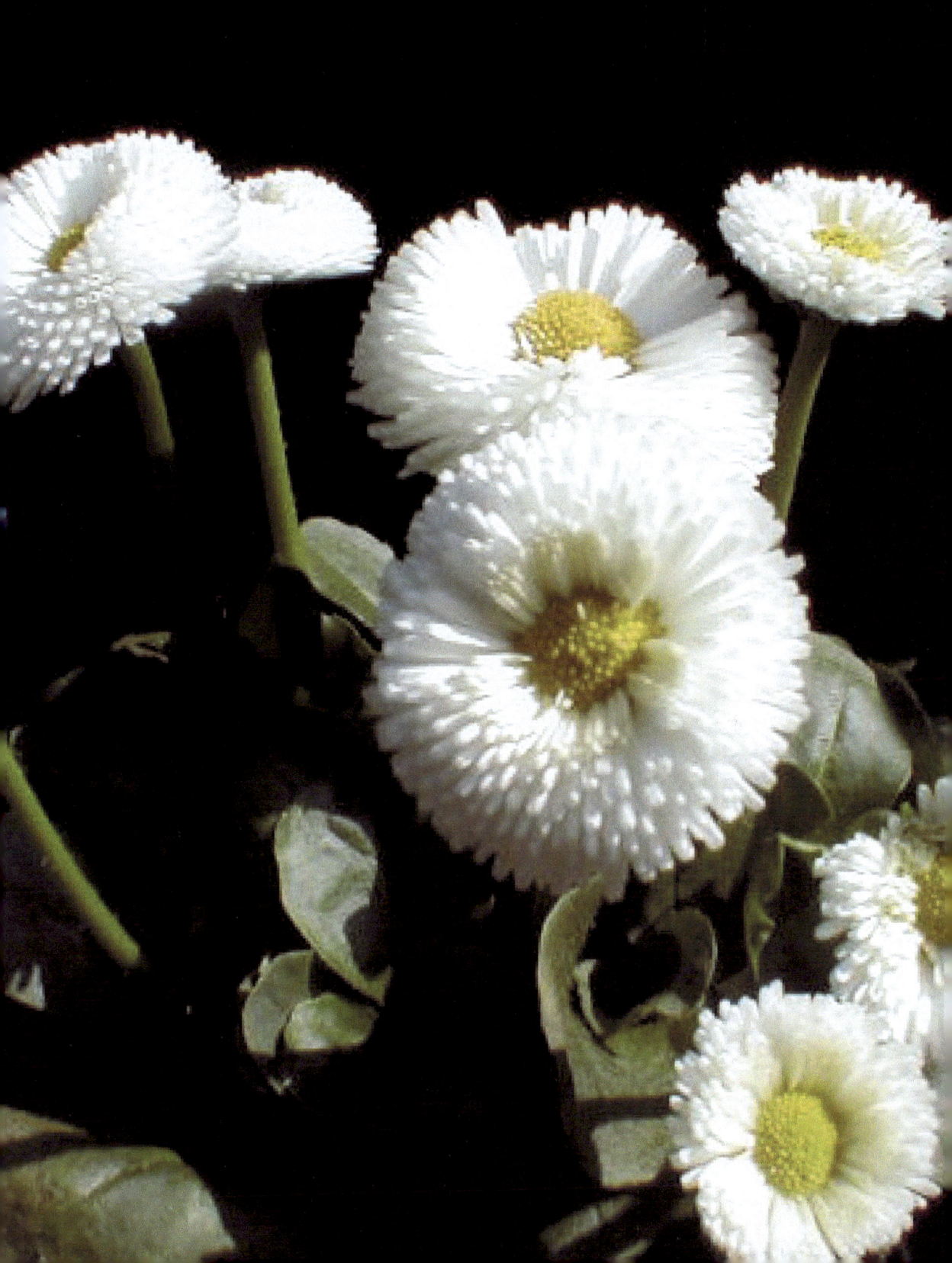

Welche Antioxidantien gibt es?

Carotinoide, Flavonoide, Glucosinolate, Monoterpene, Phytoöstrogene, Phytosterine, Polyphenole, Saponine, Sulfid
zudem Vitamin A, C, E

Sekundäre Pflanzenstoffe

Carotinoide
Carotinoide sind im Obst und Gemüse für die gelbe, rote, orange und auch grüne Farbe verantwortlich. Sie sind im Pflanzenreich weit verbreitet und kommen in Tomaten, Karotten, Paprika, Spinat, Grünkohl und anderem grünen Gemüse, Grapefruits, Aprikosen, Melonen und Kürbissen vor. Carotinoide sind relativ hitzestabil, wobei sie teilweise durch Kochen und Erhitzen zerstört werden. Einige von ihnen werden im Körper zu Vitamin A umgewandelt, weshalb sie als Provitamin A bezeichnet werden. Einer der bekanntesten Vertreter ist das Betacarotin.

Wirkung:
- Antioxidativ (schützend) und entzündungshemmend
- Risikosenkung bestimmter Krebskrankheiten und Herz-Kreislauf-Erkrankungen
- positive Beeinflussung des Immunsystem
  Senkung des Risikos von Augenerkrankungen wie Grauem Star und Makuladegeneration

Flavonoide
Sie sind für die Farbgebung der Pflanzen verantwortlich und schützen sie vor schädlichen Umwelteinflüssen. So haben unter anderem rote Trauben, Äpfel, Rotkohl und Rote Beete einen hohen Prozentsatz davon. Da ihre Funktion der Schutz der Pflanzen vor schädlichen Umwelteinwirkungen ist, findet sich die höchste Konzentration in den Schalen und Blättern.

Wirkung:
- unterstützen körpereigene Abwehr
- Vorbeugung Herz-Kreislauferkrankungen

Glucosinolate

Sind hoch konzentriert in allen Kohlarten wie Rettich, Radieschen, Kresse, Brokkoli sowie Senf zu finden und geben ihnen ihren typischen Geschmack. Der Pflanze selbst dienen sie als Abwehrstoffe gegenüber Fressfeinden, sind allerdings durch Hitze leicht zerstörbar.

Wirkung:
- Sie sind für die Krebsabwehr von großer Bedeutung. Sie regen die körpereigene Entgiftung an, hemmen das Wachstum von Mikroorganismen und mindern das Risiko der Entstehung von Magengeschwüren.
- Beeinflussung des Immunsystems
- Antibiotische Wirkung
- Schützende Wirkung

Monoterpene

Monoterpene sind als Aromastoffe wie Menthol, Carvon und Limone in verschiedenen Pflanzen von Bedeutung. So sind sie unter anderem in Zitronen, Minze und Kümmel zu finden. Monoterpene werden auch zur Aromatisierung von Lebensmitteln verwendet.

Wirkung:
- Sie wirken antikanzerogen (d.h. sie senken das Risiko bestimmter Krebsarten) und cholesterinsenkend.

Phytoöstrogene

Sie sind vor allem in Vollkorn, Ölsaaten und Hülsenfrüchten wie Sojabohnen und Leinsamen enthalten.

Wirkung:
- Gegen Krebs
- schützende Wirkung
- wichtig für das Immunsystem
- Gut für den Knochenstoffwechsel

Phytosterine

Phytosterine kommen hauptsächlich in fettreichen Pflanzenteilen wie Maiskeimlingen, Sonnenblumenkernen, Sesamsaaten, Nüssen und Sojabohnen vor und ähneln strukturell dem Cholesterin.

Wirkung:
- Sie wirken cholesterinsenkend, weil sie die Aufnahme des Nahrungscholesterins aus dem Darm verringern.

Polyphenole
Polyphenole sind einer der Gründe, warum die Schale von Obst und Gemüse mitverzehrt werden sollte, denn manche Polyphenole finden sich überwiegend in den Randschichten von Obst, Gemüse und Getreide.

Wirkung:
- stark schützend
- gerinnungshemmend
- blutdrucksenkend
- Entzündungshemmend
- Gegen schädliche Mikroorganismen
- Immunsystemstärkend
- risikosenkend für Herz-Kreislauf-Erkrankungen
- risikosenkend für bestimmte Krebserkrankungen

Polyphenole können in zwei Untergruppen unterteilt werden, nämlich Phenolsäuren und Flavonoide. **Phenolsäuren** kommen in Kaffee, Vollkorn, Weißwein und Nüssen vor und sind in vielen Lebensmitteln ursächlich für den bitteren Geschmack. Sie schützen die Pflanze vor Fressfeinden.

Saponine
Saponine kommen als Bitterstoffe sowohl in Hülsenfrüchten wie Kichererbsen und Sojabohnen vor, als auch in Spinat, Spargel und Hafer.

Wirkung:
- senken das Cholesterin
- entzündungshemmend
- schaumbildende Wirkung in Lebensmitteln

Sulfide
Sulfide sind in Zwiebeln, Lauch, Knoblauch und Schnittlauch zu finden. In der Pflanze sind sie für die Duft- und Aromastoffe verantwortlich und verleihen ihr den charakteristischen Geruch. Allicin, ein Vertreter der Sulfide verleiht

beispielsweise dem Knoblauch seinen typischen Geruch. Allicin entsteht im Knoblauch allerdings erst durch enzymatische oder thermische Zersetzung.

Wirkung:
- Schützen vor Magen- Dickdarmkrebs
- antibiotisch und antioxidativ
- beugen Cholesterin–Ablagerungen in den Arterien vor
- blutdrucksenkend
- cholesterinsenkend
- verdauungsfördernd

Der größte Feind mancher Sekundärer Pflanzenstoffe ist das Licht. Besonders die Carotinoide verlieren schnell ihre Wirkung, wenn Obst und Gemüse im Sonnenlicht liegen. Essen Sie Frischware so schnell wie möglich, damit Sie die grösstmögliche Portion der wertvollen Pflanzenstoffe erhalten.

Hormone (Wichtigsten)

Hormone sind körpereigene Informationsübermittler. Sie werden in Drüsenzellen bestimmter Organsysteme gebildet und anschließend ins Blut abgegeben. Sie sind stark an sämtlichen Körperabläufen beteiligt.

Die **Nebenniere** ist ein paarweise angelegtes Organ, das auf dem oberen Pol der beiden Nieren sitzt. Sie ist eine Hormondrüse, die in zwei Bereiche unterteilt ist: Nebennierenmark und Nebennierenrinde. Sie produzieren unterschiedliche Hormone.

Die **Hypophyse** (Hirnanhangdrüse) liegt an der Basis des Gehirns und besteht aus zwei Lappen: Hypophysenvorderlappen und Hypophysenhinterlappen. Der Hypophysenhinterlappen ist ein Teil der Hypophyse. Im Gegensatz zum Hypophysenvorderlappen, bei dem es sich um eine Drüse handelt.

Die **Epiphyse** (Zirbeldrüse) befindet sich auf der Rückseite des Mittelhirns.

Hormon	Bildungsort	Wirkung
ACTH	Hypophysenvorderlappen	Regt die Nebennierenrinde zur Ausschüttung von Glukokortikoiden (wie Cortisol) an.
ADH	Hypophysenhinterlappen	Fördert die Rückresorption von Wasser in den Nieren und erhöht den Blutdruck.
Adrenalin	Nebennierenmark	Erhöht den Blutdruck, fördert den Abbau von Glykogen (Speicherform der Kohlenhydrate) und erhöht damit den Blutzucker (Hyperglykämie).
Aldosteron	Nebennierenrinde	Bremst die Flüssigkeitsausscheidung über die Nieren und erhöht so den Blutdruck.
Androgene	Hoden (und Nebennierenrinde)	U.a. wichtig für die Entwicklung der männlichen Geschlechtsmerkmale und die Spermienproduktion.
FSH	Hypophysenvorderlappen	Wichtig für die Reifung der Eizellen und Spermien.
Glukagon	Langerhans-Inseln in der Bauchspeicheldrüse	Erhöht den Blutzuckerspiegel.

Insulin	Langerhans-Inseln in der Bauchspeicheldrüse	Senkt den Blutzuckerspiegel.
Cortisol	Nebennierenrinde	U.a. erhöht den Blutzucker und Blutdruck, fördert den Abbau von gespeicherten Fetten und Eiweißen und wirkt entzündungshemmend.
Lipotropin	Hypophysenvorderlappen	Fördert den Abbau von gespeicherten Fetten.
Melatonin	Epiphyse (Zirbeldrüse)	Steuert den Tag-Nacht-Rhythmus.
Noradrenalin	Nebennierenmark	Verengt die Gefäße und erhöht so den Blutdruck, steigert die Herzdurchblutung.
Östrogen	Eierstöcke, während der Schwangerschaft auch in der Plazenta	Wichtig für die Ausbildung der weiblichen Geschlechtsmerkmale und den Menstruationszyklus.
Oxytocin	Hypophysenhinterlappen	Löst bei der Geburt die Wehen aus und sorgt für den Milcheinschuss in der Stillzeit.
Progesteron	Eierstöcke, während der Schwangerschaft auch in der Plazenta	Wichtig für Vorbereitung und Aufrechterhaltung einer Schwangerschaft.

Somatostatin	Langerhans-Inseln in der Bauchspeicheldrüse	Hemmt die Ausschüttung vieler Hormone (STH, Insulin, Glukagon etc.).
STH	Hypophysenvorderlappen	Fördert das Wachstum und die Bereitstellung von Energie (u.a. durch gesteigerten Fettabbau).
T3 und T4	Schilddrüse	Steigern die Herzarbeit, die Körpertemperatur, den Abbau von Fetten und Glykogen (Speicherform der Kohlenhydrate), fördern das Wachstum und die Hirnreifung.
TSH	Hypophysenvorderlappen	Fördert das Wachstum der Schilddrüse und die Produktion der Schilddrüsenhormone T3 und T4.

> **Die Hormonbilanz ist heute bei den meisten Menschen nicht ausgeglichen: Gerade die guten Hormone fehlen.**

Testosteron, STH, das Wachstumshormon, das auch gegen das Altern wirkt, Noradrenalin, das geistig hellwach macht – all diese Werte sind zu niedrig.

Dagegen hoch sind die Hormone, die den gesunden Körper belasten: Insulin, Cortisol und Adrenalin.

Testosteron (Powerstoff) hat nicht nur positive Auswirkungen auf das männliche Aussehen, sondern bewahrt Sie als Mann vor Impotenz, Depressionen, Hitzewallungen oder Schlaflosigkeit.
Testosteronmangel wird durch Stress und zucker- und weissmehlreiche Ernährung verursacht.
Zink, Eiweiss und Vitamin B6 (Vollkornbrot, Weizenkeime, getrocknete Pfifferlinge, magerer Hartkäse, Hefeflocken) tragen zur Produktion von Testosteron bei.

STH (Jugendhormon) nimmt nach dem 30 Lebensjahr im Körper ab.
Es bewirkt: Stärkere Muskeln, weniger Fett, straffere Haut, besseres Immunsystem, kräftigt die Organe, stärkt die Knochen und senkt die Arterienverkalkung.

Für eine eiweissreiche Ernährung (bspw. zwei- bis dreimal die Woche die Einnahme von Kartoffeln mit Quark, mit Ei oder mit Hüttenkäse).

Hormone die glücklich und leistungsfähig machen

Serotonin sorgt dafür, dass Sie gute Laune haben, vor allem aber hat es die Fähigkeit, Sie hoch leistungsfähig und kreativ zu machen.
Es ist das Hormon, das Sie in Lösungen und nicht in Problemen denken lässt.

Endorphine. Sie entstehen wenn Sie sich bewegen, also durch regelmäßigen Sport. Endorphine versetzen Sie in eine glückliche, teilweise sogar euphorische Laune. Aber Endorphine können noch mehr: Sie werden bei einem starken Unfall oder ähnlichen Situationen ausgeschüttet und blockieren Schmerzen.

Oxytocin. Ein Hormon, das ebenfalls glücklich macht. Es wird nur dann ausgeschüttet, wenn Sie beim Geschlechtsverkehr zum Orgasmus kommen, und sorgt für das wunderbar entspannte Gefühl danach.

Zusammengefasst sind die Nahrung-Glückshormone eiweißhaltige Lebensmittel mit viel Tryptophan und Tyrosin (Aminosäuren), mit guten Kohlenhydraten (Vollkorn-produkte, z.B. Dinkel) und gesunden ungesättigten Fetten (z.B. Oliven, Avocado, Fisch), und B–Vitamine.

Und da man sich mit diesen Lebensmitteln nicht nur besser und glücklicher fühlt, sondern auch noch besser und gesünder aussieht, ist der Glücks- Effekt dabei im doppelten Sinne enthalten.

Serotonin
Das **Hormon Serotonin** folgt bei einem gesunden Mensch einem sehr ausgeprägten Tageszyklus: Abhängig von der jeweiligen Tageszeit schwanken die Serotonin Werte erheblich. Serotonin wird auch als „Belohnungs–Hormon" bezeichnet: Neben den Hormonen Dopamin und Noradrenalin ist es für die positive Gemütslage zuständig.

Depression oder depressive Verstimmungen bis hin zu Parkinson hängen immer mit einem Mangel an mindestens einem dieser drei Hormone zusammen!

Suchterzeugende Mittel wie beispielsweise Kokain hemmen die Wiederaufnahme des **Dopamins**, sodass dieses länger wirksam ist. Das hat unter anderem Euphorie zur Folge. Allerdings stumpfen die Dopaminrezeptoren durch diese Überstimulierung auf Dauer ab, und es wird immer mehr Dopamin zu ihrer Erregung benötigt.

Stresshormone

Wenn man heutzutage den Stress „vernünftig" abbauen würden, wären die Hormone überhaupt nicht gefährlich.
Das liegt an den eigentlichen Gründen für Stress: Bei den Steinzeitmenschen entwickelte sich Stress immer in Gefahrensituationen.

Adrenalin (Stresshormon) diente dazu, den ganzen Körper in Fluchtbereitschaft zu versetzen: Der Blutdruck steigt, die Muskeln spannen sich an – und auf der Flucht vor der Gefahr wurden die Stresshormone wieder abgebaut. Heute reagiert Ihr Körper zwar immer noch mit den gleichen Symptomen auf Stress. Was fehlt ist die Fluchtmöglichkeit – denn wenn Stress droht (durch zu viel Arbeit), können Sie nicht einfach davonlaufen. Das Stresshormon Adrenalin kann so **nicht abgebaut** werden.

Cortisol (Stresshormon) wird dann noch zusätzlich ausgeschüttet, wenn weitere Stresssituationen folgen, die ebenfalls nicht richtig verarbeitet werden. Dies hat zur Folge, dass es Ihren Körper schwächt, Infekte sich häufen und Muskeleiweiß abgebaut wird. Nach einiger Zeit dann lässt die Cortisolproduktion so stark nach, dass Sie nicht mehr zu viel, sondern plötzlich **zu wenig** dieses Hormons im Körper haben. Es kommt nach und nach erst zu Lustlosigkeit und Müdigkeit, dann zu einem **Burn-out-Syndrom, dem chronischen Müdigkeitssyndrom.**

Mithilfe Ihrer Ernährung können Sie die Adrenalinproduktion reduzieren.

Heutzutage nehmen wir oft mehr als doppelt so viel Zucker pro Tag zu uns, wie empfohlen. Wenn der Blutzuckerspiegel ansteigt produzieren die Bauchspeicheldrüse und die Nebennieren zusätzliches **Insulin, Adrenalin und Cortisol.** Das ist nicht nur schlecht für Ihr Gewicht, sondern auch für Ihr Herz und Gehirn.

Um den Adrenalinspiegel zu senken, hilft es, wenn Sie weniger Lebensmittel mit verarbeitetem Zucker und Weißmehl zu sich nehmen. Greifen Sie lieber zu Beeren, Grapefruit, Kiwis und Pfirsichen. Und zudem:

- Trinken Sie mehr Wasser
- Trinken Sie grüne Smoothies
- Essen Sie keine verarbeiteten Lebensmittel
- Essen Sie mehr dunkles Grün (Gemüse & Salate)
- Essen Sie gesunde Fette

Histamin
- Histamin ist einer der wichtigsten Botenstoffe (Hormon) im menschlichen Organismus. Histamin ist nicht nur an der körperlichen Abwehr beteiligt (und auch im Falle einer Allergie an "falschen" Abwehrreaktionen des Körpers), sondern steuert unter anderem auch den Schlaf-Wach-Rhythmus und den Appetit.

Schönheitshormone

Östrogen, das weibliche Geschlechtshormon, lässt Sie länger leben. Bis zu den Wechseljahren gibt dieses Hormon einen Schutz vor Osteoporose, aber auch vor Herzinfarkt und Alzheimer. Die Blutgefäße bleiben weit und elastisch.

Nach den Wechseljahren allerdings, mit reduzierter Östrogenproduktion, ist dieser Schutz bei den meisten Frauen nicht mehr gegeben. Aber auch hier gibt es natürliche Wege, das Defizit wieder auszugleichen. Dies bspw. mit natürlichen Lebensmitteln wie:
Leinsamen, Sonnenblumenkernen, Roggen, Kichererbsen und Walnüssen, aber auch in Sojaprodukten.

Es sind Östrogen und Progesteron, die sich als Schönheitshormone einen Namen gemacht haben.
Beide sorgen für ein straffes Bindegewebe, sie halten die Haut frisch und elastisch. So vermindern sie zudem die frühzeitige Entstehung von Falten.
Diese positiven Wirkungen auf die Haut haben in Amerika dazu geführt, dass Hormonbehandlungen für die Schönheit zurzeit ganz groß in Mode sind (mit noch ungewissen **negativen Langzeitwirkungen)**.

Gewichtszunahme mit Hormonen

Wenn Sie **Östrogen** zu sich nehmen müssen, kann es bei Ihnen eine Appetitzunahme verursachen und dafür sorgen, dass Sie **Wasser** einlagern. Können Sie eine Östrogeneinnahme – aus welchen Gründen auch immer – nicht vermeiden, sollten Sie sich auf eine leichte Gewichtszunahme von 2 bis 3 Kilo einstellen. Hierbei handelt es sich aber nur um Wasser, nicht um Fett! Zudem sollten Sie zumindest zu Beginn der Einnahme darauf achten, dass Sie nicht übermäßig viel und vor allem salzarm essen.

Hormonabbau im Alter

Im Alter verringert sich die Bildung mehrerer Hormone. Die wichtigsten sind das **Melatonin**, das für guten Schlaf und Erholung sorgt. Das **DHEA** (Jungbrunnenhormon, Gegenspieler des Stresshormons Cortisol) das auch für ein gutes Gedächtnis zuständig ist, seelische Ausgeglichenheit fördert und den Fettstoffwechsel in Gang hält.

Zudem nehmen die **Östrogene** ab, die den Geschmacks- und Geruchssinn und den Blutfettstoffwechsel steuern. Weiter werden das **Progesterin** (wichtig für den Wasserhaushalt) und **Androgene** (wichtig für die Libido und ein starkes Bindegewebe) vermindert.

Anzeichen von Hormonmangel

Es gibt mehrere Anzeichen, die auf einen Hormonmangel hindeuten – leider werden sie oft mit „Alterserscheinungen" abgetan. Unter anderem sind das:

- Haarausfall,
- Nachlassen der Potenz und der Libido,
- Abnahme der Gedächtnisleistung, Aufmerksamkeit und Konzentration,
- Gewichtszunahme,
- Abnahme der Muskelkraft,
- Veränderung der Haut in Dicke und Elastizität,
- Verminderung der geistigen Leistungsfähigkeit und
- depressive Verstimmungen.

Hormonproduktion selber beeinflussen

Die meisten Hormone können Sie einfach durch einige Verhaltensregeln stimulieren.

- Das Wachstumshormon (HGH) ist wichtig gegen vorzeitige Alterung. Es wird am Abend produziert – aber nur unter einer Bedingung: wenn Ihr Magen nichts zu tun hat. Essen Sie also spätestens um kurz vor 18 Uhr die letzte Mahlzeit und gehen Sie früh zu Bett. Ihre Wachstumshormon- Produktion läuft dann auf Hochtouren.
- Die Endorphine regen Sie durch regelmäßige Bewegung an. Es muss dabei kein Marathon sein. Die tägliche halbe Stunde Ausdauertraining reicht, damit Sie sich ausgeglichen und glücklich fühlen.
- Serotonin, Ihr Chefhormon, beweist, wie wichtig die richtige Ernährung ist. Serotonin wird aus der Aminosäure Tryptophan gebildet. Diese ist in eiweißreichen Lebensmitteln vorhanden, zum Beispiel in Hüttenkäse, aber auch in Bananen.
- Grundsätzlich sollten Sie sich eiweißreich ernähren, das lässt auch Ihren Hormonspiegel steigen. Denn Hormone werden hauptsächlich aus Aminosäuren gebildet.

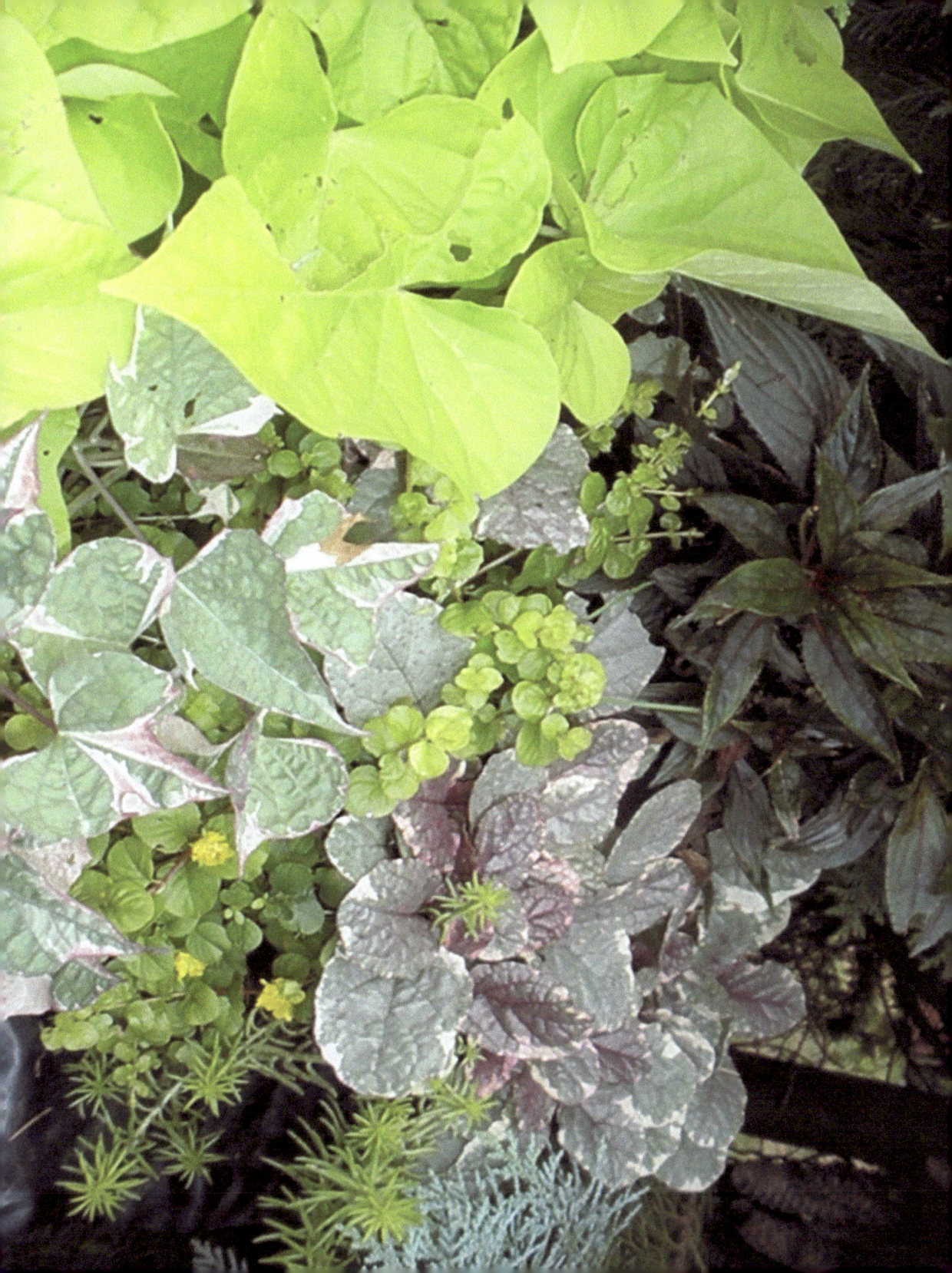

Probiotika & Präbiotika

Die Bakterien in unserem Darm haben einen enormen Einfluss auf unsere Gesundheit. Gerät die Darmflora aus dem Gleichgewicht, ist es wichtig, diese wieder zu regenerieren. Dazu kann man gute Bakterien (Probiotika) und deren Nahrung (Präbiotika) einnehmen.

Probiotika
Das sind gute Bakterien und Pilze, die sich nach ihrer Einnahme aus Lebensmitteln im Darm vermehren. Sie sind selber **unverdaulich** und helfen die Nahrung aufzuspalten und so verdaulich zu machen. Sie reinigen den Darm vor schädlichen Stoffen und helfen so das Immunsystem wieder herzustellen.
Sie produzieren Vitamine (K und B12), Verdauungsenzyme und Hormone.

> **Vorkommen: Joghurt, Kefir, Sauerkraut, Miso (jap. Gewürzpaste), saure Gurken, Kombucha (fermentierter Tee), Apfelessig und Käse.**

Präbiotika
Das sind nicht verdaubare Lebensmittelbestandteile (Ballaststoffe), die das gute Bakterienwachstum der Probiotika anregen.

> **Vorkommen: Artischocken, Chicorée, Lauch, Zwiebeln, Knoblauch, Weizen, Roggen, Bananen**

Antibiotika hemmen die Vermehrung von Bakterien im Darm oder töten diese ab. Dabei unterscheiden sie nicht zwischen guten und schlechten Bakterien, was besonders den Magen-Darm-Trakt angreift. Deshalb ist es wichtig, im Abstand von 2-3 Stunden zusätzlich Probiotika einzunehmen und auch noch danach.

Thymusdrüse

Die Thymusdrüse (Thymus) liegt unmittelbar hinter dem Brunstbein. Hier lernen unsere **weissen Blutkörperchen (Leukozyten)**, feindliche Zellen zu erkennen und zu zerstören.

Lymphozyten gehören zu den weißen Blutkörperchen (Leukozyten). Sie sind die eigentlichen Abwehrzellen des menschlichen Körpers. Lymphozyten sind die kleinsten weißen Blutkörperchen. Sie machen 25 bis 40 Prozent der Leukozyten aus. Aber nur vier Prozent der Lymphozyten des Menschen befinden sich im Blutkreislauf, bei kleinen Kindern sind es über 50 Prozent.

> Man unterscheidet zwei Typen von Lymphozyten: T-Lymphozyten und B-Lymphozyten

T-Lymphozyten: direkte Killer
T-Lymphozyten entwickeln sich aus Vorläuferzellen im Knochenmark. Anschließend wandern sie in den Thymus und reifen dann zu T-Lymphozyten heran. Nach der Reifung wandern sie in andere lymphatische Organe und zirkulieren zwischen diesen und dem Blut hin und her.

B-Lymphozyten: Abwehr mit Hilfe von Antikörpern
B-Lymphozyten entwickeln sich ebenfalls aus Vorläuferzellen im Knochenmark. Im Gegensatz zu den T-Lymphozyten bleiben sie im Knochenmark und reifen dort zu B-Lymphozyten weiter. Sie gelangen dann über den Kreislauf zu anderen lymphatischen Organen und verweilen dort. Nur 10-15% der sich im Blut befindenden Lymphozyten sind B-Lymphozyten. Sie bilden Antikörper, die im Blut zirkulieren und sich im ganzen Körper verteilen. Antikörper sind eine Art Spezialeinheit mit eingebauter Feinderkennung, die das fremde Antigen (Viren oder bakterielle Toxine) erkennen und es vernichten.

Hat es einmal Kontakt mit einem Fremdstoff gegeben und wurden gegen diesen Antikörper gebildet, dann verbleiben diese im Körper. So können Antikörper auch nach einem überstandenen Infekt wie z.B. den Windpocken nach vielen Jahren noch reagieren, wenn das Windpocken-Virus erneut in den Körper eindringt. Deswegen steckt man sich nur einmal an. Auf dem gleichen Prinzip beruhen die meisten Impfungen, bei denen künstlich der Aufbau von Antikörpern aktiviert wird.

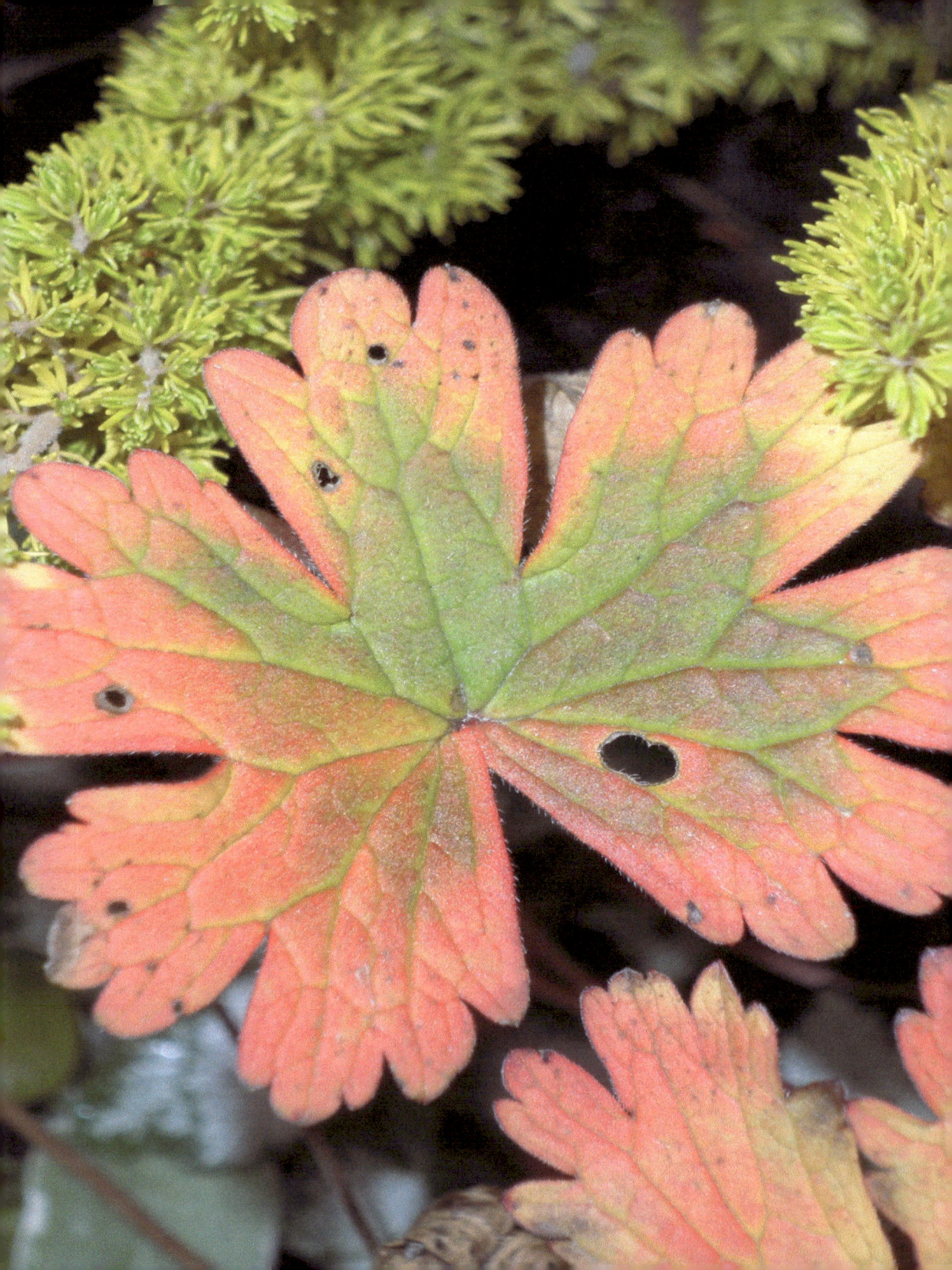

Verdauungssystem

Aufgaben
Die Aufgabe des Verdauungstraktes ist es, die aufgenommene Nahrung mit verschiedenen Methoden mechanisch zu zerkleinern, sie mit Verdauungssäften zu durchmischen, im Magen zu speichern, weiterzuleiten und auszuscheiden. Zudem wird die Nahrung durch Enzyme gespalten und wichtige Nährstoffe aus der Nahrung im Dünndarm aufgenommen.

Neben der Nahrungsaufnahme und Verwertung hat der Verdauungstrakt noch die Aufgabe den Körper vor Bakterien und Infektionen zu schützen. Diese Schutzfunktion wird durch die Antikörper im Mundspeichel, dem Magensaft und unterschiedlichen im Verdauungssystem ansässigen lymphatischen Geweben wie den Mandeln übernommen.

Weitere Organe die eine Rolle im Verdauungstrakt spielen sind die gallenbildende Leber und die Gallenblase, welche die Galle speichert. Die Bauchspeicheldrüse ist für die Bildung von Enzymen des Verdauungstraktes bedeutsam.

Die Mundhöhle
Die Aufgaben der Mundhöhle:
- Mechanische Zerkleinerung der aufgenommenen Nahrung durch die Zähne.
- In der Mundhöhle beginnt bereits die Verdauung von Kohlenhydraten mit Hilfe des Enzyms Alpha-Amylase.

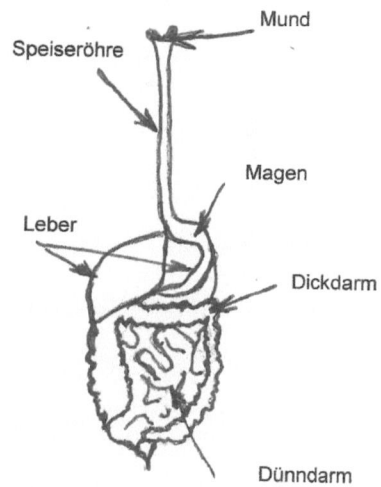

Die Speicheldrüsen
Im Speichel enthaltene Stoffe, sogenannte Enzyme, wandeln z.B. die in Brot enthaltene Stärke in kleine Zuckerstücke um. Deswegen schmeckt Brot auch immer süsslich, wenn man es lange genug kaut.

Der Speichel sorgt für eine verbesserte Gleitfähigkeit der aufgenommen Nahrung. Zudem enthält er das **Enzym Alpha-Amylase**. Das Enzym trägt somit bereits in der Mundhöhle zur Verdauung von Kohlenhydraten bei.

Der Magen
Die Aufgaben des Magens:
- Sammlung von Nahrung
- Mischung des Speisebreis
- Produktion von Magensaft
- Beginn der Eiweißverdauung
- Weitergabe der Nahrung

Der Magensaft besteht aus Schleim, Salzsäure und Substanzen (Enzyme), die Eiweiße in kleinere Stücke schneiden. Die Salzsäure im Magensaft tötet Krankheitserreger im Nahrungsbrei ab und macht ihn sauer. Der Magen speichert den Nahrungsbrei zwischen zwei und neun Stunden und gibt ihn portionsweise über den Pförtner, einen Kontrollmuskel am Magenende, in den Dünndarm ab.

Dünndarm
Die Aufgaben des Dünndarms:
- Zerlegung der Nahrung in kleine Moleküle
- Aufnahme und Weitergabe durch die Darmschleimhaut ins Blut

Der saure Nahrungsbrei landet zuerst im Zwölffingerdarm, dem obersten Abschnitt im Dünndarm. Drei weitere Organe im Verdauungssystem – die **Bauchspeicheldrüse**, **Gallenblase und Leber** – steuern hier ihre Verdauungssäfte bei: Sie machen den Nahrungsbrei wieder neutral und setzen ihm Enzyme zu. Diese spalten die drei Nährstoffe Eiweiß, Fett und Kohlenhydrat in so kleine Stücke, dass sie durch die Zellen der Darmwand ins Innere des Körpers aufgenommen werden können.

Die Darmwand ist für diesen Zweck besonders aufgebaut, denn die Oberfläche des etwa drei Meter langen Dünndarms ist mit unzähligen Ausbuchtungen, den sogenannten **Darmzotten,** ausgestattet. Über diese große Fläche werden Eiweiße, Fette und Kohlenhydrate, aber auch Vitamine und Mineralstoffe aus dem Nahrungsbrei über die Darmwand aufgenommen. Der Körper verteilt die Stoffe als Bausubstanzen oder Energielieferanten über das Blut oder die Lymphe (wässrige Körperflüssigkeit, die leicht milchig und trüb aussieht) in den Zellen des gesamten Körpers.

Während Kohlenhydrate und Fette vor allem Energie liefern, kommen Eiweiße fast ausschließlich als Baustoffe zum Einsatz, zum Beispiel für den Aufbau der Muskulatur.

Dickdarm
Letzte Station der Verdauung. Die Aufgaben des Dickdarms:

- Zurückführung von wertvollem Wasser und Mineralstoffen in den Körper
- Entsorgung von unverdaulichen Schlacken im Stuhl

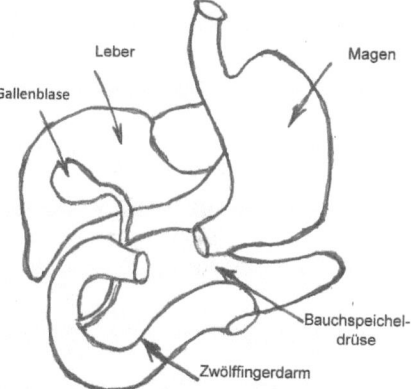

Die unverdaulichen Bestandteile der Nahrung landen im **Dickdarm**, der als Müllabfuhr und Wasserspeicher fungiert um das Gleichgewicht von Flüssigkeit aufrecht zu erhalten. Im Dickdarm wird dem unverdaulichen Rest des Nahrungsbreis das Wasser entzogen.

Mit der Nahrung gelangen auch Krankheitserreger und andere für den Körper schädliche Umweltstoffe in den Darm. Deshalb liegen 80 Prozent der körpereigenen Abwehrzellen (des "Immunsystems") im Darm. Sie machen die unerwünschten Eindringlinge unschädlich.

Die Leber
Die Aufgaben der Leber:
- Kohlenhydrat-, Fett- & Eiweissstoffwechsel (grösste Stoffwechselorgan)
- Produktion von Galle
- Speicherort von Energie
- Entgiftungszentrum

Überschüssige Kohlenhydrate und Fettsäuren werden in der Leber umgewandelt. Sie liegen dann als körpereigenes Fett vor und werden im Fettgewebe gespeichert. Fette sind wasserunlöslich. Damit sie trotzdem zu den Zellen transportiert werden können, bindet die Leber sie an Eiweiße. Die sogenannten Lipoproteine können dann Fette wie zum Beispiel Cholesterin in die Zellen befördern.

Die Leber produziert Galle. Galle wird im Verdauungstrakt für die Emulgierung (Verbindung von Flüssigkeit und Fett) von Fetten benötigt. Das Organ ist zudem ein Speicherort von Energie. Aus Glukose wird in der Leber Glykogen. Bei Bedarf kann in der Leber der Speicherstoff Glykogen wieder zu Energie umgewandelt werden.

Eine weitere wichtige Funktion der Leber ist die Entgiftung. Fremdstoffe wie Alkohol oder Medikamente werden in der Leber wasserlöslich gemacht. Dadurch kann sie der Körper ausscheiden.

Die Gallenblase
Die Aufgaben der Gallenblase:
- Speicherung von Galle

Das dünnwandig aufgebaute Organ liegt am unteren Rand des rechten Leberlappens. Hier wird die von der Leber gebildete Galle gespeichert. Bei Bedarf gibt die Gallenblase die Galle dem Dünndarm ab.

Die Bauchspeicheldrüse (Pankreas)
Die Aufgaben der Bauchspeicheldrüse:
- Bildung von Bauchspeichel
- Neutralisierung der Magensäure
- Verdauung und Zuckerstoffwechsel

Der Pankreas ist die wichtigste Drüse im Verdauungssystem des menschlichen Körpers und bildet täglich etwa zwei Liter Bauchspeichel, der viele wichtige Enzyme für die Verdauung enthält. Der Pankreas ist dafür zuständig, die Magensäure zu neutralisieren. Zudem bildet er das Enzym Alpha-Amylase. Dieses Enzym ist für den Kohlenhydratabbau wichtig.

Des Weiteren werden in der Bauchspeicheldrüse die Proteasen (Enzyme) Trypsin und Chymotrypsin gebildet, die für die Spaltung von Enzymen benötigt werden. Der Pankreas bildet darüber hinaus die Enzyme Lipasen und Nukleasen, die für die Verdauung von Fetten und Nukleinsäuren gebraucht werden.

Die Langerhans-Inseln
Die Aufgaben der Langerhans-Inseln:
- Produktion von Hormonen

Im Gewebe der Bauchspeicheldrüse sind die Langerhans-Inseln eingebettet. Diese produzieren die Hormone Glukagon und Insulin und beeinflussen somit den Stoffwechsel massgeblich. Glukagon erhöht den Blutzuckerspiegel, während sein Gegenspieler Insulin für die Senkung dieses Spiegels sorgt.

Blut

Blut besteht hauptsächlich aus Blutzellen:
- Rote Blutzellen (Erythrozyten): Zuständig für Sauerstoff-, Kohlendioxid- und Eisentransport
- Blutplättchen (Thrombozyten): Sie heften sich an verletztes Gewebe und verschliessen es.
- Weisse Blutzellen (Leukozyten): Sie sind Teil des Immunsystems und bekämpfen Fremdzellen.
- Fibrinogen: Substanz für Blutgerinnung
- Blutflüssigkeit: Blutplasma mit Gerinnungsfaktoren
- Blutserum: Blutplasma ohne Gerinnungsfaktoren)

Rote Blutkörperchen werden im Knochenmark gebildet und nach ca. 4 Monaten in der Milz abgebaut. Der rote Farbstoff Hämoglobin (Eiweiss) enthält Eisen, das in der Lage ist Sauerstoff an sich zu binden. Wenn es genügend rote Blutkörperchen gibt, ist unser Körper optimal mit Sauerstoff versorgt.

Transport - Funktion des Blutes
- **Sauerstofftransport (O2)** von der Lunge zu Körperzellen durch roten Blutfarbstoff Hämoglobin in roten Blutkörperchen
- **Kohlendioxid (CO2) Abtransport** aus dem Körpergewebe zur Lunge
- **Transport von Nährstoffen** (Eiweiss, Kohlenhydrate, Fett, Mineralien, Vitamin etc.)
- **Transport von Abfallstoffen** (Harnstoff, verletztes Gewebe etc.)

- Transport von Hormonen
- Transport von Wasser
- Transport von Wärme

Harnstoff entsteht durch Abbau von Aminosäuren (Eiweissbausteinen) in der Leber. Es entsteht zuerst giftiges Ammoniak und wird danach in ungiftigen Harnstoff umgewandelt und von den Nieren, Stuhl und Schweiss ausgeschieden.

Wie entstehen Krankheiten

Körperzellen und Körpergewebe können nur dann gesund sein, wenn sie optimal ernährt werden. Ist dies nicht der Fall hungern die Zellen, verlieren an Vitalität und Funktionalität und zerfallen zu krankem Gewebe.

Hier sind die 5 Vorstufen der Krankheitsbildung:

1. Vorstufe:
Nährstoffmangel infolge von Medikamenten und gefährlichen Chemikalien, Umweltverschmutzung, Störung des körpereigenen elektromagnetischen Felds, Verletzungen, Radioaktivität, Schlaf- & Ruhemangel, Sauerstoffmangel.

2. Vorstufe:
Übersäuerung, Störung des PH-Werts infolge Nährstoffmangel.
Im täglichen Stoffwechselprozess produziert der Körper ständig saure Abfallprodukte. Können diese nicht ausgeschieden werden, dann beginnen sie mit der systematischen Vergiftung des ganzen Körpers.

Über die Atemwege, die Leber und Harnwege wird beim gesunden Menschen der Säure-Basen-Haushalt reguliert.
Dabei spielen die Harnwege mit den Nieren die wichtigste Rolle. Wenn jedoch zu viele Säuren zirkulieren, stossen die Nieren an ihre Grenzen. Die Säuren können so den Blutkreislauf schädigen. Um das Blut vor Übersäuerung zu

schützen werden die überschüssigen Säuren in Bindegewebe, Gelenken und in einigen Organen „eingelagert".

So beginnt eine Kettenreaktion und der Mensch wird durch seine eigenen Abfallstoffe vergiftet!

Arthritis, Allergien, Diabetes, Fibromyalgie (Fasermuskelschmerz), Diabetes, Herz-Kreislauf-Probleme, Nierensteine, Knochenschwund, Krebs etc. sind die Folgen! **Die Bedürfnisse des Körper in punkto Nährsoffen sind fein abgestimmt.** So entzieht er z.B. Calcium den Knochen um so der Übersäuerung entgegen zu wirken.

3. Vorstufe:
Krankmachende Bakterien, Parasiten und Viren bevorzugen ein saures Umfeld. Deshalb ist es auch verständlich, dass der unausgeglichene pH-Wert zu einer Zerstörung des Körpergewebes führen kann. Auch die Zunahme dieser schädlichen Mikroorganismen wird dadurch gefördert. Darüber hinaus gelangen mehrheitlich ihre giftigen Abfallstoffe in die Blutbahn, bevor weisse Blutkörperchen diese Krankheitserreger eliminieren können, vor allem bei chronisch kranken Menschen.

4. Vorstufe:
Schädliche Chemikalien und andere Substanzen, die der Körper als Reaktion auf die Gifte selber produziert, tragen zu körperlichen Erkrankungen bei.

5. Vorstufe:
Negative emotionale Zustände tragen zur Verschlechterung bei, denn sie produzieren für den Körper noch zusätzlich belastende Hormone.

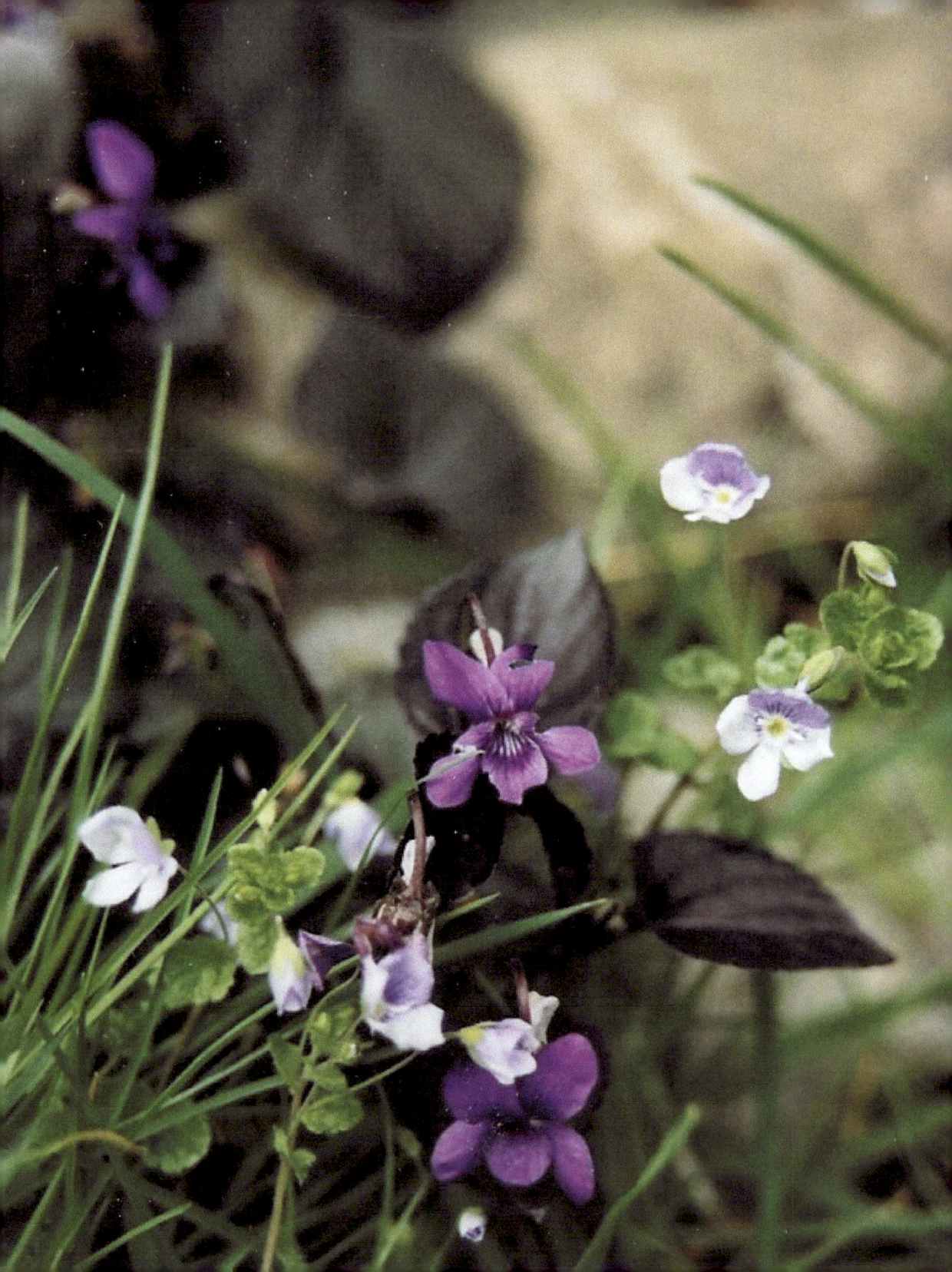

Prüfungsangst und Co.

Das wichtigste Anti-Stress-Hormon des Körpers ist das Cortisol (wird in der Nebennierenrinde gebildet). Cortisol ist das **körpereigene aktive Cortison** und schützt den Körper vor den negativen Folgen von starkem Stress.

> Ohne Cortisol wäre der Mensch nicht lebensfähig.

Cortisol wirkt stark entzündungshemmend und ist in dieser Funktion im Körper an entzündlichen Reaktionen beteiligt. Hier sorgt es dafür, dass sich Entzündungen nicht zu sehr ausbreiten.

Cortisol ist eng mit dem Immunsystem verknüpft. Seine Aufgabe besteht darin, überschießende Reaktionen des Immunsystems zu bremsen. Menschen mit einem hohen Cortisol- Spiegel haben eine schwächere Immunabwehr.

Gründe für einen erhöhten Cortisol-Spiegel können sein:
- **Psychische Belastungen** (berufliche oder private Belastungen = mentaler Stress), ungelöste Probleme, ständige Überforderung
- **Physischer Stress**, schwere körperliche Arbeit, zu viel Sport
- **Medikamente, Schwermetallbelastungen, radioaktive Strahlung**
- **Allergien**
- **Sensorischer Stress**: Reizüberflutung durch übermäßiges Fernsehen, EDV-Konsum, Schlafmangel, Lärmbelästigung, allgemeine Reizüberflutung
- **Metabolischer Stress**: durch falsche und zu energiereiche Nahrung (Industriekost und Fertiggerichte)

Körperliche Anzeichen von Stress:
- Herz- und Kreislaufbeschwerden wie Bluthochdruck, Schwindelgefühle, Herzrasen und Atembeschwerden
- Kopf-, Nacken-, Rücken- und Gelenkschmerzen
- Magen-Darm-Erkrankungen wie Durchfall, Verstopfung, Reizdarm und Sodbrennen
- unkontrollierbare Symptome wie Zuckungen und Muskelkrämpfe
- Schlafstörungen, chronische Müdigkeit, Erschöpfung
- Hautreaktionen

> Um den Nährstoffabbau des Körpers bei Stresssituationen auszugleichen, bewirkt Cortisol einen Fettabbau im Fettgewebe und im Rest des Körpers einen Zucker- und Proteinabbau. In dieser Zeit sind die natürlichen Abwehr-Mechanismen des Immunsystems lahmgelegt.
>
> **Chronischer Stress lässt somit den Körper auf die Dauer krank werden.**

Nährstoffe als wahre Wundermittel gegen Stress
- Magnesium. Der Mineralstoff sorgt für ein Gleichgewicht im Stoffwechsel, gesunde Nerven und ein gesundes Gehirn.
- Calcium
- Kalium
- Vitamin B
- Vitamin B12
- Vitamin C
- Vitamin D.

Gute Lebensmittel bei Nebennierenschwäche (Stress)
- Fisch. Enthält reichlich Omega-3-Fettsäuren, welche die Ausschüttung von Cortisol reduzieren.
- Eier
- Obst (mit niedrigem Zuckergehalt)
- Gemüse.
- Avocados.
- Körner, Nüsse und Samen (gekeimt)
- Milchprodukte (in Bioqualität)
- Hafer.

Phosphatidylserin (PS) ist eine Fettsäure (**Phospholipid**). Sie kommt im gesamten Körper vor, jedoch stark konzentriert im Gehirn und Zentralnervensystem. Phosphatidylserin (PS) spielt eine zentrale Rolle bei der Signalübermittlung innerhalb und zwischen (Hirn)Zellen und ist somit ein essentieller (lebensnotwendiger) Nährstoff für unser Gehirn. Diesen Nährstoff kann man über die Nahrung (Innereien, Hering, Makrele, Milch, weiße Bohnen, Sojalecithin) zuführen. Sie wird auch in geringen Mengen vom Körper selbst gebildet.

Kommt es zu einer Unterversorgung (Mangel) von PS, können verschiedene Symptome eintreten. Eines davon ist die reduzierte Gedächtnis- und Konzentrationsfähigkeit unseres Gehirns. Aber es kann auch zu einer übermäßigen Produktion von Cortisol führen. Ältere Menschen haben eine geringere PS-Produktion und somit einen Mangel davon.

Nährstoffmangel steigert das Risiko für Leistungsschwächen im Bereich von Geist, Gedächtnis und Psyche.

Phosphatidylserin (PS) ist daher spätestens ab einem Alter von 60 Jahren eine wichtige Nahrungsergänzung. Genauso können auch Vegetarier und Personen in geistigen Leistungs- und Prüfungsphasen davon profitieren

Ergänzen sollte man das PS-Präparat durch eine Nahrungsergänzung, die einen hoch dosierten Vitamin-B-Komplex enthält. B-Vitamine beruhigen die Nerven und steigern die Gedächtnisleistung.

Die chinesische Organ-Uhr

In der traditionellen chinesischen Medizin (TCM) spielen die zeitlichen Abläufe wie Jahreszeiten, Mondphasen oder Tagesrhythmen seit jeher eine wichtige Rolle. Ihnen wird traditionell ein wichtiger Einfluss auf das Befinden zugeschrieben, sodass sie sowohl bei der Diagnostik als auch der Therapie berücksichtigt werden.

Ein besonderer Zusammenhang besteht zwischen Tageszeit und Organfunktion. Zur Veranschaulichung dient eine Modellvorstellung auf Basis einer Uhr, bei der jedes 2-Stunden-Segment einem Organ (beziehungsweise einer sogenannten Leitbahn) zugeordnet wird, an dem dieses seinen höchsten Energie-Durchfluss hat, also besonders aktiv, aber auch anfällig für Störungen ist. Treten Beschwerden immer wieder zu bestimmten Tageszeiten auf, spricht dies möglicherweise für eine Störung in dem zugeordneten Organ:

3.00 – 5.00 Uhr (Asthmaanfälle)

Die **Lunge** startet durch: Menschen mit Herzschwäche werden oft nachts zwischen 3.00 und 5.00 Uhr wach, weil sie schlecht Luft bekommen. Das Wasser im Körper hat dann die Lungenflügel erreicht und die Lunge arbeitet auf Hochtouren. Der Körper reagiert auf diese Höchstleistung. Als Untersystem der Lunge kommt der Haut eine besondere Rolle bei der Temperatur-Sensorik zu: Vielen Betroffenen wird kalt und die Kälte weckt sie auf.

5.00 – 7.00 Uhr

Der **Dickdarm** kommt auf Touren: Viele gesunde Menschen haben morgens zwischen 6.00 und 7.00 Uhr Stuhlgang. Diese Regelmäßigkeit erlaubt auch Rückschlüsse auf den Zeitpunkt und die Art der letzten Mahlzeit am Tag zuvor.

7.00 – 9.00 Uhr

Magenzeit: In dieser Zeit erfolgt die Verdauung besonders reibungslos. Menschen mit niedrigem Blutdruck erleben gegen 11:00 einen Blutdruck-Abfall und können dem mit einer Tasse Brühe oder einer anderen leichten, salzhaltigen Speise begegnen. 12 Stunden später (19.00-21.00) arbeitet der Magen so gut wie gar nicht mehr. Die Nahrung verbleibt bis zum anderen Morgen im Magen und man steht morgens schon mit einem Gefühl der Sättigung auf. Daher sollte man nach 19.00 keine Speisen mehr zu sich nehmen, weil die Nahrungsmittel bei 37 Grad Celsius 12 Stunden Zeit haben zu gären.

9.00 – 11.00 Uhr

Milz und Pankreas sind angeregt: In dieser Zeit arbeitet die Bauchspeicheldrüse auf vollen Touren und setzt die meisten Enzyme und Fermente frei. Daher ist in dieser Zeit die geistige Lernfähigkeit des Einzelnen am besten. Prüfungen in dieser Zeit finden unter optimalen Bedingungen statt. Auch operative Eingriffe können in dieser Zeit am besten durchgeführt werden, da Enzyme Entzündungen vorbeugen und die Wundheilung beschleunigen.

11.00 – 13.00 Uhr (Herzinfarkte)

Maximalzeit des **Herzens**: Da das Herz 24 Stunden lang kontinuierlich arbeitet, dienen diese zwei Stunden dem Herzen hauptsächlich als Regenerationszeit und es muss für diesen Zeitraum geschont werden. Für viele Verfechter des Biorhythmus sind körperlicher Einsatz, Stress oder Operationen in dieser Zeit nicht zu verantworten.

13.00 – 15.00 Uhr
In dieser Phase, bei einem vollen Bauch benötigt der **Dünndarm** eine optimale Blutversorgung. Zusätzliche Muskelarbeit ist jetzt nicht angesagt, da die daraus resultierende Blutverlagerung in die Peripherie zu Verdauungsstörungen führt.

15.00 – 17.00 Uhr
Die **Blase** arbeitet auf Hochtouren: Innerhalb dieses Zeitraumes wird in der Regel der meiste Urin ausgeschieden.

17.00 – 19.00 Uhr
Die **Nieren** sind besonders aktiv

19.00 – 21.00 Uhr
Der **Kreislauf** hat sich warm gelaufen: Es ist die Zeit der Erholung und Entspannung der Hauptorgane.

21.00 – 23.00 Uhr
Regeneration der **endokrinen Drüsen** (Hormondrüsen, die ihre Sekrete direkt in die Blutbahn geben). Die Steuerung dieses Systems liegt in der Hirnanhangdrüse

23.00 – 1.00 Uhr   (Gallenkoliken)
Zu dieser Zeit arbeitet die **Gallenblase** am Effektivsten.

1.00 – 3.00 Uhr
Maximalzeit der **Leber**: Alkohol wird während dieser Zeit gut abgebaut. Ist der Abbau komplett, wachen viele Menschen auf, weil der Zuckerspiegel im Blut durch den Stoffwechselvorgang stark abgenommen hat.

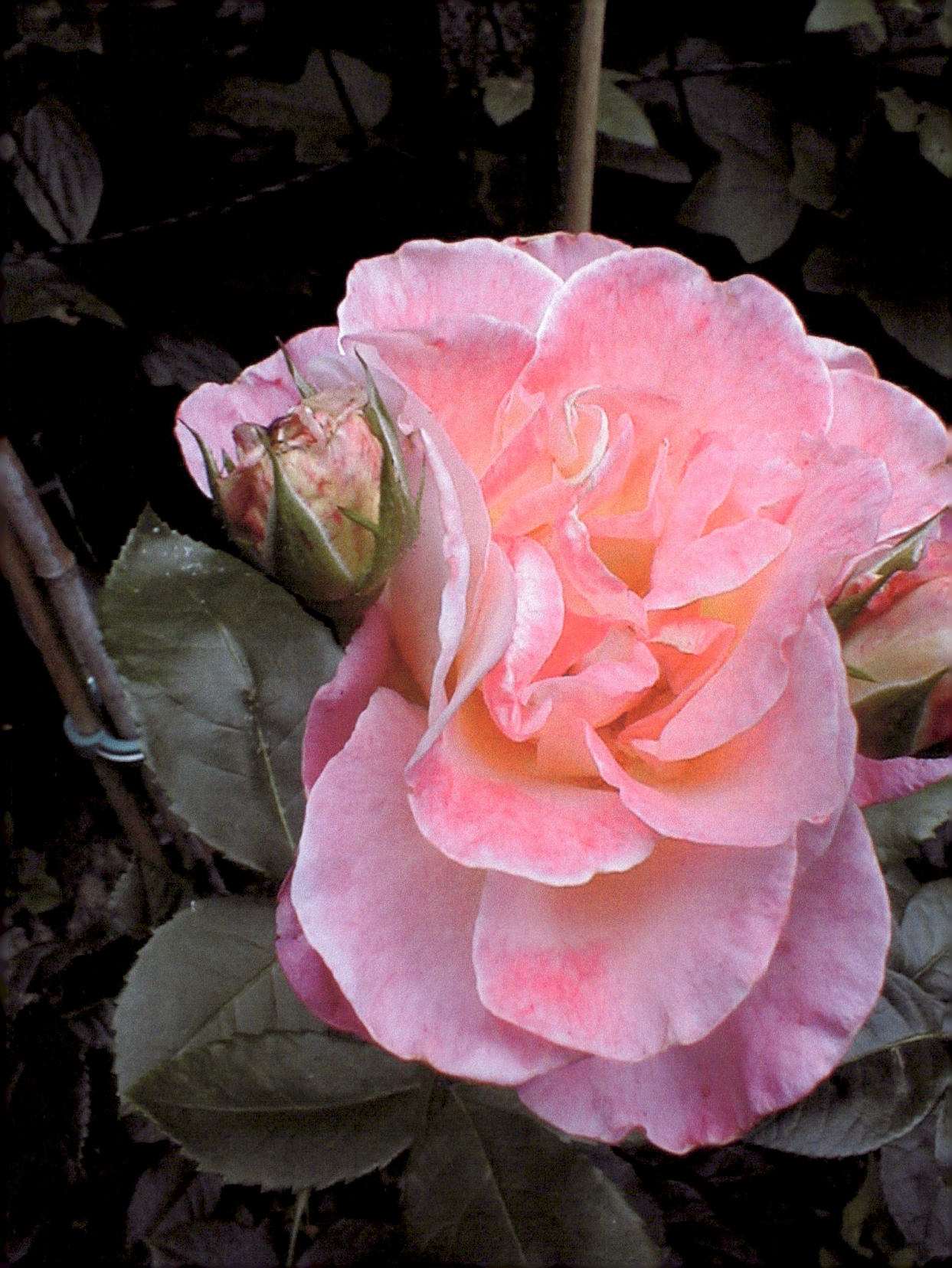

Entgiftung des Körpers

Ölziehen

Das Ölziehen (Ganusha) ist eine uralte Technik der ayurvedischen Medizin zur täglichen Entgiftung.

Sie kann Gifte und Schadstoffe über die Zunge und die Mundschleimhaut aus dem Körper ziehen. Denn Ölziehen regt die Speicheldrüsen an und unterstützt so das Ausscheiden von schädlichen Stoffen aus dem Organismus.

Besonders auf die Zahn- und Mundgesundheit wirkt sich das Ölziehen äusserst positiv aus. Es hilft gegen Zahnfleischbluten und Mundgeruch, festigt lockere Zähne, verringert Zahnbelag, bekämpft Karies und lässt Zähne wieder weiss werden. Traditionell gehört das Ölziehen aber auch zur ganzheitlichen Therapie vieler anderer Krankheiten. Erfolgsberichte mit dem Ölziehen liegen für zahlreiche Beschwerden vor – von Arthritis über Migräne bis hin zu Herzkrankheiten.

Dem Körper werden bereits beim ersten Ölziehen Giftstoffe entzogen. Die Bakterien und Schlacken, welche sich über Nacht im Mund gesammelt haben, werden durch das Öl gebunden und können so aus dem Körper ausgeleitet werden – ohne, dass sie über die Speiseröhre in den Magen gelangen. Durch diese einfache Entgiftungsmaßnahme wird der Körper so schonend von Bakterien, Toxinen und Ablagerungen befreit und in seiner natürlichen Entgiftungsleistung unterstützt.

Regelmäßige Anwendungen stimulieren die Organe zunehmend. Ihr Immunsystem und Stoffwechsel werden in Folge entlastet.

Das Ritual des Ölziehens setzt sich aus zwei Bestandteilen zusammen, die sich gegenseitig positiv beeinflussen:

Zungenschaben und Ölziehen:

Zungenschaben:
Mit einem Teelöffel werden zuerst die Giftstoffe auf der Zungen, die sich während der Nacht gebildet haben, solange abgeschabt, bis die Zunge wieder rosarot ist (ca. 20 Mal). Der weissliche Belag kann man in ein Papiertaschentuch entsorgen.

Ölziehen:
1. **Die Vorbereitung:** Die Anwendung sollte immer morgens und auf nüchternen Magen stattfinden. Es ist ratsam, vorher keine Flüssigkeit zu trinken, da sonst die über Nacht im Mund angesammelten Gifte wieder in den Körperkreislauf geraten. Träger von Prothesen sollten diese vor dem Ölziehen herausnehmen.
2. Nun nimmt man **einen Esslöffel** Öl (wichtig ist gutes Öl, katgepresstes Olivenöl, Sesamöl etc.) in den Mund. Traditionell wird Sesamöl zum Ölziehen verwendet. Diese Fettsäuren beeinflussen sehr viele Soffwechselprozesse. Sie wirken entzündungshemmend, unterstützen das Immunsystem und wirken sich positiv auf den Cholesterinspiegel aus.
3. **Ziehen, saugen, kauen:** Man bewegt es zwischen den Backenseiten hin und her. Man kann zuerst zum Eingewöhnen mit 5 Minuten beginnen und es dann steigern auf 20 Minuten. Dabei sollte das Öl auch durch die Zahnzwischenräume gedrückt und wieder zurück gesaugt werden. Eine kurze Pause zwischendrin sorgt dafür, dass das Öl in die Schleimhäute einwirken kann.
4. **Achtung: Auf keinen Fall das Öl gurgeln oder schlucken!** Im Öl sind durch das Spülen **Giftstoffe** gelöst, die dem Körper durch das Ölziehen entzogen werden sollen. Runterschlucken wäre hier also kontraproduktiv.
5. **Ausspucken:** Zum Ende hin wird das Öl dünnflüssiger und kann ausgespuckt werden. Am besten spuckt man es in ein Papiertaschentuch und entsorgt es über den Hausmüll. So gelangen die Giftstoffe nicht in den Wasserkreislauf, das Waschbecken bleibt sauber und die Rohre verstopfen nicht.

6. **Ausspülen:** Im Anschluss wird der Mund mit warmen Wasser gut ausgespült, um Ölreste aus dem Mund zu entfernen. Auch hier sollte das Wasser ausgespuckt und nicht geschluckt werden. Anschliessend werden die Zähne geputzt.

Bei chronischen Beschwerden kann man das Ölziehen im Rahmen einer Kur auch mittags oder vor dem Schlafengehen anwenden, immer auf nüchternen Magen. Unter diesen Bedingungen ist der Heilungsprozess besonders effektiv. Nach einer Kur kann man das Ölziehen auch immer wieder mal an mindestens drei aufeinander folgenden Tagen durchführen. Sesamöl hilft speziell bei Zahnfleischentzündungen und Parodontose, da es entzündungshemmend wirkt.

Sollten Sie **Amalgam-Füllungen** in den Zähnen haben, fragen Sie am besten zuerst Ihren Zahnarzt, ob Ölziehen für Sie in Frage kommt. Denn heiße und säurehaltige Flüssigkeiten und auch **Kaugummikauen** können das giftige Quecksilber aus der Amalgam-Füllung lösen. Hierbei besteht die Gefahr, dass das Öl das gelöste Quecksilber nicht vollständig binden kann und dieses so über die Mundschleimhaut in den Körper wandert.

Nebenwirkungen: Wenn Ihr Körper stark mit Giftstoffen belastet ist, kann es sein, dass am Anfang kurz nach dem Ölziehen eine leichte Verschlechterung Ihres Zustandes wie Kopfschmerzen, Übelkeit oder Schwindel eintreten. Diese Erscheinungen sollten aber von Tag zu Tag abnehmen.

Um diese Nebenwirkungen zu minimieren, achten Sie während der Darmsanierung auf eine ausreichende Flüssigkeitszufuhr.

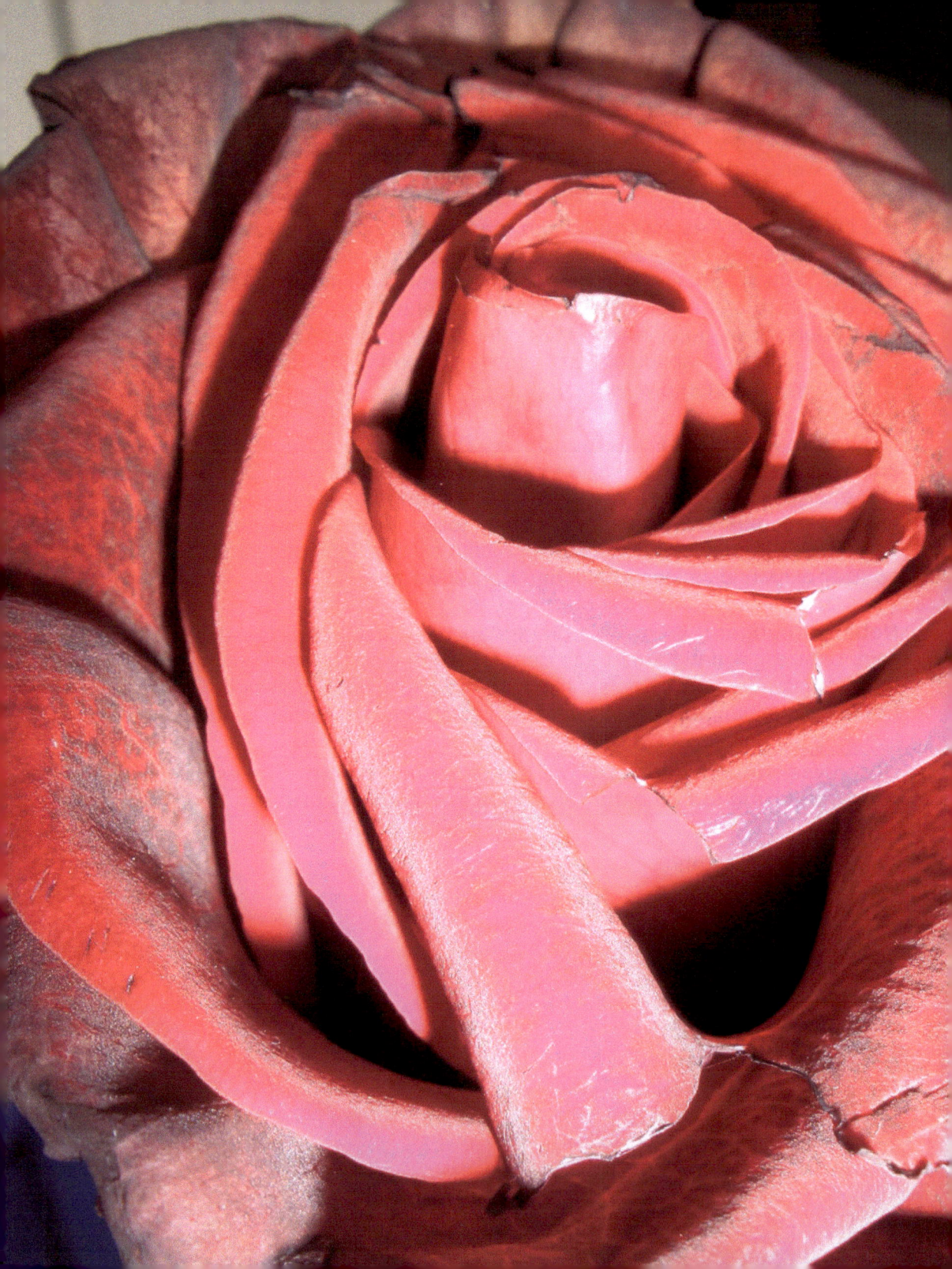

Darmsanierung

In unserem Darm leben um die 100 Billionen Bakterien, die gemeinsam die Darmflora – auch Mikrobiom genannt – bilden. Sie zersetzen die Nahrung, wehren Krankheitserreger ab und produzieren wichtige Vitamine.
Aber nicht nur für die Verdauung, sondern auch für das Immunsystem und die Psyche spielt der Darm eine entscheidende Rolle. Schließlich sitzen rund 80 Prozent aller Immunzellen in der Darmschleimhaut. Eine Störung der Darmflora (Dysbiose genannt), kann mit verschiedenen Symptomen, wie Blähungen, Durchfall, Bauchschmerzen, Verstopfung, Müdigkeit und Kopfschmerzen, einhergehen. Langfristig können ein schwaches Immunsystem und daraus resultierende Krankheiten die Folge sein.

> **Mithilfe einer Darmsanierung kann die Darmflora wieder aufgebaut und so verschiedenen Beschwerden und Erkrankungen entgegengewirkt werden. Dadurch wird auch das Immunsystem gestärkt.**

Mögliche Gründe für eine Darmsanierung sind:
- Chronische Verdauungsprobleme (Durchfall, Verstopfung, Blähungen)
- Reizdarm, Reizmagen
- Antibiotika-Therapie
- Überbesiedlung des Darms mit Pilzen (Darmpilz Candida albicans)
- Akne, unreine Haut
- Ständige Müdigkeit, Erschöpfung, depressive Verstimmungen
- Ständige Kopfschmerzen oder Migräne
- Rheuma und Gelenkbeschwerden
- Immer wiederkehrende Infektionen (Erkältung, Bronchitis)
- Allergien, Nahrungsmittelunverträglichkeiten
- Übergewicht

> **Besprechen Sie sich im Zweifel mit Ihrem Arzt**

Ernährung: Eine Darmsanierung sollte immer auch mit einer **Ernährungsumstellung** einhergehen. Wer weiterhin sehr fett- und zuckerhaltige Speisen zu sich nimmt, bringt die Darmflora immer wieder aus dem Gleichgewicht. Die Ernährung sollte stattdessen ballaststoffreich und säurearm sein. Regelmäßige Fastentage entlasten den Darm zusätzlich.

> **Generell gilt: Je länger Sie die Darmreinigung durchführen, je weniger und basischer sie essen, je mehr Flüssigkeit Sie trinken und je mehr Sie sich bewegen, desto gründlicher und nachhaltiger ist die Darmsanierung.**

Darmreinigung mit Flohsamen

Indische Flohsamen sind ein altbewährtes Hausmittel zur natürlichen Darmreinigung. Ebenso wie Leinsamen und Weizenkleie gehören sie zu den Quellstoffen, die im Darm aufquellen und so das Volumen des Nahrungsbreis vergrößern. Dadurch wird die Darmtätigkeit angeregt und der Stuhlgang erleichtert. Flohsamen haben somit eher eine regulierende als abführende Wirkung. Sie wirken sanfter und weniger schnell als zum Beispiel Bittersalz oder ein Einlauf. Die natürliche Darmreinigung setzt in der Regel nach zwei bis drei Tagen ein.

Da die Konzentration der verdauungsfördernden Schleimstoffe in der Schale am höchsten ist, eignen sich fein gemahlene Flohsamenschalen für die Darmreinigung am besten. Flohsamenschalenpulver erhalten Sie in der Drogerie oder Apotheke. Im Rahmen einer Darmsanierung werden Flohsamen häufig in Verbindung mit Heilerde eingenommen, da sie sich gegenseitig optimal ergänzen. Die Heilerde bindet die von Flohsamen gelösten Stoffwechselprodukte, Giftstoffe und schädlichen Bakterien im Darm, die dann ausgeschieden werden.

Rezept

Flohsamen-Heilerde-Shake:
- **Dosierung:** 1 TL Flohsamenschalenpulver und 1 TL Heilerde in 300 - 400 ml Wasser lösen und sofort zügig trinken in kleinen Schlucken.

Wirkung: nach zwei bis drei Tagen

Flohsamen:
- **Dosierung:** 1 Teelöffel Flohsamen in 200 ml Wasser gelöst
  Häufigkeit: max. viermal täglich, langfristig
  Wirkung: nach zwei bis drei Tagen

Anwendung: Darmsanierung, begleitend zur Fastenkur, bei Verstopfung und Reizdarm

> **Wichtig:** Bei der Einnahme von Flohsamen – aber auch von anderen Quellmitteln wie Leinsamen und Weizenkleie – ist eine ausreichende Flüssigkeitszufuhr notwendig, um einer Verstopfung vorzubeugen. Trinken Sie daher unmittelbar nach dem Flohsamen-Shake noch ein großes Glas Wasser und mindestens 2 Liter Flüssigkeit über den Tag verteilt.

Darmreinigung mit Rizinusöl (bei Verstopfung)

Rizinusöl enthält Rizinolsäure, die die Aufnahme von Natrium und Wasser aus dem Darm hemmt. Durch den zusätzlichen Zustrom von Elektrolyten und Wasser wird das Volumen des Stuhls vergrößert, wodurch die Darmtätigkeit angeregt wird und der Stuhl sich verflüssigt. Zwei bis drei Esslöffel Rizinusöl, die auf leeren Magen eingenommen werden, verursachen nach zwei bis acht Stunden eine natürliche Darmreinigung. Da der Geschmack des Öls zu wünschen übrig lässt, können alternativ auch Kapseln aus der Apotheke eingenommen werden.

Dosierung: 2-3 Esslöffel Öl auf leerem Magen oder als Kapsel
Häufigkeit: einmalig, kurzfristig
Wirkung: nach zwei bis acht Stunden
Anwendung: zu Beginn einer Fastenkur, bei Verstopfung

Ernährung während der Darmsanierung
Auch wenn Sie während der Darmreinigung nicht fasten müssen, spielt die Ernährung eine wichtige Rolle. Eine gesunde und mineralstoffreiche Ernährung mit Ballaststoffen kurbelt die Verdauung an und hilft dabei, den Körper zu entgiften. Besonders Vollkornprodukte, Obst, Gemüse und Hülsenfrüchte sind empfehlenswert. Eine **ausreichende Flüssigkeitszufuhr** hilft ebenfalls bei der Darmentleerung.

Ernährungstipps für die Darmreinigung:
1. Verzichten Sie auf Lebensmittel und Getränke, die raffinierten Zucker und Süßstoffe enthalten.

2. Verzichten Sie auf Weißmehlprodukte.
3. Verzichten Sie auf Fertigprodukte und andere Produkte, die viele Zusatzstoffe enthalten.
4. Verzichten Sie auf Milchprodukte wie Milch und Käse. Sie wirken schleimbildend und behindern daher die Reinigung. Naturjoghurt, Quark oder Kefir sind in geringen Mengen in Ordnung, da sie aufgrund der enthaltenen Milchsäurebakterien den Aufbau der Darmflora unterstützen.
5. Reduzieren Sie den Konsum von Fleisch, Fisch und Sojaprodukten auf maximal zweimal pro Woche. Wurst sollten Sie komplett meiden.
6. Achten Sie darauf, genügend zu trinken – zwei bis drei Liter pro Tag sollten es sein. Ungesüßte Kräutertees und stilles Mineralwasser.
7. Verzichten Sie auf Alkohol. Er belastet die Leber und behindert so die Entgiftung.
8. Reduzieren Sie Ihren Kaffeekonsum auf maximal drei Tassen pro Tag. Wenn möglich verzichten Sie eine Zeit lang komplett auf Kaffee und andere koffeinhaltige Getränke.
9. Reduzieren Sie den Konsum von Salz auf ein Minimum.

Brottrunk

Brottrunk wird aus einem speziellen Brot hergestellt, das aus kontrolliert biologisch angebautem gemahlenem Weizen, Roggen und Hafer, Wasser (hauseigene Herbachquelle des Herstellers), Steinsalz und hauseigenem Natursauerteig gebacken wird. Es enthält keine Zusatzstoffe. Das fertig gebackene Brot wird mit frischem Quellwasser versetzt und das Gemisch einem etwa sechs Monate dauernden Gärprozess unterworfen. Nach Abschluss des Gärprozesses wird die Flüssigkeit (der Brottrunk) dann gefiltert und abgefüllt. Zurück bleibt die Gärsubstanz, die durch Trocknung und Vermahlung zu Fermentgetreide verarbeitet wird. Der fertige Brottrunk enthält neben Vitaminen, Mineralstoffen, Spurenelementen und Enzymen auch je Milliliter ca. zehn Millionen durch den Gärprozess entstandene Milchsäurebakterien (u. a. Lactobacillus reuteri).

Die im Rahmen der Vergärungsprozesse entstandenen Bakterien sind auch nach Abfüllung weiterhin lebend in Brottrunk enthalten, da das Getränk nicht pasteurisiert wird. Dazu enthält er Hefezellen, Ethanol und Milchsäure (1,1 g pro 100 g), die für den säuerlichen Geschmack verantwortlich ist. Nach

Herstellerangaben enthält Brottrunk zudem Mineralstoffe, u. a. Zink, Eisen oder Magnesium, und enthält die Vitamine A, B1, B2, B6, B12, C, D, E, Biotin, Niacin, Folsäure und Pantothensäure.
Die enthaltene Milchsäure wirkt sehr verdauungsfördernd. Viele Ärzte und Heilpraktiker empfehlen daher den Verzehr von Brottrunk.

Die Sanierung und Gesunderhaltung des Darms gelingt dem Brottrunk durch seine Milchsäure, die aus der Vergärung von Brotgetreide entsteht. Die löslichen Ballaststoffe, besonders die des Hafers, haben nebenbei eine Cholesterin senkende Wirkung. Brottrunk enthält in geringen Mengen Kohlenhydrate des Getreides in Form von Einfachzucker/Stärkeresten, welche nicht bis in die unteren Darmabschnitte gelangen, sondern vorher vom Körper resorbiert werden, was die Bekömmlichkeit des Produkts erklärt und die lange Haltbarkeit ohne Konservierungsstoffe ermöglicht.

Brottrunk und Fermentgetreide sind eine ideale Nahrungsergänzung, um den Darm und damit den gesamten Organismus wieder in sein individuelles Gleichgewicht zu bringen. Brottrunk ist nicht glutenfrei aber sonst sehr bekömmlich.

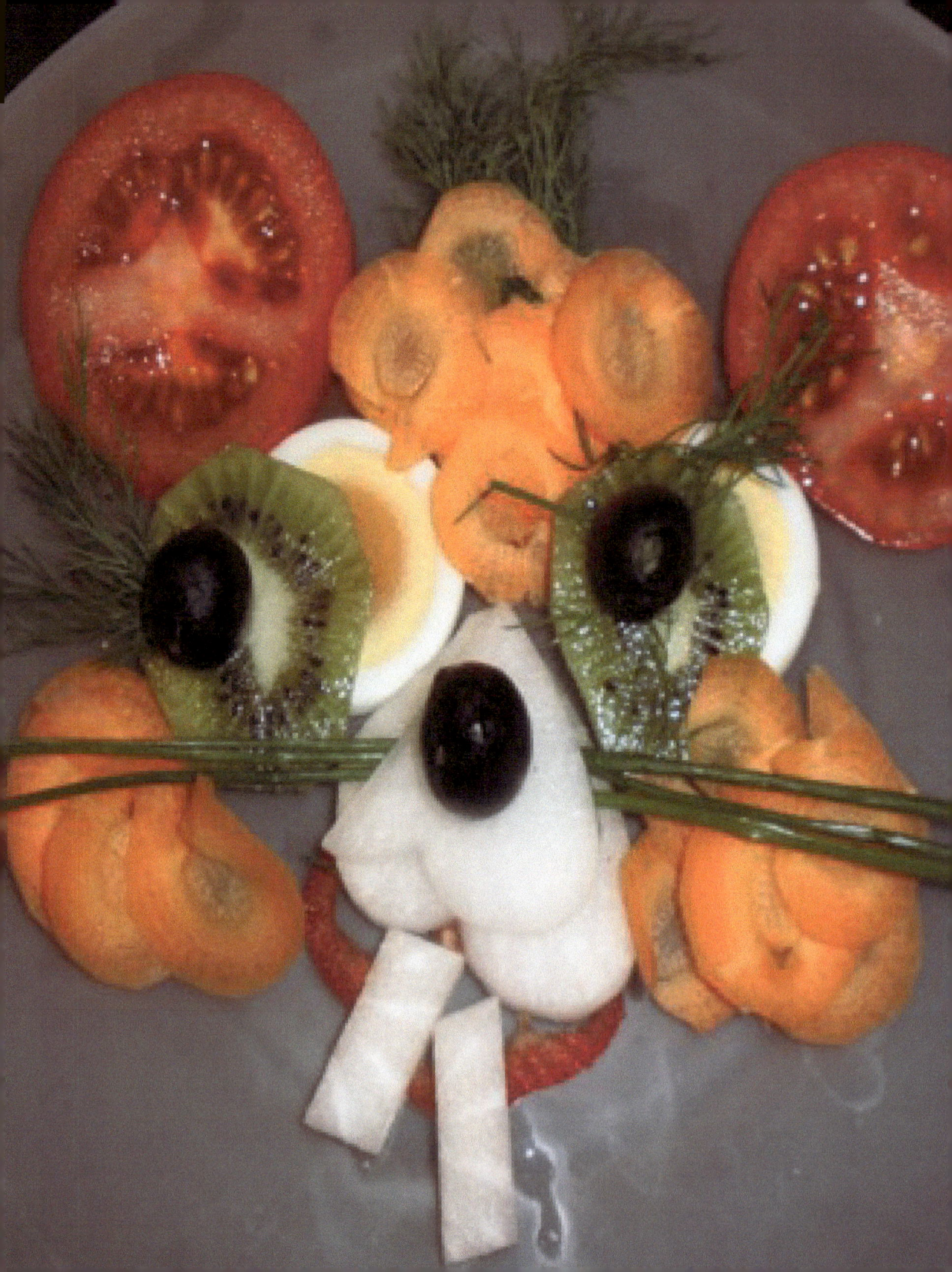

BASISCHE ERNÄHRUNG

„Von allen Zusammensetzungen unserer Körpersäfte wirkt sich die Säure zweifellos am schädlichsten aus."

Mit diesen Worten beschrieb Hippokrates, der Urvater aller Ärzte, bereits etwa 400 Jahre vor Christus das Problem der Übersäuerung des Körpers. Er definierte Krankheit als eine fehlerhafte Mischung der Körpersäfte.

Die menschliche Ernährung hat sich in den letzten 200 Jahren deutlich zum Negativen entwickelt. Durch die Massenindustrialisierung der Lebensmittelversorgung nehmen wir erheblich weniger Nährstoffe auf.

Weissmehl, raffinierter Zucker, tierisches Eiweiss und minderwertige Fette sind verantwortlich für eine übersäuernde, vitamin- und mineralstoffarme Ernährung, die den Säure-Basen-Haushalt stört und entzündliche Kettenreaktionen zur Folge hat.

So hat sich unser pH – Wert zunehmend in den Sauren Bereich verschoben. Dadurch beschleunigt sich der Alterungsprozess, die Funktionstüchtigkeit der Organe wird beeinträchtigt und Gewebe und Knochenmasse abgebaut. Ein hohes Maß an Säure im Körper sorgt für eine Erschöpfung der Mineralspeicher in den Knochen, Zellen, Organen und dem Gewebe.

Das Resultat sind viele Zivilisationskrankheiten mit all ihren Stoffwechsel-problemen.

Zudem kann nur ein Organismus, der gut mit Wasser versorgt ist, Schadstoffe und entzündungsfördernde Toxine ausleiten:
- Nur mit ausreichend Wasser können Nieren und Harnwege durchspült und entgiftet werden.
- Nur mit ausreichend Wasser kann das Lymphsystem gereinigt und somit Entzündungen vorgebeugt werden.

Basische Ernährung ist der Zusammenhang zwischen körperlicher Gesundheit und gesunder Ernährung. Sie reguliert den Säure-Basen-Haushalt.

Säuren und Basen sind Atome, die in allen Lebensmitteln enthalten sind und bei der Verdauung freigesetzt werden.

Der positive Effekt einer basischen Ernährung liegt in einer Entsäuerung, die vielfältige positive Auswirkungen auf den Organismus hat:

- Ausgleich des Säure-Basen-Haushalts
- Erschaffung eines Milieus, in dem schädliche Bakterien und Pilze absterben und für die Gesundheit vorteilhafte Mikroorganismen leben können
- Ausleitung überschüssiger Säuren und Schlacken
- Versorgung mit Mineralien und Spurenelementen
- Abnahme der Fetteinlagerung als Schutz vor Säuren und Giften
- Steigerung der körperlichen Fitness
- Gewichtsverlust durch Abbau eingelagerter Fette
- Verhinderung chronischer Erkrankungen
- Vorbeugung von typischen Zivilisationskrankheiten und Alterserscheinungen

Eine basische Ernährung ist insbesondere wichtig bei Erkrankungen wie Arthrose (z. B. Hüftarthrose, Kniearthrose, Schulterarthrose), regelmäßig akut auftretenden Rückenschmerzen aber auch vielen Autoimmunerkrankungen, die in akuten Schüben verlaufen wie z. B. die Rheumatoide Arthritis.
Im **Alter**, nimmt die Funktionsfähigkeit der Nieren und damit die Fähigkeit den Säureüberschuss zu verarbeiten ab. Ist der Körper **übersäuert**, kann dies zu den folgenden Symptomen führen:

- Müdigkeit
- Nervosität und Unruhezustände
- Muskel- und Gelenkbeschwerden (z.B. Rückenschmerzen)
- Reduzierte Belastbarkeit
- Schlaffes Bindegewebe

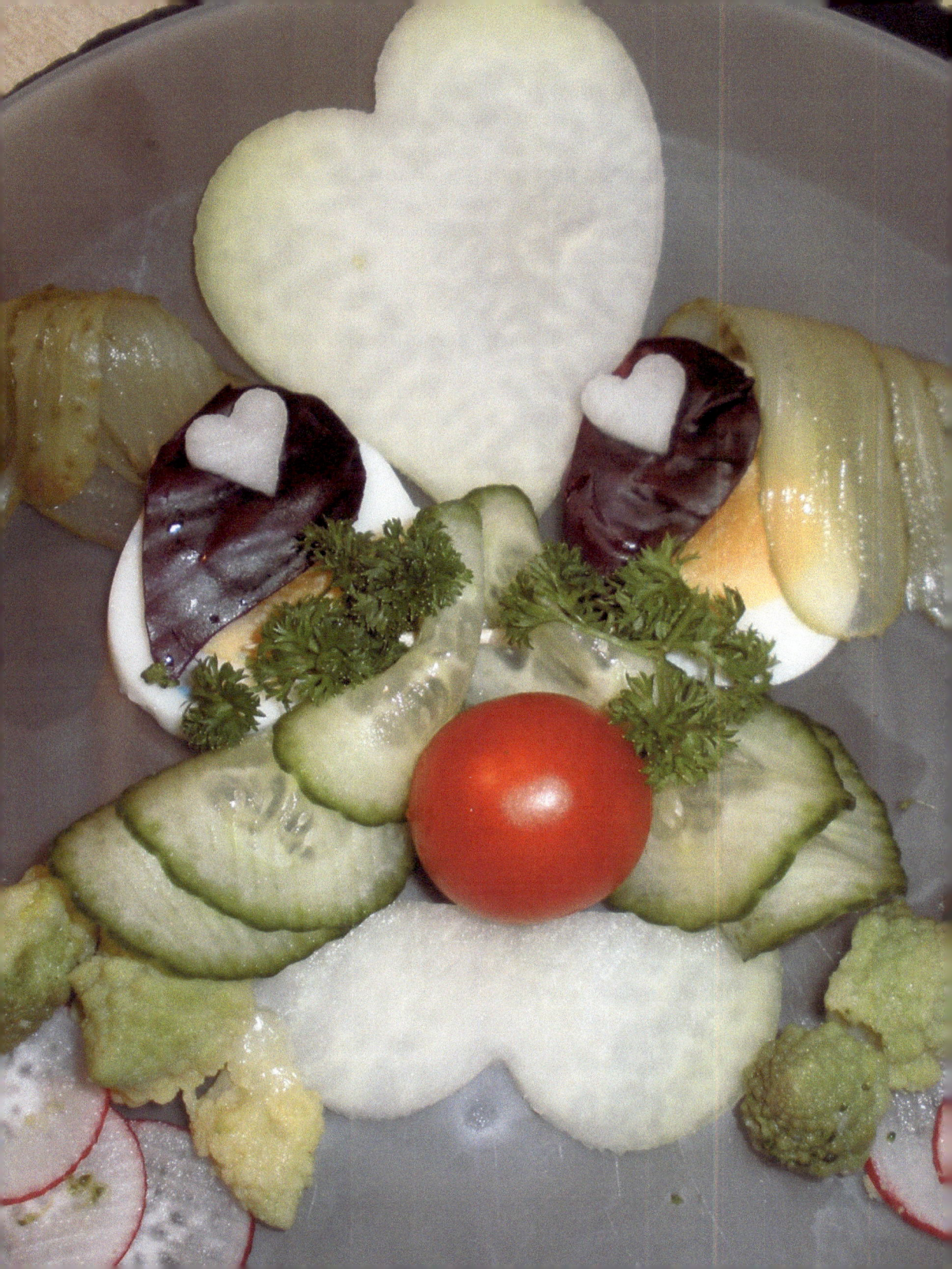

Basische Lebensmittel weisen mindestens acht positive Effekte auf:

1. Basische Lebensmittel sind reich an basischen Mineralstoffen

Basische Lebensmittel verfügen über einen hohen Gehalt an basisch wirkenden Mineralien und Spurenelementen (Kalium, Calcium, Magnesium, Eisen).

2. Basische Lebensmittel sind arm an säurebildenden Aminosäuren

Bei einem Überschuss dieser sauren Aminosäuren – z. B. wenn man zu viel Fleisch, Fisch, Eier, aber auch zu viele Paranüsse, zu viel Sesam oder zu viel Soja isst – entstehen beim deren Abbau belastende Säuren, die der Körper mit der Zeit nicht mehr genügend entsorgen kann und sie so im Körper zwischenlagern muss (Zellen, Gelenken etc.).

3. Basische Lebensmittel regen die körpereigene Basenbildung an

Basische Lebensmittel liefern Stoffe (z. B. Bitterstoffe), die im Organismus die körpereigene Bildung von Basen anregen.

4. Basische Lebensmittel verschlacken nicht

Basische Lebensmittel hinterlassen bei ihrer Verarbeitung keine sauren Stoffwechselrückstände (Schlacken).

5. Basische Lebensmittel enthalten ferner bestimmte Stoffe:

Antioxidantien, Vitamine, sekundäre Pflanzenstoffe, Chlorophyll, die den Körper vitalisieren, die seine Entgiftungsorgane stärken, seine Ausleitungsorgane entlasten und die das Immunsystem unterstützen. Auf diese Weise versetzen basische Lebensmittel den Körper in die Lage, eigenständig überschüssige Säuren, Gifte und Schlacken besser neutralisieren und ausleiten zu können. Das wiederum verhindert eine Übersäuerung bzw. mindert eine vorhandene Übersäuerung.

6. Basische Lebensmittel verfügen über einen hohen Wassergehalt

Damit der Körper immer über ausreichend Flüssigkeit verfügt (auch wenn vielleicht einmal zu wenig getrunken wird), um Säuren oder andere Schlacken rasch über die Nieren ausscheiden zu können.

7. Basische Lebensmittel wirken entzündungshemmend

Aufgrund ihrer hohen Vitalstoff- und Antioxidantien - Gehalte sowie der richtigen Fettsäuren. Chronische Entzündungsprozesse stehen oft am Anfang von vielen chronischen Zivilisationserkrankungen (von Rheuma und Arteriosklerose über Diabetes bis hin zu Autoimmunerkrankungen) und verlaufen zunächst völlig unbemerkt. Entzündungsprozesse jedoch führen zu einer endogenen (im Körper stattfindenden) Säurebildung und verstärken somit eine Übersäuerung. Basische Lebensmittel lindern bzw. verhindern eine Übersäuerung also zusätzlich auch über die Hemmung riskanter Entzündungsprozesse.

8. Basische Lebensmittel fördern die Darmgesundheit und stabilisieren die gesunde Darmflora

Je gesünder der Darm ist, umso besser und schneller können anfallende Säuren ausgeschieden werden, umso vollständiger verläuft die Verdauung und umso weniger Schlacken fallen überhaupt erst an.

Normalerweise reguliert der Körper das Säure-Basen-Gleichgewicht selbstständig. Überschüssige Säuren werden über die **Nieren** ausgeschieden, beim **Ausatmen** wird Kohlendioxid ausgeschieden; auch der **Schweiß** enthält Säuren, wie auch der ausgeschiedene **Kot**.

Dauerhafte Störungen sind nur bei Stoffwechselerkrankungen wie Diabetes mellitus und Funktionsstörungen der Nieren bekannt. Sind permanent zu viele Säuren im Blut, wird zum Ausgleich nach einiger Zeit Calcium aus den Knochen abgebaut, was Osteoporose begünstigt.

Sobald der Säuregehalt ansteigt, sinkt der Mineralgehalt des Körpers.

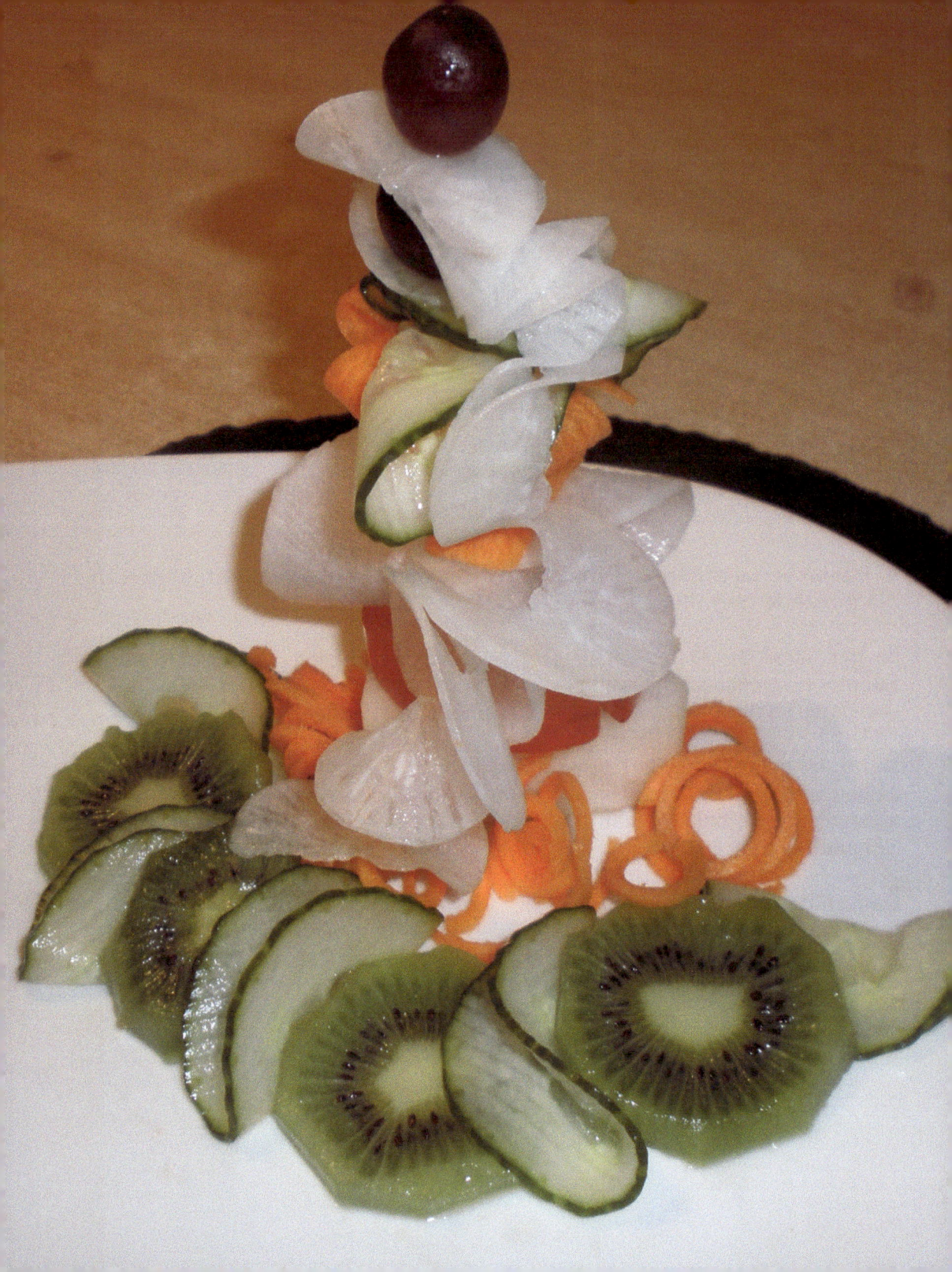

pH-Wert

Die Abkürzung „pH" steht für **„pondus Hydrogenii"**, übersetzt etwa „Gewicht des Wasserstoffs". Es ist ein Maß dafür, wie sauer oder basisch bestimmte Körperflüssigkeiten oder Gewebe sind. Die Werteskala reicht von 0 bis 14. Je saurer eine Lösung ist, desto kleiner ist der pH-Wert. Je basischer eine Lösung ist, desto höher ist der Wert. Ein pH-Wert von etwa 7 wird als neutral angesehen.
Säuren haben einen pH-Wert kleiner als 7, Basen grösser als 7.

pH – Wert im Körper

Der optimale pH-Wert für den Menschen liegt bei 7,4, also leicht basisch. Je nach Körperregion und Organ schwankt der pH-Wert. Am sauersten ist es im Magen. Der pH-Wert des Urins (normal zw. 4.5 – 7.9) gibt an, ob man vor allem saure oder basische Nahrungsmittel zu sich genommen hat.

- Blut: pH 7,35-7,45
- Speichel: pH 7,0-7,1 (kommt dieser Wert in den sauren Bereich, schädigt das die Zähne)
- Bindegewebe: pH 7,08-7,29
- Muskeln, Organzellen: pH 6,9 (Zellen sollten regelmäßig entsäuert werden. Sinken etwa die Zellen des Herzens auf pH 6,2 ab, bleibt das Herz stehen.)
- Sekret von Leber und Gallenblase: pH 7,1
- Sekret der Bauchspeicheldrüse: pH 8,0 (basisch, neutralisiert im Zwölffingerdarm die im Magen gesäuerte Nahrung, damit die Nährstoffe vom Dünndarm aufgenommen werden können.)
- Darm: pH 8,0 oder leicht darüber (wenn durch Gärungs- oder Fäulnisprozesse Säuren im Darm entstehen, entledigt sich der Darm davon durch Durchfälle)
- Harn: pH 4,8-8,0 (sehr sauer, wenn Säuren aus dem Körper abtransportiert werden)
- Magensaft: pH 1,2-3,0 (der sauerste Teil des Körpers, weil die Magensäure zum Verdauen von Eiweiß, zum Zerteilen fester Nahrungsbestandteile und zum Abtöten von Krankheitserregern gebraucht wird).

- Lymphe, Gallenflüssigkeit, Bindegewebe und ein grosser Teil des Dünndarms, sowie das Blut sollten immer basisch sein.
- Dickdarm, Magen sowie Scheide sollten einen sauren pH – Wert aufweisen.

Alle Bereiche des Körpers, abgesehen vom Blut, können von einer Übersäuerung betroffen sein; und so entstehen chronische Krankheiten.

Das Blut hingegen ist in der Lage seine basische Konsistenz beizubehalten. Überschüssige Säure wird als Kohlendioxid über die Atmung oder mit Hilfe der Nieren aus dem Blut gefiltert und mit dem Urin ausgeschieden,

Jede große Abweichung des pH-Wertes muss mit großem Energieaufwand vom Körper wieder korrigiert werden

Negative Folgen einer Übersäuerung

- **Mineralstoffmangel**
  Um die Säuren zu neutralisieren, muss der Körper von seinem eigenen Depot wertvolle Substanzen und Mineralstoffe abbauen. Aus Knochen, Zähnen, Haarboden, Blutgefässen oder aus den Organen holt er sich Mineralien.
  Dabei entstehen Schäden wie Karies, Krampfadern, Haarausfall, Osteoporose, brüchige Fingernägel, Bandscheibenleiden, Arteriosklerose etc.

- **Übersäuerung macht dick**
  Der Körper legt so viele Fettzellen an wie möglich, um die Organe gegen die Säuren (resp. ihre Schlacken) zu schützen. Eine Diät ist daher kontraproduktiv. Sie würden Ihren Organen den „Bodyguard" nehmen und sie den ätzenden Säuren aussetzen!
  Mit einer basischen Ernährung purzeln die Kilos ganz automatisch.

- **Übersäuerung überlastet die Organe**
  Durch die Menge der Säure-Schlacken sind die Ausscheidungsorgane (Nieren, Haut, Darm, Gebärmutter durch monatliche Blutung) überlastet und diese Schadstoffe werden eingelagert.

- **Übersäuerung und ihre Folgen**
  Die Säuren-Schlacken verstopfen Blutgefässe (Arteriosklerose), das zu Bluthochdruck führt mit all seinen Folgen.
  Sie bilden Nieren-, Gallen-, und Blasensteine
  Sie blockieren Gelenke (Arthritis, Arthrose, Gicht und Rheuma)
  Sie setzen sich zwischen Zellen und Haut, was alt und faltig macht und Altersflecken und Cellulite entstehen lässt.

- **Übersäuerung lockt Bakterien und Pilze an**
  Nirgends fühlen sich Bakterien, Viren, Pilze und andere schädliche Mikroorganismen so wohl wie in einem sauren oder fehlerhaften Umfeld.
  Zunehmende Anfälligkeit auf Erkältungskrankheiten, Hautausschläge, Allergien, und Kopfschmerzen werden die Folge sein.
  Pilzerkrankungen werden Ihnen Blähungen, Scheideninfektionen, Müdigkeit, Heisshunger auf Süssigkeiten, übermässigen Appetit und Blutzuckerschwankungen bescheren.
  Ihr Immunsystem kann dann nur noch mit halber Kraft arbeiten. Infektionskrankheiten, chronische Krankheiten, Zivilisationskrankheiten wie Krebs etc. werden dann zur Regel.

Die basische Ernährung entsäuert alle Körperbereiche, die einen basischen pH-Wert benötigen. Gleichzeitig sorgt sie dafür, dass sich im Magen die Säureproduktion einpendelt (weder zu schwach noch zu stark). Zudem sorgt sie dafür, dass sich im Dickdarm und in der Scheide wieder nützliche Bakterien ansiedeln können, die dort für ein nötiges saures Milieu sorgen.

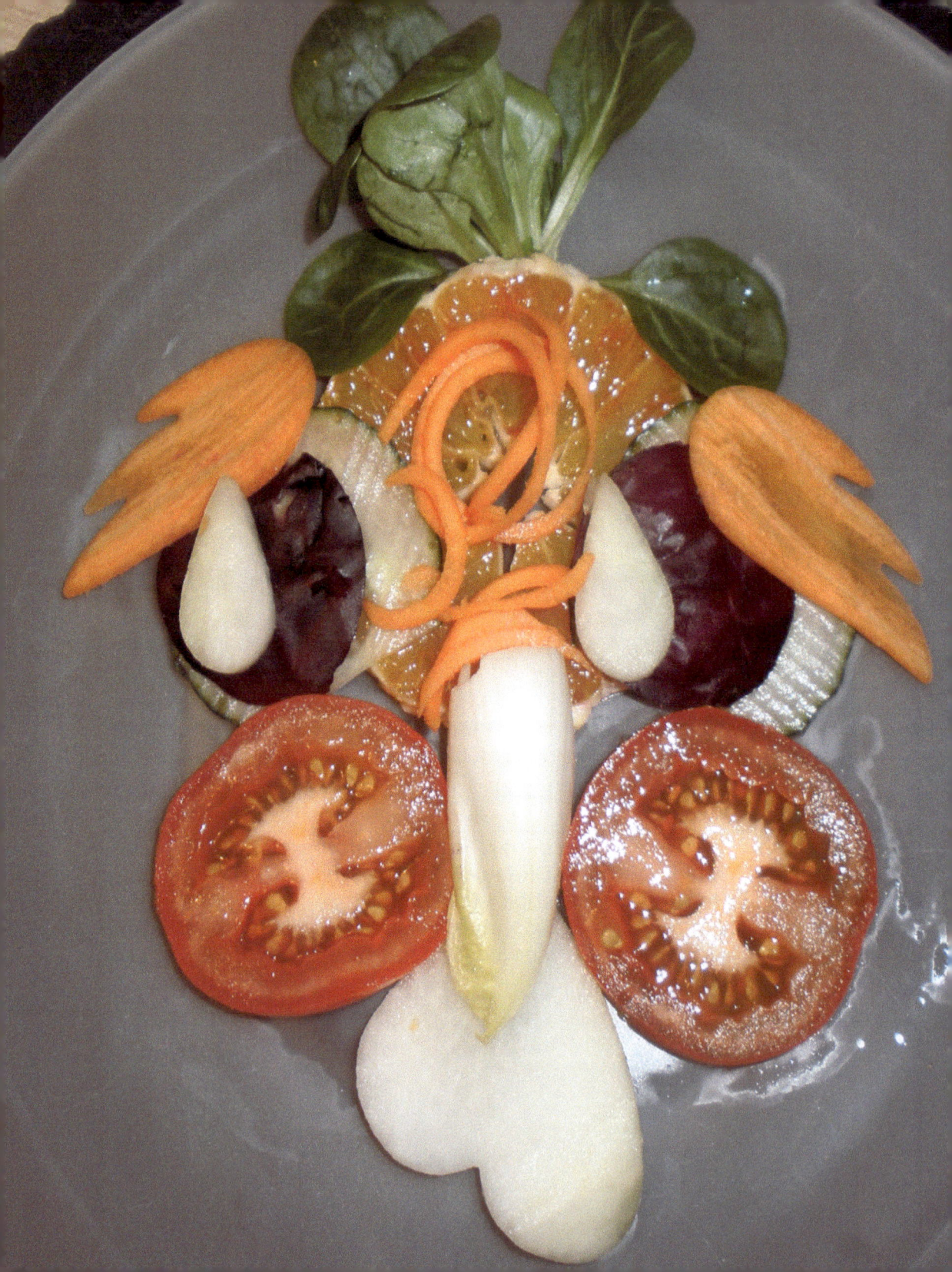

Entzündungen

Entzündungen sind der Grund für nahezu jede Erkrankung

Terminologisch enden die Bezeichnungen vieler Entzündungskrankheiten mit „-itis" z.B. Arthritis (Gelenkentzündung), Gastritis (Magenschleimhautentzündung) etc. Entzündungen können sich in fünf verschiedenen Formen äussern: Rötung, Hitze, Schmerz, Schwellung oder gestörte Funktionsfähigkeit. Da sich innerliche Entzündungen zunächst häufig unbemerkt abspielen, können fühlbare Reaktionen wie Fieber und allgemeines Unwohlsein erste Anzeichen für Entzündungen im Körper sein.

Ob Bronchitis, Arthritis, Osteoporose, Multiple Sklerose, Diabetes, Bluthochdruck, Alzheimer oder Krebs – so unterschiedlich diese Krankheiten auch sind, ihnen allen liegen übermässige Entzündungsreaktionen im Körper zugrunde. Tatsächlich werden die Ursachen vieler hundert gesundheitlicher Leiden auf chronische Entzündungen zurückgeführt.

Der eigentliche Entzündungsprozess geht mit einer anfänglichen lokalen Minderdurchblutung einher, gefolgt von einer Mehrdurchblutung. Auf diese Weise werden Abwehrzellen (weisse Blutkörperchen) aus dem Blut an den Entzündungsherd transportiert.

Normalerweise ist eine Entzündung ein natürlicher Abwehrmechanismus des Körpers gegen Eindringlinge und Schadstoffe. Durch eine **ungesunde Ernährungs- und Lebensweise können jedoch ebenfalls Entzündungsreaktionen ausgelöst werden,** die sich mit der Zeit zu chronischen Entzündungsherden entwickeln und nicht mehr dem Erhalt der Gesundheit dienen.

Unentdeckte chronische Entzündungsherde haben in den meisten Fällen schwere Krankheiten zur Folge. Um diese Entwicklung vorzubeugen, ist ein präventiver Lebensstil unumgänglich, in dessen Mittelpunkt eine gesunde und entzündungshemmende Ernährung stehen sollte.

Hauptursachen von Entzündungen
Neben einer nährstoffarmen und übersäuernden Ernährung können übermässiger Stress, Schlafdefizite, Bewegungsmangel, zu wenig Sonnenlicht als auch Umweltgifte, Allergene, Bakterien, Viren und Pilze zu chronischen Entzündungen führen, die sich schliesslich in einer chronischen Erkrankung zeigen.

> Die permanente Belastung durch gesundheitsschädigende Einflüsse treibt unsere Abwehrkräfte an ihr Limit. Stärken Sie Ihr Immunsystem deshalb vorsorglich und regelmässig mit einer vitalstoffreichen Ernährung!

Haut und ihre Probleme

> Schon Hippokrates und Paracelsus brachten Hautprobleme mit krankhaften innerlichen Prozessen in Verbindung.

Kurz einige Angaben zur Haut:

Die Haut ist das grösste Organ des Menschen und dient als dessen „Schutzmantel". Bei 50%-70% Zerstörung der Haut ist der Mensch nicht mehr lebensfähig. Sie besteht aus drei Schichten:
- Oberhaut (Epidermis) dient dem Schutz vor schädlichen Mikroorganismen, vor UV Strahlen und mechanischer Belastung. Sie besitzt keine Gefässe.
- Lederhaut (Dermis) dient der Verankerung der Epidermis und ihrer Versorgung mit Nährstoffen. Sie besteht hauptsächlich aus **Kollagen**. Talgdrüsen befinden sich in der Lederhaut. Sie versorgen Haut und Haare mit: Fett, Cholesterin, Eiweiss, Elektrolyten.
- Unterhaut (Subcutis) Versorgung der Blutgefässe mit Fett in den Fettzellen Wärmeschutz) und dient als Wasserspeicher. Sie ermöglicht auch die Verschiebbarkeit der Haut. Die Haut ist dort belastbarer, wo Muskeln als Polster darunter liegen.

Kollagen ist ein Protein, das im Körper am Häufigsten vorkommt und zu 60% aus Wasser besteht. Es ist ein wichtiger Bestandteil des Bindegewebes und ist für den Zusammenhalt von Knochen, Zähne, Knorpel, Sehnen, Bänder und der Haut etc. verantwortlich.

Hautprobleme

Glatte, geschmeidige Haut hat einen Wassergehalt von 10–20%. Sinkt dieser bei starker Beanspruchung oder im höheren Lebensalter ab, wird die Oberfläche rau und rissig. Diese Hautrisse können weitere Probleme verursachen z.B. zusätzlicher Feuchtigkeitsverlust und Anfälligkeit für Krankheitserreger, Allergene und andere Schadstoffe.

Äussere Faktoren, die Hautprobleme verursachen können sind:
- Zu viel Sonneneinstrahlung, Krankheitserreger und Parasiten wie Mücken, Flöhe etc. Ebenso kann ein „Zuviel" an Hauthygiene den natürlichen Schutzfilm der Haut schaden (zu oft, zu lange oder zu heiss duschen oder baden).

Innere Faktoren sind:
- Stoffwechselprobleme wie Hormonelle Veränderungen in Pubertät und Wechseljahren, Allergien, Nährstoffmangel und Wassermangel, Schlafmangel, Mangel an Entspannung, Mangel an Bewegung, Psychische Probleme (Stress, Ärger, Sorgen und Ängste).

Akne, Überproduktion der Talgdrüsen (auch bei Hunden), Ekzeme etc. lassen sich auf die Dauer nicht durch äusserliche Behandlung beheben. Sie haben denselben Ursprung wie alle anderen entzündlichen Problemen:

Zu viel Säure im Körper kann durch falsche Ernährung und damit mangelnde Nährstoffzufuhr entstehen.

Die Haut ist ein „Spiegelbild" des Körpers! Ihre Probleme sollten ganzheitlich mit körperlichen Problemen angesehen und behandelt werden. Mit der Entgiftung des Körpers und dessen Wiederaufbau mit wertvollen Nährstoffen können auch die meisten Hautprobleme gelöst werden.

Wenn man feststellt, dass nur schon eine Umstellung seiner Lebens-/Essgewohnheiten zum Erfolg führt, werden die psychischen Probleme auch sehr positiv beeinflusst werden. **Vor allem, wenn die Therapie von Lu Jong, Yoga, autogenes Training etc. begleitet wird.**

Haut-Pflegeprodukte

Die Haut liegt mit einem pH – Wert von 4.1 bis 5,8 im leicht sauren Bereich. Das kommt durch körpereigene Substanzen wie Schweiss und Talg zustande.

Der pH-Wert trägt wesentlich zum gesunden Klima an der Hautoberfläche bei. Durch die Auswahl geeigneter, im Bereich von pH-5 – 5,5 liegender Pflege- und Reinigungsprodukte gelingt es, den Säureschutzmantel der Haut positiv zu beeinflussen.

- **Trockene Haut:** Hier empfiehlt es sich „**Wasser in Öl**" **(W/O)** Produkte zu wählen. Sie verhindern den Feuchtigkeitsverlust und sind besser vor Fremdkörper, Witterung und Sonne geschützt.

- **Normale und fettige Haut:** Hier empfiehlt es sich „**Öl in Wasser**" **(O/W)** Produkte zu wählen. Sie ziehen schneller ein und hinterlassen keinen Film auf der Haut.

Schönheit von Haut und Haaren die von Innen kommt

- Wasser lässt die Haut prall und strahlend erscheinen und sorgt für den Transport der Nährstoffe zu den Zellen.
- Austern, Leber und Fleisch, Kürbis-, Sonnblumen- und Pinienkerne, Käse, Nüsse, Haferflocken, Linsen, Samen, Eigelb, schwarze Schokolade enthalten Zink , das vor allgemeinen Hautproblemen schützt.
- Kokosöl hilft Falten zu mindern indem es die Neubildung von Collagen anregt.
- Äpfel enthalten Antioxidantien, die helfen freie Radikale zu neutralisieren.
- Nüsse enthalten Pantothensäure das für eine glatte Haut sorgt.
- Zitrusfrüchte mit viel Vitamin C sind in der Lage Pigment- und Altersflecken zu mindern und unterstützten die Produktion von Kollagen.
- Blaubeeren mit Vit. E schützten vor freien Radikalen und binden Feuchtigkeit in der Haut (gegen Faltenbildung).
- Spargel, regt den Zellwachstum an und stärkt so Haut, Haare und Bindegewebe.

- Spinat enthält neben Vit. C auch Vit. A (Retinol), das den Stoffwechsel fördert, die Zellmembrane stärkt und die Haut weich und glatt erscheinen lässt.
- Pflanzliche Öle wie Lein-und Rapsöl enthalten viel Vit. E und wertvolle Omega-3-Fettsäuren. Sie werden in Hautfette verwandelt und lassen die Haut geschmeidig aussehen.
- Mehrfach ungesättigte Fettsäuren sind auch in Lachs, Thunfisch und Makrele zu finden.
- Lachs ist reich an Biotin (Vit. H) das die Zellen stärkt und für gesunde Haut, Nägel und Haare sorgt.
- Haferflocken enthalten Vit. B für reine Haut und starke Fingernägel.
- Petersilie strafft das Bindegewebe.
- Brokkoli enthält viel Vit. C und Beta-Carotin. Sie schützen die Haut vor Schadstoffen.
- Hülsenfrüchte wie Linsen, Bohnen, Erbsen enthalten Zink das die Haare zum Glänzen bringt, die Hauterneuerung unterstützt und das Immunsystem stärkt.
- Mohrrüben mit Beta-Carotin verleihen frische Hautfarbe.
- Trockenaprikosen sind reich an Vit. E, das die Haut strafft und den Feuchtigkeitshaushalt verbessert.
- Hirse enthält Eisen, das Sauerstoff in Körperzellen transportiert. Es enthält ebenfalls Kieselsäure und Fluor, das Haar und Nägel stärkt und Zahnschmelz unterstützt.
- Walnüsse enthalten Vit. B6 und E sowie Antioxidantien und sorgen für eine weiche und geschmeidige Haut.
- Wasser lässt die Haut prall und strahlend erscheinen.

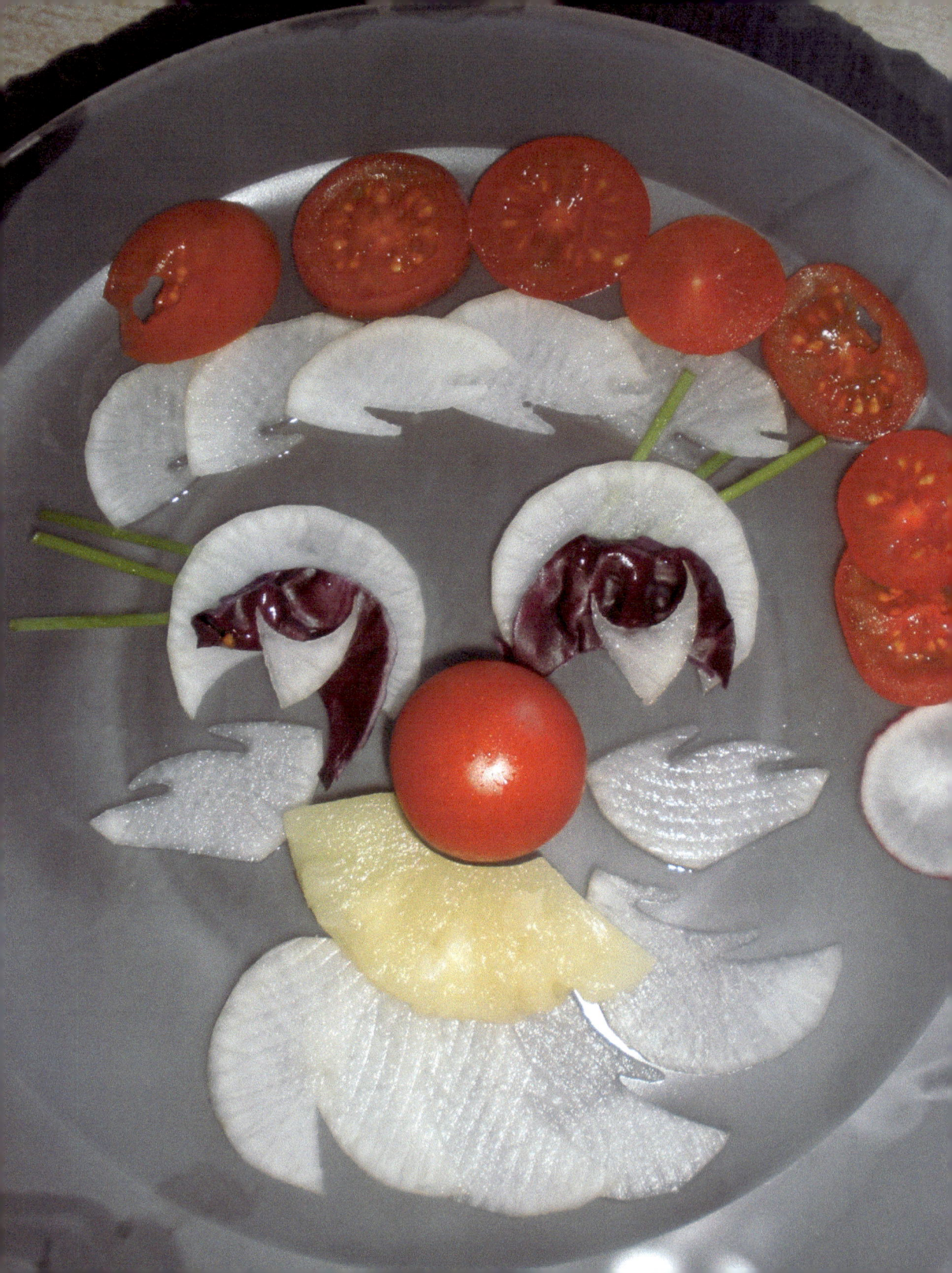

Entzündungshemmende Lebensmittel

Vor allem Vitamin C, Magnesium, Eisen, Selen und Zink helfen dem Immunsystem, sich gegen Krankheitserreger zu wehren. Nicht zu vergessen viel Wasser trinken.

- Fisch, Wildlachs
- Ingwer, Kurkuma
- Chia - & Leinsamen
- Zwiebelgewächse und Knoblauch
- Probiotische Buttermilch und Joghurt
- Tee (Kamille, Ingwer, Salbei etc.)
- Beeren
- Ananas
- Grünes Gemüse (reich an Vitamin K2), gerne auch Superfood Smoothie Pulver
- Zitrone (Einen Teil Ihres täglichen Wasserpensums können Sie mit Zitronenwasser ev. mit Ahornsirup gesüsst zu sich nehmen. Zitronenwasser beschleunigt die Entsäuerung und Ausleitung von Problemstoffen). Zitronensaft wird trotz ihrer Säure vom Körper basisch verarbeitet.

Welche Vitalstoffe wirken entzündungshemmend?
- Omega-3-Fettsäuren. Alpha-Linolensäure **(ALA)** Docosahexaensäure **(DHA)** Eicosapentaensäure **(EPA)**
- Anthocyane: Charakteristische rote, blaue und violette Farbe bestimmter Obst- und Gemüsesorten verantwortlich (z.B. Beeren, Kirschen, Pflaumen, Rotkohl, Auberginen)
- Curcumin (Curcuma)
- Capsaicin. (Paprika, Chili)
- Monoterpene. In Zitronen- und Orangen (in Schale und Saft), Kümmel, Ingwer, Weintrauben, Aprikosen, Minze, Sellerieblätter und Gewürzen.
- Sulfide. (Knoblauch, Zwiebel, Lauch)
- Bromelain (Ananas).

Omega-3-Fettsäuren

Es sind ungesättigte Fettsäuren, die über die Nahrung zugeführt werden müssen.

Sie beugen Herz-Kreislauf-Erkrankungen vor und regen die Gehirnleistung wie auch den Stoffwechsel im Gehirn an.

Lebensmittel mit den meisten Omega-3-Fettsäuren sind:
Leinöl, Chia-Samen, Walnüsse, Rapsöl, Thunfisch (tierische Spender), Sardine, Makrele, Lachs, Hering, Forelle.

Alle oben genannten Fischarten sind auch grosse Vitamin B12 Spender.

Die Omega-3-Fettsäuren der aufgelisteten Fische können fast ganz vom Körper aufgenommen und verwertet werden. Dagegen können die pflanzlichen Omega-3-Fettsäuren nur in geringeren Mengen verwertet werden.

Der Omega-3-Bedarf kann somit nur schwer über pflanzliche Lebensmittel abgedeckt werden.

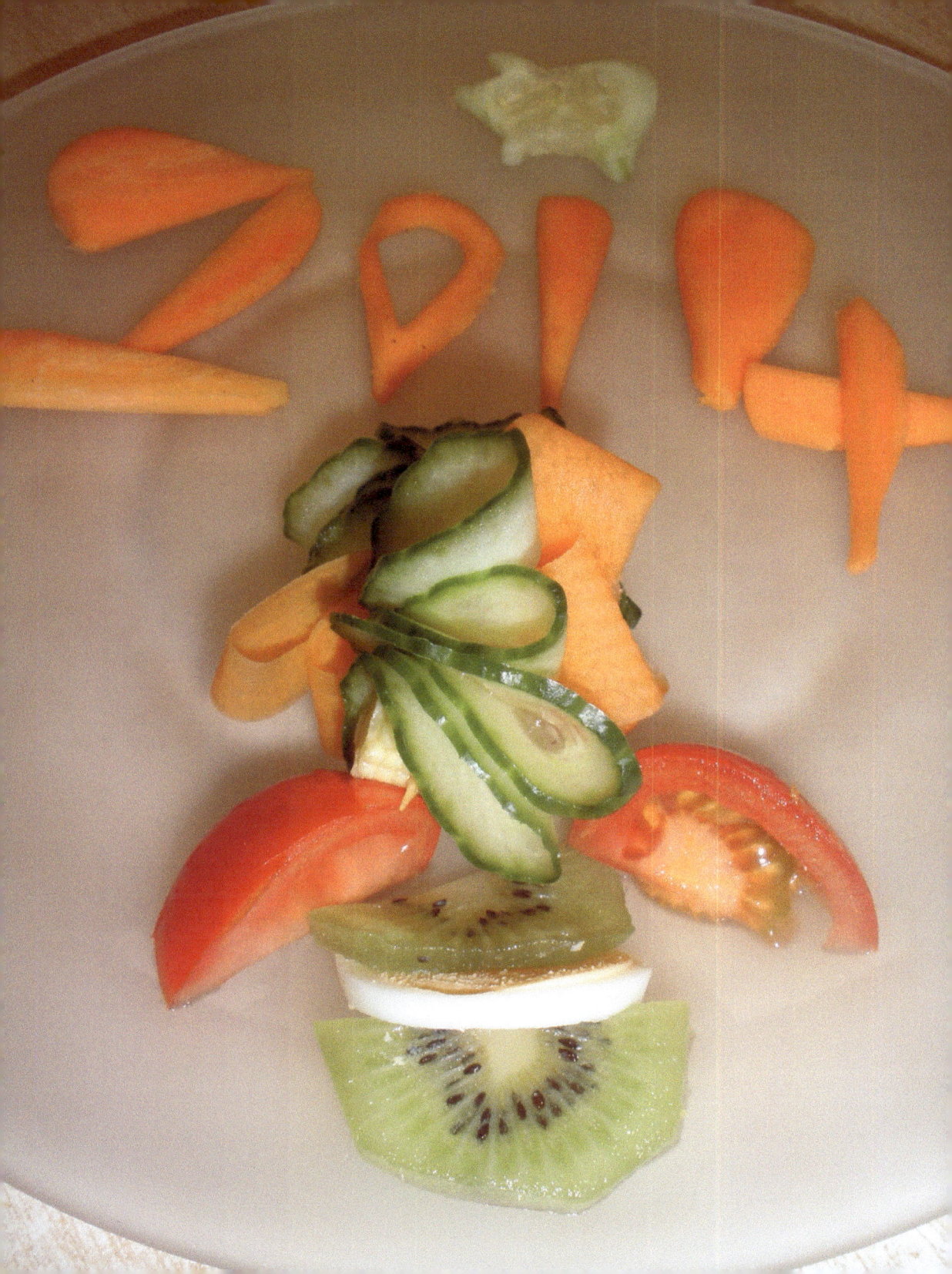

Die besten basischen Nährstofflieferanten

Die besten Vitamin C-Lieferanten

(ungefähre Mengenangaben)

Nahrungsmittel	Menge	mg Vitamin C
- Camu Camu	100g	bis zu 13.000
- Acerolakirsche	100g	1500 – 2000
- Hagebutte	100g	1250
- Guave	100g	300
- Sanddornbeere	100g	200 – 800
- Schwarze Johannisbeere	100g	177
- Papaya	1 mittelgrosse	195
- Rosenkohl	100g	115
- Kiwi	100g	80
- Orange	1 mittelgrosse	70
- Erdbeeren	100g	65
- Grüne Paprika	1 mittelgrosse	65
- Grapefruit	½ mittelgrosse	60
- Kartoffeln	1 mittelgrosse	28

> Vitamin C kann eine Erkältung nicht verhindern, sondern nur etwas verkürzen. Vor allem mit Hilfe von Zink und Selen.
> Vitamin C fördert die Eisenaufnahme

Vitamin C Mangel zeigt sich in Blutungen von Haut und Schleimhäuten, Hautprobleme, schlechte Wundheilung, lockere Zähne (Parodontisis), Gelenk- & Gliederschmerzen, Schwäche und Müdigkeit, erhöhte Infektanfälligkeit, Depression.

Die besten Selen & Zink Lieferanten

- Fisch und Meeresfrüchte. Eine tägliche Ration an Krebsfleisch könnte bereits unseren Bedarf an Zink und Selen decken.
- Fleisch und Geflügel. Hühnchen, Rindfleisch und Schweinefleisch sind eine wichtige Quelle von Selen und Zink.
- Nüsse gehören zu den selenreichsten Lebensmitteln. Dennoch sollte man Nüsse nicht im Übermaß genießen, um ungewünschte Nebeneffekte von einem zu hohen Selenkonsum zu vermeiden: weiche Nägel und Hautreizungen.
- Milchprodukte. Auch wenn sie nicht zu den zink- und selenreichsten Lebensmitteln gehören, tragen Milch, Joghurt und Käse in kleinen Mengen zur Versorgung bei.
- Auch in Vollkornreis und Vollkornbrot ist Selen enthalten.

Damit unser Organismus einwandfrei funktioniert, ist eine ausreichende Versorgung mit Zink und Selen sehr wichtig. Die beiden Mineralstoffe stärken das Immunsystem, unterstützen die Funktion des Hormon-Stoffwechsels und verlangsamen Alterungsprozesse wie zum Beispiel die des Sehapparats.

Zink- und Selen Mangel

- Augenerkrankungen aufgrund von vorzeitigen Alterungsprozessen wie der Graue Star oder ein Verlust der Sehschärfe
- Hypothyreose (Schilddrüsenprobleme)
- Herzerkrankungen
- Schlechte Wundheilung
- Erhöhte Anfälligkeit für Grippen und Infekte
- Vorzeitige Alterung des Körpers
- Ungenügende Produktion von Proteinen
- Zerstörung des Immunsystems
- Chronische Übelkeit
- Hauptprobleme
- Langsames Haarwachstum
- Erhöhte Anfälligkeit für einen Tinnitus oder Ohrgeräusche
- Osteoporose und Knochenschwäche

Warum sollten beide Mineralien gleichzeitig konsumiert werden?

Mineralien sind Spurenelemente, das bedeutet, dass der Körper sie in sehr kleinen Mengen benötigt. Im Fall von Zink und Selen geht man davon aus, dass sie in kombinierter Form einige ihrer Eigenschaften potenzieren, wie zum Beispiel ihre Fähigkeit, Vitamin A aufzunehmen. Und dieses wiederum ist sehr gut für die Augen – für die Erhaltung der Sehkraft sowie insbesondere für das nächtliche Sehen.

Die besten Eisen-Lieferanten

- Leber, Fleisch
- Grünes Blattgemüse (Grünkohl, Brennnessel, Löwenzahnblätter, Petersilie, Spinat)
- Hülsenfrüchte (weisse Bohnen, Erbsen, getrocknete Linsen, Quinoa)
- Samen & Nüsse (Kürbiskerne, Mandeln, Pinienkerne, Pistazien, Leinsamen, etc.)
- Vollkorngetreide (Weizenkleie, Haferkleie etc.)
- Kräuter & Gewürze (Ingwer, Kresse, grüne Kräuter)
- Getrocknete Aprikosen, Haferflocken

> **Grundsätzlich ist Eisen für den menschlichen Körper eines der wichtigsten Spurenelemente. Als wesentlicher Bestandteil des roten Blutfarbstoffs Hämoglobin sorgt Eisen dafür, dass das Blut mit genügend Sauerstoff versorgt wird.**

Zu wenig Eisen kann mit Blattgemüse gedeckt werden. Pflanzliche Nahrung versorgt den Körper nicht nur mit den richtigen und gesunden Mengen Eisen, sondern schützt ihn gleichzeitig vor einem gesundheitsschädlichen Eisenüberschuss.

Ist jedoch der Eisenanteil im Blut zu hoch, lagert sich überschüssiges Eisen in den Organen ab (nach übermässigem Konsum von Fleisch, Nüsse, Vollkornprodukten etc.).

Genauso wie Eisen ausserhalb des Körpers rosten kann, weil es mit Sauerstoff reagiert, fördert Eisen die Oxidation auch im Innern des Körpers und führt dort zur Entstehung von freien Radikalen (krankmachende Stoffe), die Zellschäden aller Art verursachen können.

> In diesem Zusammenhang ist vor Eisenpräparaten und solchen Nahrungsmitteln zu warnen, die von der Lebensmittelindustrie mit zusätzlichem Eisen angereichert wurden.

Eisen Mangel kann brüchige Nägel und trockene Haut sowie eingerissene Mundwinkel verursachen. Müdigkeit, Blässe, Kopfschmerzen sind auch Anzeichen. So können auch Herz-Kreislauf-Erkrankungen und Krebs entstehen. Aber es kann auch zu einer Beschleunigung des Alterungsprozesses (insbesondere zu Altersflecken und Augenkrankheiten wie grauem Star) kommen.

- Calcium, Magnesium sowie bestimmte Stoffe, die zum Beispiel in manchen Hülsenfrüchten oder Getreide enthalten sind, hemmen die Aufnahme von Eisen im Darm (bei gleichzeitiger Einnahme).

- Durch die gleichzeitige Einnahme von Vitamin C lässt sich die Eisenaufnahme jedoch unterstützen und die Wirkung der Hemmstoffe abschwächen. Ideal sind daher Mahlzeiten, die eisenhaltige Lebensmittel beispielsweise mit Paprika, Kartoffeln oder Säften kombinieren.

- Obwohl Spinat sehr reich an Vitaminen ist liefert er weniger Eisen als früher angenommen. Zudem enthält er auch Oxalsäure, die zu den oben genannten Hemmstoffen zählt und die Eisenaufnahme erschwert.

Die besten Calcium-Lieferanten

Calcium ist das wichtigste Mineral in unserem Körper.

> Wichtig für die Aufnahme von Calcium (80%) ist auch eine gewisse Menge Magnesium (20 %), Vitamin D, das der Körper nicht alleine herstellen kann (dazu ist Sonnenlicht notwendig) und Vitamin K.

Der Calciumbedarf pro Tag für einen Erwachsenen beträgt ca. 1000 mg, ab dem 51. Lebensjahr sogar 1200 mg.

Calciumgehalt in basischen Lebensmitteln (jeweils 100 g)

- Mohn 1.460 mg
  (Gute Zusammensetzung von Fettsäuren & viele Nährstoffe)
- Sesamsamen 738 mg
  (Hochwertiges Fett)
  Brennnessel 713 mg
  (viele Vitalstoffe & sehr viel Vitamin C)
- Mandeln 264 mg
  (hochwertiges Eiweiss)
- Trockenfeigen 244 mg
  (gute Ballaststoffe)
- Gartenkresse 215 mg
  (sehr viel Vitamin C)
- Grünkohl 210 mg
  (viel Vitamin A, B und C)
- Glatte Petersilie 179 mg
  (guter Basenbilder)
- Rucola 160 mg
  (sehr nährstoffreich)
- Brokkoli gekocht 87 mg
  (viel Calcium, Vitamin C und Karotin)

Calcium-Räuber

Phosphat
Bei einer höheren Aufnahme an Phosphat wird einerseits Calcium vermehrt aus dem Knochen abgebaut und andererseits die Aufnahme aus dem Darm reduziert. So löst Phosphor das Calcium aus den Knochen, dann wird es über die Nieren ausgeschieden und geht so dem Körper verloren.
Zu den Spitzenreitern gehören vor allem **Fertiggerichte, Fast Food, Chips, Cola und Limonaden, auch Schmelzkäse, Fleischextrakt und Hefe. Auch Fleisch (insb. Schweinefleisch)**.

Oxalsäure
Lebensmittel mit sehr hohem Oxalsäure-Gehalt (Frischgewicht) sind z.B. **Amaranth, Portulak, Pfefferminz-Blätter, diverse schwarze Teesorten, Spinat, Sternfrüchte, Rhabarber, Yamswurzel, Mangold, Sauerampfer oder manche Arten Weizenkleie**. Durch Schälen, Kleinschneiden, Kochen, Garen und Dünsten reduziert sich die Menge an Oxalsäure erheblich.
Zusammen mit Calcium können aus Oxalsäure Calciumoxalate entstehen, die vom Körper schlecht aufgenommen und mit dem Stuhl ausgeschieden werden. Eine oxalsäurereiche Ernährung begünstigt zudem die Entstehung von Nierensteinen.

Oxalsäurereiche Lebensmittel und Milchprodukte
Verzehrt man z.B. Rhabarber zusammen mit Milchprodukten, bilden sich die oben erwähnten Calciumoxalat-Komplexe, so dass die Oxalsäure nicht aufgenommen wird. Allerdings steht auch das wertvolle Calcium der Milch nicht mehr in voller Menge zur Verfügung. Für Patienten, die auf eine oxalsäurearme Ernährung achten müssen, ist dies ein Vorteil. Für Personen, die sich calciumreich ernähren möchten / müssen (Osteoporose-Prävention), ist diese Methode weniger gut geeignet.

Hinweis: Das zum Blanchieren (ganz kurz in Wasser kochen) genutzte Wasser unbedingt entsorgen, da es nun einen erhöhten Oxalsäuregehalt aufweist!

Phytat
Phytat heißt die Substanz in der äußeren Hülle des Korns. Sie liefert dem Korn Energie und schütz es zugleich vor Fressfeinden. Im Körper bindet es

bei Aufnahme eine Reihe von Nährstoffen im Darm wie Eisen, Zink, Calcium oder Magnesium, die dann unverdaut ausgeschieden werden.

> **Deshalb kann Körnerkost zu einem Mineralstoffmangel führen.**

Besonders viel ist in der Kleie von Weizen, Gerste, Roggen, Mais und Soja enthalten.

Kochsalz
Das Natrium im Salz fördert die Calcium-Ausscheidung. Je mehr Kochsalz zugeführt wird, desto höher ist die Ausscheidung im Urin. Verwenden Sie daher Kochsalz sparsam.

> **Sie werden Calcium-Räuber nie ganz vermeiden können. Aber Sie können versuchen keine calciumhaltigen Lebensmittel (Milchprodukte etc.) mit ihnen zu kombinieren.**

Calcium Mangel verursacht brüchige Fingernägel und Haarausfall, Muskel- & Gelenkschmerzen, Muskelkrämpfe, Knochenschmerzen, Knochenerweichung und Knochenschwund.

Calcium Überschuss kann jedoch das Risiko für Gefäßverschlüsse und Herzinfarkt erhöhen.

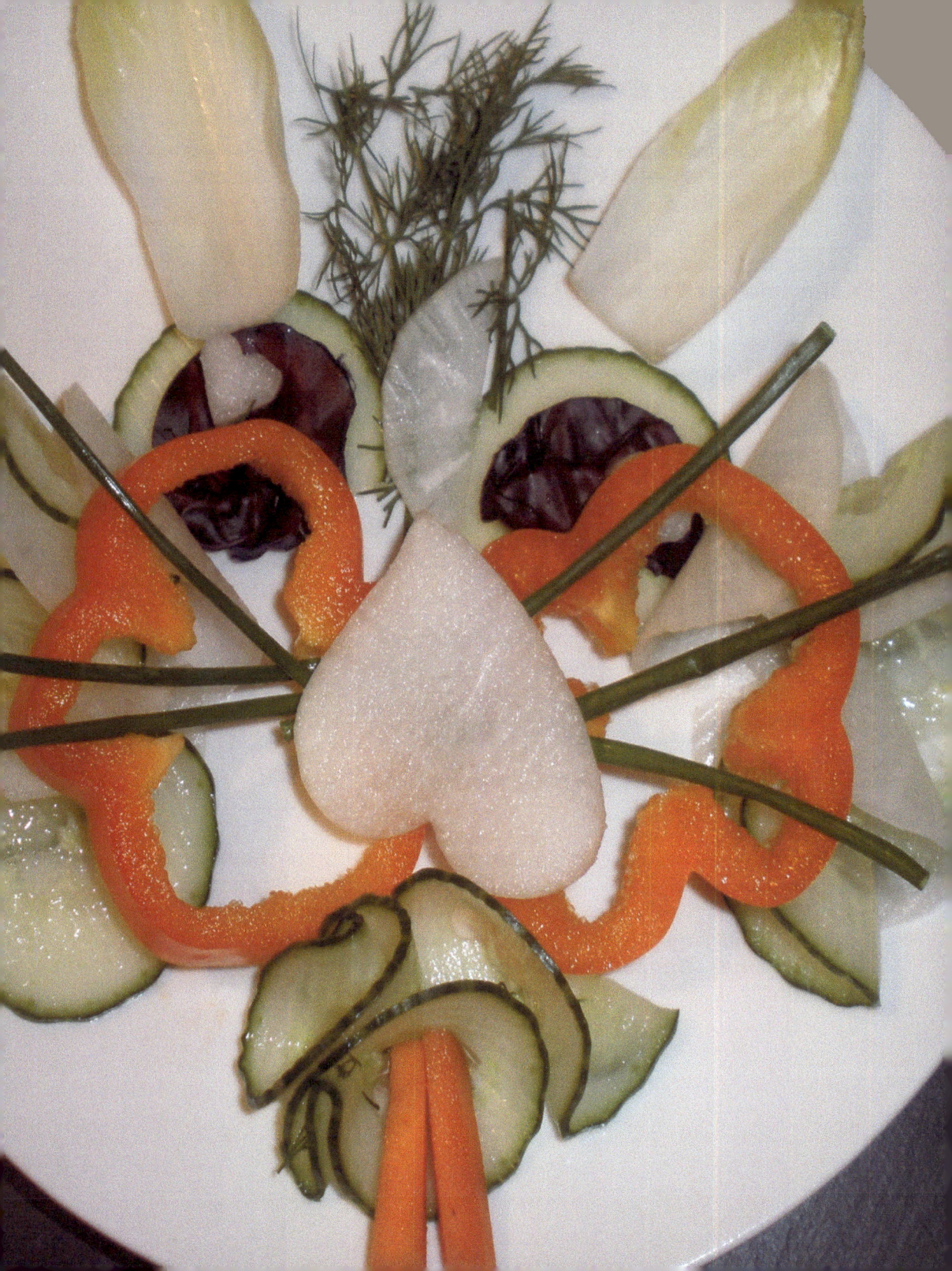

Vitamin D: Der Calcium-Katalysator

Um eine calciumreiche Ernährung optimal verarbeiten zu können und die Aufnahme des Mineralstoffs in den Stoffwechsel zu garantieren, sollten Sie auf eine ausreichende Versorgung mit Vitamin D achten.

> **Dieses fettlösliche Vitamin ist Voraussetzung für die Verwertung und Aufnahme von Calcium im Darm.**

Vitamin D ist nur in bescheidenen Mengen in wenigen Lebensmitteln enthalten: **Fettreiche Seefische wie Hering, Makrele, Lachs und Sardine.**

In den sonnenreichen Monaten von April bis September hilft auch die Sonne: Bei ausreichender UVB-Einstrahlung kann der Körper Vitamin D selbst produzieren. Dafür sollten Sie Gesicht, Hals und Hände je nach Hauttyp täglich fünf bis 25 Minuten lang der Sonne aussetzen. In den Wintermonaten oder bei Vitamin D-armer Ernährung kann die benötigte Vitamin-D-Menge dem Körper auch mit Nahrungsergänzungsmitteln oder Präparaten aus der Apotheke zugeführt werden.

Vitamin D Mangel könnte Müdigkeit, Antriebslosigkeit, Störung des Knochenstoffwechsels, Muskelkrämpfe und – Verspannungen, sowie Konzentrationsschwäche verursachen.

Die besten Magnesium-Lieferanten

Samen
Zu den wertvollsten Magnesiumquellen gehören Samen. Vor allem **Hanfsamen** sind echte Magnesiumbomben: In 100 Gramm stecken bis zu 700 mg des Mineralstoffs. Darüber hinaus enthält das Superfood jede Menge Eiweiß und Omega-3-Fettsäuren. Ebenfalls reich an Magnesium sind:
Kürbiskerne, Sonnenblumenkerne, Leinsamen, Chiasamen, Sesam, Mohn

Nüsse

Eine der wertvollsten Magnesiumquellen sind Nüsse. Besonders wertvoll für den Organismus sind Walnüsse: Sie liefern nicht nur viel Magnesium, sondern auch noch Folsäure, Vitamin B und E, Zink und Kalium.
Außerdem enthalten sie kein Cholesterin, dafür aber die wichtigen Omega-3-Fettsäuren. Die Vielfalt an Nüssen ist groß:
Paranüsse, Haselnüsse, Cashewkerne, Mandeln, Pinienkerne, Erdnüsse, Pekannüsse.

> **Nüsse sind sehr fett- und kalorienreich und sollten daher nur in Maßen genossen werden.**

Kakao

Wer unter Magnesiummangel leidet, sollte zu dunkler, **zartbitterer Schokolade** mit einem Kakaoanteil von mindestens 70-85 Prozent greifen (idealerweise noch mit Nüssen darin).

Hülsenfrüchte

Hülsenfrüchte sind ebenfalls sehr magnesiumreich und enthalten zwischen 100 und 200 mg Mg pro 100 Gramm. Dazu zählen:
Erbsen, Kichererbsen, weiße Bohnen, Mungobohnen, Kidneybohnen, Sojabohnen, Linsen, Lupinen

Getreide

Lebensmittel wie **Vollkornreis, Vollkornbrot und Vollkornnudeln, Hirse** liefern viel Magnesium. Bei Getreide und Reis befinden sich viele wertvolle Nährstoffe in der äußeren Schale. Wird diese entfernt, wird den Lebensmitteln automatisch auch Magnesium entzogen. Greifen Sie daher zur Vollkorn-Variante oder bei Reis zu ungeschältem Naturreis.

Weizenkleie, Weizenkeime und Haferflocken sind ebenfalls gute Magnesiumquellen und ideal für die Zubereitung von Müsli, Smoothies oder Brot geeignet. Sogenannte Pseudo-Getreide, wie **Amaranth, Buchweizen und Quinoa**, sind in Aussehen, Geschmack und Anwendung richtigem Getreide zwar sehr ähnlich, gehören aber anderen Pflanzenfamilien an. Sie sind ebenfalls reich an Magnesium und eine gesunde und außerdem glutenfreie Alternative zu Reis und Co.

Obst
Insbesondere **Beeren, wie Brombeeren und Himbeeren, Bananen, Kiwis und Ananas** sind gute Lieferanten von Magnesium.

Gemüse
Wer gern Gemüse isst, sollte bei einem Magnesiummangel vermehrt zu grünem Gemüse greifen. Beachten Sie jedoch, dass der Magnesiumgehalt bei Gemüse je nach Art der Zubereitung abnehmen kann. Am meisten Magnesium steckt in den folgenden Gemüsesorten:
Artischocken, Grünkohl, Brokkoli, Kartoffeln, Fenchel, Spinat, Brennnessel

Fisch
Fisch enthält nicht nur gesunde Omega-3-Fettsäuren, sondern auch Magnesium. Die Fischsorten mit dem höchsten Magnesiumgehalt sind:
Seezunge, Steinbutt, Hering, Karpfen, Lachs, Forelle

> **Bei all den Tipps in Bezug auf feste Lebensmittel dürfen Sie eines nicht vergessen: Viel trinken! Mineralwasser gehört nämlich ebenfalls zu den besten Magnesiumquellen. Einige Mineralwässer sind sogar zusätzlich mit Magnesium angereichert.**

Magnesium Mangel zeigt sich an Muskelkrämpfen und Muskelzuckungen, Schwindel, Kopfschmerzen, Herzrhythmusstörungen, Übelkeit, Missempfindungen wie Kribbeln oder Taubheit.

Magnesium in einer entzündungshemmenden Ernährung
Als König der entzündungshemmenden Mineralstoffe kann man Magnesium bezeichnen. Ein Magnesium-Mangel kann folglich die Entwicklung chronischer Entzündungen fördern. Magnesium könnte laut einer Studie eventuell sogar eine Alternative für Menschen sein, die unter entzündlichen Krankheiten leiden, aber auf die gefährlichen Nebenwirkungen pharmazeutischer Entzündungshemmer verzichten wollen.

> **Stimmt der Magnesiumhaushalt des Menschen, wird er ein weniger ausgeprägtes Verlangen nach Süßigkeiten haben.**

Die besten Kalium-Lieferanten

Getrocknete Aprikosen (am meisten), Tomatenmark, Linsen, Datteln, Spinat, Leinsamen, Avocado, weisse Bohnen, Kohl, Lachs, Mangold, Bananen, Kartoffeln, Champignons, Granatapfel, Kokosnusswasser, Trockenpflaume, Karottensaft, Soja Bohnen, Speck, Rote Beete, Milch, Joghurt, Austern Wassermelone.

Im Körper steuert Kalium gemeinsam mit Natrium den Wasserhaushalt. Außerdem ist Kalium ganz erheblich an der Weiterleitung von Impulsen in den Nerven- und Muskelzellen beteiligt. Insbesondere spielt Kalium eine entscheidende Rolle bei der Erregbarkeit und Funktion von Herzmuskelzellen. Zudem wird der Mineralstoff für den Eiweißaufbau und der Aktivität zahlreicher Enzyme benötigt. Ebenso braucht der Körper Kalium, um aus Kohlenhydraten Energie zu gewinnen. Bei Kaliummangel werden also viele Stoffwechselfunktionen beeinträchtigt.

Kalium Mangel zeigt sich in Müdigkeit, Konzentrationsstörungen, erhöhte Nervosität, Appetitlosigkeit, Darmträgheit sowie Blähungen und Verstopfung. Auch Kopfschmerzen oder Schwindel und schnelle ermüdbare Muskulatur zählen zu den Symptomen eines geringfügig ausgeprägten Kaliummangels. Weitere Anzeichen sind Hauttrockenheit mit erhöhter Akne-Neigung, Wundheilungsstörungen sowie eine vergrößerte Urinmenge, zuweilen begleitet von Schwierigkeiten beim Wasserlassen.

Die besten Vitamin B12-Lieferanten

Leber, Lachs, Camembert, Edamer, Emmentaler, Kuhmilch, Körniger Frischkäse, Magerquark, Eier, Sauerkraut, Bier.

Vitamin B12-Mangel zeigt sich in Müdigkeit, Blässe, Konzentrationsschwierigkeiten, Vergesslichkeit.

Die besten Folsäure-Lieferanten

Spinat, grünes Blattgemüse und -Salate, Brokkoli, Porree, Rosenkohl, Blumenkohl, Paprika (rot), Erbsen und alle Bohnensorten, Erdnüsse, Schimmelkäse, Vollkorn, Kirschen, Beeren, Trauben, Mango, Honigmelone, Avocado, Leber.

Folsäure Mangel zeigt sich in Schlafstörungen, Vergesslichkeit, depressive Verstimmungen, Durchfall und Immunschwäche.

Die besten Jod-Lieferanten

Seefischsorten, Meeresfrüchte, Muscheln, Garnelen & Hummer, Algen, Spinat, Feldsalat, Brokkoli, Champignons, Mozzarella-Käse und jodiertes Salz

Jod Mangel zeigt sich in Müdigkeit, Konzentrationsschwierigkeiten, Appetitlosigkeit, Kälteempfindlichkeit und blasser, trockener Haut.

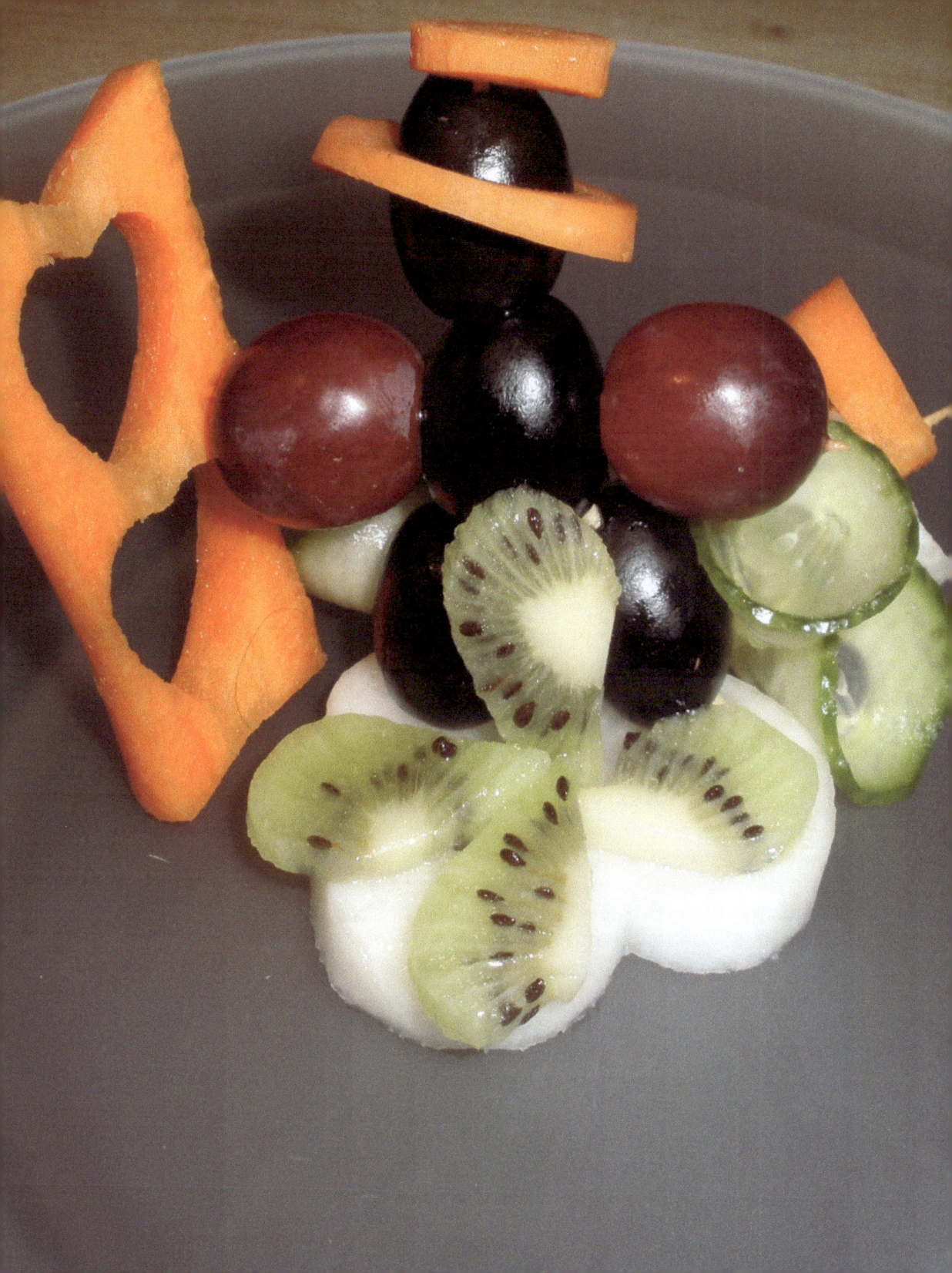

Die besten Protein-Lieferanten

Eiweiß gehört zu den Nährstoffen, die unverzichtbar für unseren Körper sind und wie man weiß vor allem in großen Mengen in Fleisch und Fisch enthalten sind. Doch beim basenfasten wird für eine begrenzte Zeit auf tierische Eiweißquellen verzichtet, dafür gibt es pflanzliche Alternativen, die wesentlich gesünder für unseren Körper sind.

Keimlinge und Sprossen
Während des Keimprozesses werden Enzyme, sekundäre Pflanzenstoffe, Fettsäuren, Vitaminen und Proteine bzw. Aminosäuren erhöht. Durch den Keimvorgang steigt aber nicht nur der Eiweißgehalt, auch die Verwertbarkeit für unseren Körper wird deutlich verbessert. Vor allem Kichererbsenkeimlinge und Mungosprossen enthalten einen sehr hohen Eiweißgehalt.

Nüsse und Samen
Nüsse und Samen sind wahre pflanzliche Eiweißbomben. Allein in 100 g Mandeln sind bereits stolze 21 Gramm Eiweiß enthalten. Doch auch die anderen Nusssorten können mit einem hohen Proteingehalt trumpfen. Pistazien kommen auf 19 Gramm pro 100 g und in Wal- und Paranüssen sind immerhin noch rund 14 Gramm enthalten. Auch Samen und Kerne sind gute pflanzliche Proteinquellen. Leinsamen beispielsweise enthalten 24 Gramm Eiweiß pro 100 Gramm, Sonnenblumenkerne 22 Gramm und Sesamsamen 18 Gramm. Aber Achtung, nicht alle Nüsse sind 100% basisch.

Pilze
Pilze gelten nicht umsonst als idealer Fleischersatz. Zum einen wegen ihres fleischähnlichen Geschmacks und der bissfesten Konsistenz, zum anderen durch ihren guten Eiweißgehalt. Dieser ist sogar höher als bei Gemüse. Fast alle Pilze enthalten zudem die so lebenswichtigen essentiellen Aminosäuren. Gleichzeitig zeichnen sich Pilze, neben ihrem hohen Proteinanteil, noch durch ihren äußerst geringen Fettgehalt aus.

Brunnenkresse
Die gesündesten aller grünen Blätter liefert die Brunnenkresse. Wer hätte das gedacht? Reich an Vitamin A, C, und K und hat wenige Kalorien. Sie soll sogar das Risiko für Typ-2-Diabetes senken. Und man kann sie ganz leicht selbst anpflanzen.

Gartenkresse
Gartenkresse enthält im Vergleich zu Blattsalaten viel Eiweiß. Während Sorten wie Feldsalat, Eissalat oder Kopfsalat meist nur zwischen 1 und 2 Gramm Protein liefern, besteht die Kresse zu fast 4 Gramm aus Eiweiß.

Brokkoli
Brokkoli ist nicht nur reich an Vitamin C und kann damit das Immunsystem stärken, er liefert auch einen guten Beitrag zur Proteinversorgung.

Kartoffeln
Zwar bieten Kartoffeln im Vergleich zu allen anderen Lebensmitteln mit 2 Gramm Eiweiß nicht unbedingt den größten Anteil an Proteinen, dafür bringen sie eine gute Proteinqualität mit bzw. die Verwertbarkeit und die Aminosäuren-Zusammensetzung sind sehr hoch. Außerdem sind sie beim basenfasten echte Allrounder in der Küche und machen satt.

> **Wie Sie sehen, ist es durchaus möglich seinen Fleischkonsum zu reduzieren, da es genügend pflanzliche alternative Proteinquellen gibt.**

Protein Mangel
Heisshunger, Verlust von Muskelmasse (weniger Kraft) und Gelenkschmerzen, Haut – und Nagelprobleme, Haarausfall, Fettleber, Erhöhtes Risiko von Knochenbrüchen, Schlafstörung, schlechte Konzentration (schlechtes Gedächtnis), hoher Choliesterinspiegel, Verletzungen heilen langsamer, Gewichtszunahme, schlechte Verdauung.

Schlechte Stimmung
Aminosäuren bilden die Neurotransmitter (kleine chemische Moleküle, die Zellwände durchdringen können), die unsere Stimmung kontrollieren. Proteine werden benötigt um Hormone wie Dopamin und Serotonin herzustellen.
Diese tragen dazu bei, dass wir uns gut fühlen und gute Laune haben. Wenn unser Körper zu wenig Protein bekommt, kann die Dopamin- und Serotoninproduktion stark darunter leiden.

Gesunde Darmflora

Probiotika sind lebende Organismen (Bakterien), die in Ihrem Magen-Darm-Trakt leben. Sie übernehmen die Reinigung des Darmes. **Präbiotika** heisst ihre Nahrung.

Es sind ganze Bakterienstämme, die durch ihre besonders hohe Konzentration und größere Widerstandsfähigkeit den aggressiven Magensäuren besser standhalten als normale Milchsäurebakterien. Die Bakterien erreichen dadurch den Darm in größerer Anzahl.
Probiotische Lebensmittel können bei Magen-Darm-Infektionen und Durchfallerkrankungen das Gleichgewicht der Darmflora wieder herstellen.

Probiotische Lebensmittel:
- Joghurt. Joghurt ist eine der besten Probiotikaquellen
- Kefir. Kefir wird traditionell aus Kuh-, Schafs- oder Ziegenmilch hergestellt
- Sauerkraut
- Miso (japanische Gewürzpaste)
- Saure Gurken
- Kombucha (fermentierter Tee)
- Apfelessig
- Käse

Naturjoghurt ist eine der besten Quellen für probiotische Bakterien. Joghurt wirkt sich positiv auf die Darmflora, die Knochendichte und auf den Blutdruck aus.

Frisches Sauerkraut enthält viele probiotische Milchsäurebakterien und dazu noch hohe Mengen an Vitamin C, Vitamin B12 und Ballaststoffen.

Echte Saure Gurken enthalten viele lebende Milchsäurebakterien und wirken sich damit positiv auf die Darmflora aus. Sie sind kalorienarm und enthalten kein Fett.

Biologischer Apfelessig enthält von Natur aus viele gesunde Probiotika, die sich positiv auf die Darmflora und das Immunsystem auswirken.

Bestimmte Käsesorten wie Cheddar, Gruyère, Gouda, Mozzarella oder Parmesankäse eignen sich gut als probiotisches Lebensmittel.

Besonders reich an präbiotischen Ballaststoffen sind folgende Lebensmittel:
- Artischocken
- Lauch
- Zwiebeln
- Knoblauch
- Weizen
- Roggen
- Bananen

Ursachen für eine Verstopfung

Die häufigste Ursache für eine Verstopfung sind **Bewegungsmangel** sowie eine **ballaststoffarme Ernährung**. Verarbeitete Nahrungsmittel sind nicht nur ballaststoffarm, sie haben ausserdem einen hohen Gehalt an Fett und Zucker, die den Verdauungsprozess verlangsamen können. Dadurch wird zu viel Flüssigkeit aus dem Stuhl absorbiert und eine Verstopfung entsteht.

Zudem wenn **nicht ausreichend stilles Wasser getrunken wird**, versucht der Körper, die erforderliche Flüssigkeitsmenge im Blut aufrecht zu erhalten, indem er das benötigte Wasser aus dem Stuhl entfernt. Dadurch wird der Stuhl hart und trocken - mit der Folge einer Verstopfung.

> **Regelmässige Bewegung aktiviert die Darmbewegung und verkürzt so die Aufenthaltsdauer des Speisebreis im Verdauungstrakt.**

Ballaststoffe (Obst, Gemüse, Vollkornprodukte) binden Wasser im Verdauungstrakt und sorgen so für eine Erhöhung des Stuhlvolumens. Auf die Darmwände wird dadurch Druck ausgeübt und der Stuhlgang wird angeregt. Spezielle Ballaststoffe können auch in Form von Nahrungsergänzungen eingenommen werden, z. B. Flohsamenschalenpulver, Gerstengraspulver, Baobabpulver, Kokosmehl, Haferkleie, Insulinpulver etc.

Feigen
Feigen haben wenig Säure und sind ein Segen für die Verdauung. Mit ihren vielen kleinen Kernen liefern sie dem Darm viele gesunde Ballaststoffe. Daher lassen sich Feigen auch gut gegen Verstopfung einsetzen. Dafür können Sie abends einfach einige getrocknete Früchte mit Wasser bedenken, über Nacht stehen lassen und morgens nüchtern mitsamt des Einweichwassers verzehren.

Vermerk

Es ist nicht gestattet, Abbildungen und Texte dieses Buches zu digitalisieren, auf digitale Medien zu speichern oder einzeln oder zusammen mit anderen Bildvorlagen / Texten zu manipulieren, es sei denn, mit schriftlicher Genehmigung des Verlages und der Autorin.

Quellennachweis

Internet-Quellen:
www.akademie-sport-gesundheit.de
www.gesundheit.de
www.eatsmarter.de
www.netdoktor.at
www.real.de
www.apotheken-umschau.de
www.focus.de
www.wikipedia.org
www. paracelsus.de
www.ze.tt
www.natur-nah.ch
www.nu3.ch
www.wissenschaft.de
www.markt.de
www.bildderfrau.de
www.navigator-medizin.de
www.fitforfun.de
www.reizdarm.one
www.basenfasten.de
www.doktorweigl.de
www.saeure-basen-ratgeber.de

www.paleolifestyle.de
www.zentrum-der-gesundheit.de
www.westonaprice.org
www.ratgeber-muskeln-gelenke-knochen.de
www.j-lorber.de
www.tibetischesyoga.ch
www.tractive.com
www.naturendo.com
www.tutwohl.ch
www.tibetmedizin.ch
www.lujongvienna.at
www.hundefutter-tests.net
www.drhoelter.de
www.schnueffelfreunde.de
www.hund-fragen-wissen.de

Sonstige Quellen:
Tulku Lobsang (O.W.Barth)
Lu Jong (Lisette Hall)
WDR Fernsehen Ranga Yogeshwar

IMPRESSUM

Autorin
Dita Bichsel

Unterstützung Layout
Dani Scherrer

Bilder wurden von der Autorin selber gemacht. Sie stammen:
Von ihrem Bijou – Garden (Blattschmuckgarten)
Von ihren Tieren
Von ihrem Buch „Kunst zum Vernaschen"   ISBN: 978-3-7357-0236-4
Von den Lu Jong Übungen mit ihrem Sohn Dani

Herstellung und Verlag:
BOD – Books on Demand, Norderstedt

ISBN 978-3-7322-5577-1

Bibliografische Information der Deutschen Nationalbibliothek

Die Deutsche Nationalbibliothek verzeichnet diese Publikation in der Deutschen Nationalbibliografie; detaillierte bibliografische Daten können im Internet über http://dnb.d-nb.de abgerufen werden.

SCHLUSSWORT

> **Es bringt keinen Nutzen nur eine dieser vier Therapien durchzuführen. Nur das Zusammenspiel aller vier Säulen bringt ein befriedigendes Ergebnis für Ihre Gesundheit!**

Es wird Momente geben, bei denen es Ihnen vielleicht für eine kurze Zeit etwas schlechter geht. Aber das ist ein positives Zeichen und zeigt, dass sich Ihr Körper gegen die Giftstoffe zur Wehr setzt und neue Abwehrstoffe bildet.

Lassen Sie sich nicht entmutigen! Das Lu Jong wird Ihnen auch psychisch dabei helfen.

Bleiben Sie geduldig. Ein Mangel an Nährstoffen entstand nicht von heute auf morgen und er wird auch nicht so schnell behoben werden.

Die Umstellung Ihrer Lebensgewohnheiten wird Ihnen zu Beginn auch schwer fallen, aber Ihr Durchhaltevermögen wir sich auszahlen!

Die kleinen Verbesserungs-Schritte werden Sie motivieren weiter zu machen.

> **Schauen Sie nicht den „Berg" hinauf, sondern gehen Sie Schritt für Schritt vorwärts. Nur so werden Sie den „Gipfel" fast unbemerkt erklimmen!**

Ich wünsche Ihnen dabei gutes Gelingen und viel Kraft durchzuhalten.

Möge Ihnen die neu gewonnene Lebensenergie viel Freude bereiten und Ihnen ein langes und erfülltes Leben bescheren.

Ihre

Dita Bichsel

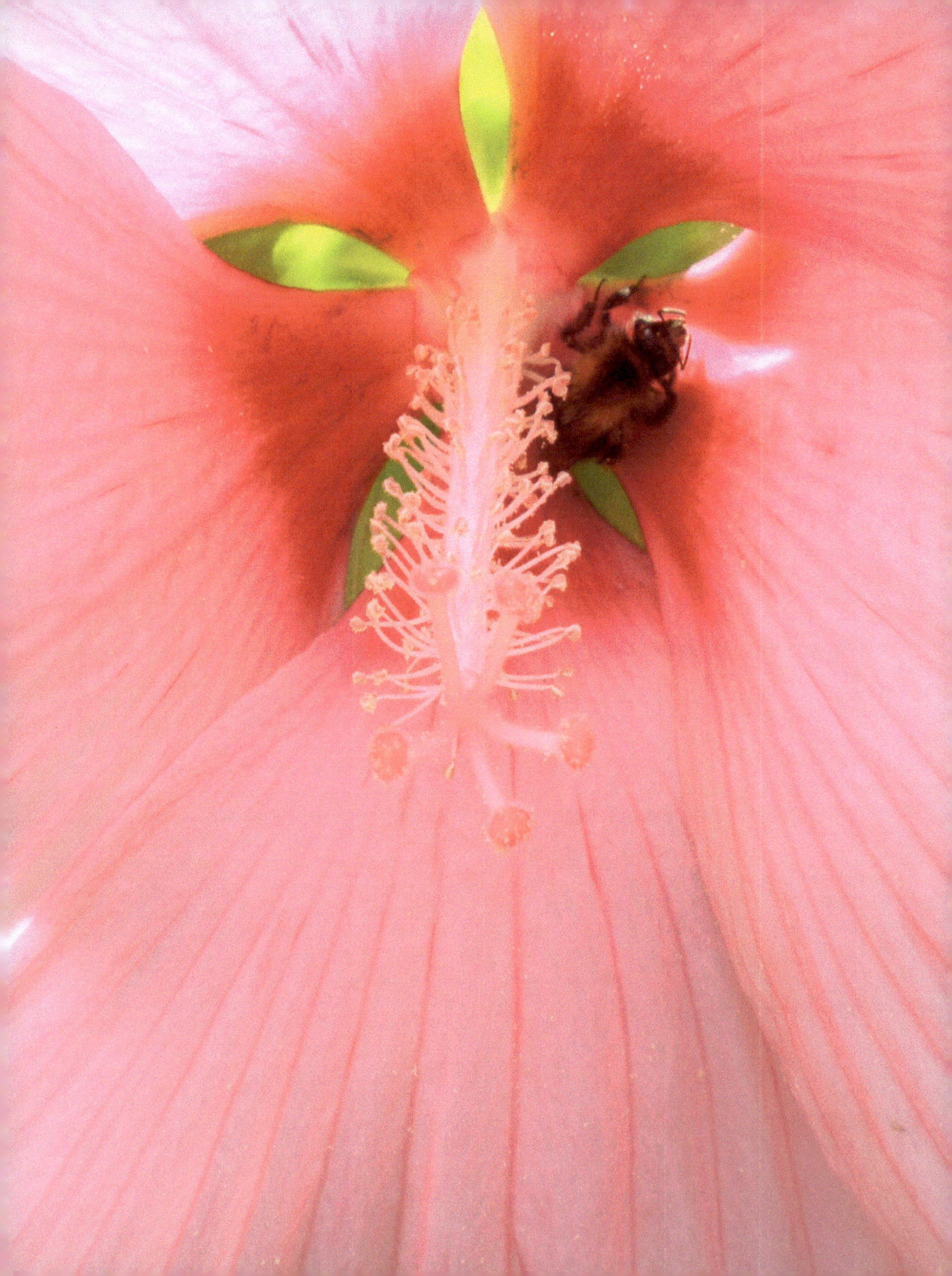

- **Muskatnüsse:** Das Gewürz schädigt den Magen-Darm-Trakt, führt zu Krämpfen und Lähmungserscheinungen und kann in hohen Dosen zum Tod führen.

- **Schweinefleisch:** Rohes Schweinefleisch ist für Katzen meist tödlich, da es einen gefährlichen Virus enthalten kann. Gegartes oder gekochtes Schweinefleisch ist zwar weniger gefährlich, das Risiko besteht aber weiterhin.

- **Zwiebelgewächsen:** Die Schwefelverbindungen in Zwiebelgewächsen führen bei Katzen zur Zerstörung der roten Blutkörperchen.

- **Süßigkeiten:** Der Zuckeraustauschstoff Xylit kann bei Katzen einen tödlichen Abfall des Blutzuckerspiegels auslösen.

Ein kranker oder kränkelnder Hund oder kränkelnde Katze ist das Resultat einer falschen Fütterung. Sie haben es in der Hand, ob Ihr Tier leiden muss, oder mit Ihnen zusammen ein gesundes aktives Leben führen darf.

Giftige Lebensmittel für kleine Tiger

- **Avocados:** Avocados enthalten Persin. Dies führt zu Atemnot, Ödemen und schädigt den Herzmuskel.

- **Alfalfa-Sprossen:** Der Verzehr der Sprossen verursacht bei einer Katze Fruchtbarkeitsstörungen.

- **Alkohol**: Alkohol in kleinsten Mengen ist für die Katze giftig und führt zum Tod; der Katzenkörper kann den Alkohol nicht abbauen.

- **Auberginen und Tomaten:** Die Gemüsesorten enthalten Atropin, der Verzehr ruft Herzrhythmusstörungen hervor. Vor allem grüne Tomaten, Pflanzenteile oder der grüne Stiel sind für die Katze giftig.

- **Hülsenfrüchte:** Rohe Hülsenfrüchte führen zu Durchfall und Erbrechen, vereinzelte Todesfälle sind ebenfalls bekannt.

- **Geräuchertes:** Aufgrund des hohen Salzgehalts ist von dem Verfüttern von Geräuchertem abzuraten.

- **Kakao und Schokolade:** Die Leckereien verursachen Krämpfe, Durchfall, Erbrechen, Bewusstseinsstörungen und Lähmungen.

- **Kaffee:**
  Auch der Verzehr von Kaffee verursacht Störungen, ähnlich des Genusses von Schokolade.

- **Knochen:** Das Verfüttern von Knochen kann zu Verstopfungen und lebensbedrohlichen Verletzungen führen. Rohe Knochen sind dabei weniger gefährlich - ein Problem stellen vor allem gegarte, gekochte oder bereits erhitzte Knochen dar, da diese viel leichter splittern.

- **Kohl:** Der Verzehr von Kohl kann zu Blähungen führen.

- **Milch:** Da Katzen von Natur aus keine Laktose vertragen, sollte darauf verzichtet werden.

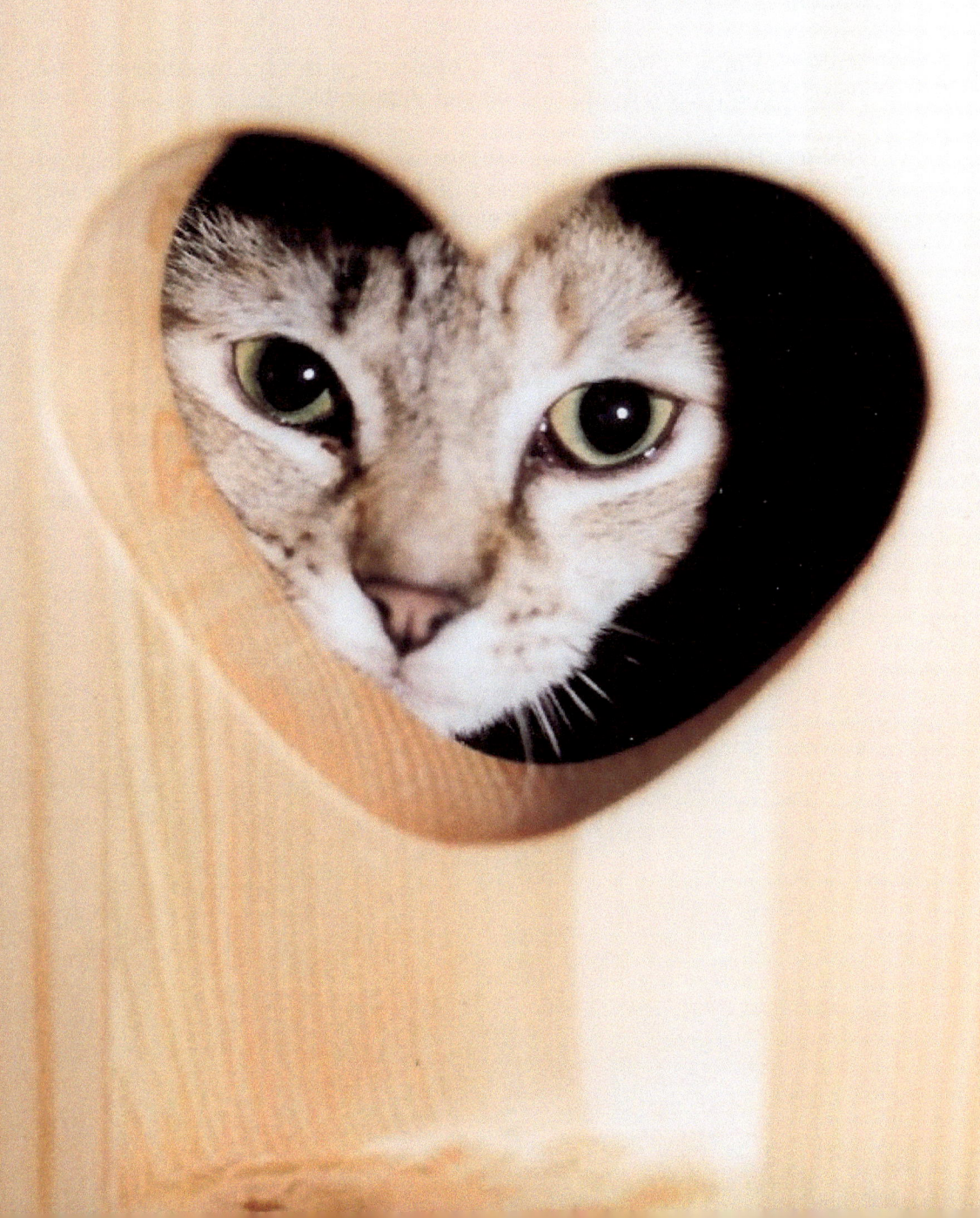

Im Folgenden sehen Sie eine Liste mit Lebensmitteln, die Katzen ohne Bedenken fressen dürfen:

- **Herz:** Rind-, Lamm- oder Geflügelherzen versorgen Ihre Katze mit Taurin.

- **Roher Fisch**: Roher Fisch besteht aus hochwertigem, gut verdaulichem Eiweiß und enthält viel Vitamin D.

- **Rohes Hühnchen:** Rohes Hühnchen ist ein überaus wichtiger Bestandteil der Katzenernährung und ein wertvoller Eiweiß-Lieferant. Oftmals können darin aber Keime enthalten sein (vor allem durch falsche Zubereitung). Wer es kocht, geht auf Nummer sicher.

- **Geraspeltes Gemüse:** Katzen sind oftmals auf die Zufuhr pflanzlicher Ballaststoffe angewiesen.

- **Eier**: Rohe Eier enthalten neben Eiweißen, Vitaminen und Spurenelementen auch hohe Mengen an ungesättigten Fettsäuren.

- **Katzengras:** Katzengras ist besonders für Hauskatzen ein gutes Ergänzungsfutter und unterstützt die Verdauung.

- **Katzenminze:** Katzenminze hat auf Katzen eine euphorisierende Wirkung.

Katzen

Katzen benötigen ein sehr eiweißreiches Futter mit ausreichend **Taurin**, da sie diese **Aminosäure**, im Gegensatz zu Hunden, nicht selbst herstellen können. Hunde vertragen dagegen nicht zu viel Eiweiß und brauchen eine Nahrung mit mehr Kohlenhydraten, wodurch weniger Taurin in der Nahrung enthalten sein sollte. Eiweiß findet sich vor allem in Fleisch, Fisch- und Milchprodukten. Gemüse ist dagegen überwiegend kohlenhydratreich. Deshalb soll Hundefutter mehr Gemüse enthalten, während für die Katze Fisch ein besonderer und gesunder Leckerbissen ist.

Wenn wir uns die Natur zum Vorbild nehmen, so zeigt sich, dass die natürliche Ernährung von Katzen höchstens fünf Prozent pflanzliche Bestandteile aufweist – und zwar deshalb, weil der Inhalt des Mäusemagens höchstens fünf Prozent von der Gesamtmaus ausmacht.

Ohne Ballaststoffe würde die Katzen jedoch an Verdauungsproblemen leiden; eine nicht artgerechte Ernährung würde über kurz oder lang zu den unterschiedlichsten Gesundheitsbeschwerden führen. Ihre Katze benötigt also etwa fünf bis allerhöchstens zehn Prozent Gemüse oder andere Ballaststoffe in ihrer Ernährung.

Wenn Hunde und Katzen gegenseitig von den Näpfen naschen, ist das noch nicht schädlich. Ernsthaft krank werden die Tiere erst, wenn eine Katze dauerhaft von Hundefutter ernährt werden würde und umgekehrt.

Kurz zusammengefasst:

Hundefutter enthält für eine Katze zu viel Kohlenhydrate und zu wenig Fleisch. Langfristig bekommt sie davon schlechte Augen und ein stumpfes Fell.

Umgekehrt stecken im Katzenfutter für Hunde zu viel Proteine und zu wenig Kohlenhydrate. Dadurch würde der Hund schlicht mit wichtigen Nährstoffen unterversorgt. Die Folgen: Durchfall und Blähungen.

Dazu kommt: Katzenfutter ist für Hunde viel zu energiereich und macht deshalb dick. Am besten trennen Sie die Tiere beim Fressen, dann können sie auch nicht mehr tauschen.

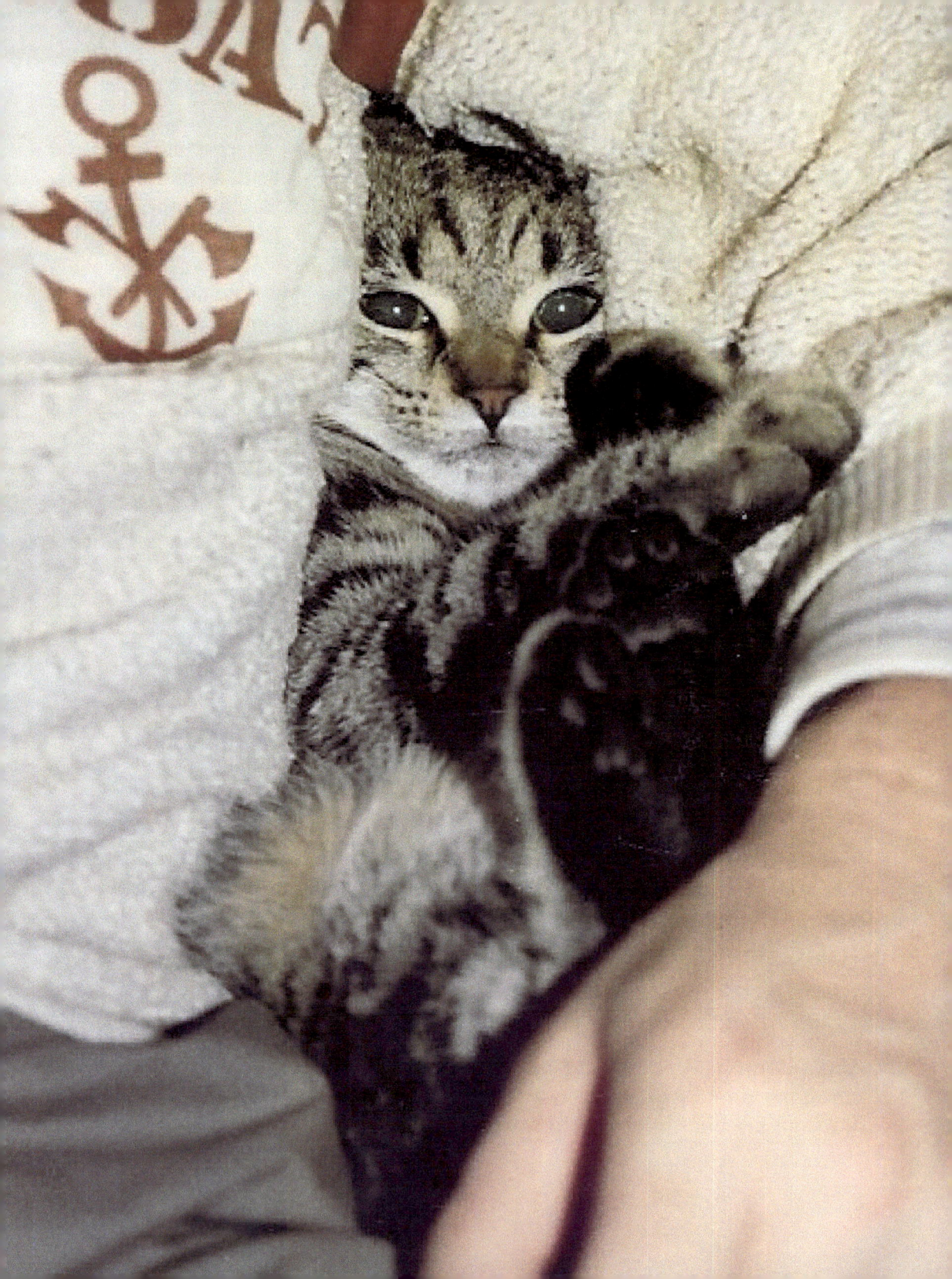

Kleine vitaminreiche Hunde-Kekse für Zwischendurch können auch selber hergestellt werden (siehe Vitaminbombe Knäckebrot für Mensch und Tier auf S. 150)

Bei der **Barf-Ernährung** (Zutaten selber zusammenstellen mit Rohfleisch) muss darauf geachtet werden, dass nicht nur Fleisch verabreicht wird sondern auch Gemüse etc. und alle Bestandteile im richtigen Verhältnis beigemengt werden. Ein erwachsener Hund sollte zwei Prozent seines Körpergewichts an Futter erhalten. Ein Drittel davon sind Gemüse, zwei Drittel Fleisch und Öle, Innereien, Knochen, Obst und Beeren wie auch Heilerde.

Für gesunde Hundezähne

Rohe Knochen mit Fleisch

Geben Sie Ihrem Hund **regelmäßig rohe Knochen** mit möglichst viel Fleisch daran. Dadurch ist Ihr Vierbeiner gezwungen, seine Zähne einzusetzen und so **automatisch zu reinigen**. Füttern Sie niemals gekochte Knochen, da hier die Knochen durch das Kochen sehr spröde werden und splittern könnten.

Rinder – und Büffelhautknochen sind eine weitere gute Vorbeugung vor Zahnstein, denn auch hier muss der Hund seine Zähne einsetzen.

Der Kauknochen sollte auf keinen Fall diese Stoffe enthalten:

- Weichmacher
- künstliche Farbstoffe
- Konservierungsmittel
- Aromen

Alle Gesundheitsprobleme wie Gewichtsprobleme, Durchfall, Allergien, Gelenkprobleme, Zahnprobleme oder Fell/Hautprobleme können dadurch vermieden werden, wenn Sie ihm möglichst naturbelassenes Futter (das Sie auch selber zusammenstellen können) geben, wie auch bei uns Menschen.

- Apfel, Birne, Ananas, Papaya, gekochte Maroni (in kleinen Mengen)

- **Steinobst:** Aprikosen, Kirschen, Nektarinen und Pfirsiche

- **Beeren:** Brombeeren, Erdbeeren, Himbeeren und Johannisbeeren

Empfehlung:

> Hier eine vitaminreicher Tipp für Sie und auch Ihren Hund (alles Bio – Qualität):
>
> Ich mische folgende Flocken und Körner zusammen in einem grossen Plastikeimer mit Deckelverschluss und gebe meinem Hund davon jeden Tag ein kleines Schnapsgläschen ins nasse Futter, damit es quellen kann: Hirseflocken, Leinsamen, Sesam, Sonnenblumenkerne, Haferkleie, Chia Samen, Kürbiskerne. Zudem bekommt er auch noch etwas Leinöl oder Kokosöl ins Fressen, damit er die fettlöslichen Vitamine aufnehmen und verwerten kann. Kokosöl wirkt antibakteriell (gegen Würmer, Flöhe und Zecken).

Man kann das Futter auch mit 1 KL Kefir aufwerten. Nicht geschälter Reis, Mais, Hirse, Buchweizen, Amaranth, (alle glutenfrei) in kleinen Mengen verabreicht, bereichern den Speiseplan Ihres Hundes mit sehr vielen Vitaminen zusätzlich zum Fleisch.

Es gilt: Je aktiver, jünger und munterer der Hund ist, desto mehr Energie benötigt er auch. In diesem Fall kann auch zu einem Hundefutter gegriffen werden, dass etwas höhere Getreideanteile enthält. Dennoch sollte der Fokus klar auf hochwertigem, nährstoffreichem Fleisch liegen, das dem Tier ebenso viel gesunde Energie verleiht. Bei älteren oder allgemein etwas trägeren Tieren sollte dagegen von vornherein zu Futter mit geringem Getreideanteil gegriffen werden, um Übergewicht zu vermeiden.

Kleine Belohnung für zwischendurch (in kleinen Mengen wegen Verstopfungsgefahr): Cranberrys sind auch für Hunde ein gesundes Naschwerk. Sie enthalten große Mengen Vitamin C und gelten als entzündungshemmend.

versorgen den Hund mit einer großen Portion Beta-Carotin, das sich positiv auf die Gesundheit des Augenlichts sowie Haut und Haare auswirkt.
- **Kartoffeln:** gekochte Kartoffeln liefern dem Vierbeiner viele Ballaststoffe, Vitamine und Mineralien und sind ebenfalls sehr gut verträglich.

- **Sellerie**
- **Zuccini**
- **Kürbis**
- **Gurke**

- **Blattsalate:** Blattsalate enthalten Vitamin C, Calcium, Kalium und Folsäure sowie weitere Mineralstoffe und Spurenelemente, die für den Hund wichtig sind. Viele Hunde fressen gerne Salat. Er wirkt ähnlich wie Gras verdauungsfördernd.

- **Chinakohl:** Ist für Hunde die am besten verträgliche Kohlsorte. Chinakohl bläht nicht und enthält Eiweiß, Mineralstoffe und viel Vitamin C.

- **Chicorée:** Chicorée ist ein natürlicher Insulinlieferant und enthält Vitamin C, Kalium, Calcium, Magnesium und Phosphor. Obwohl er für Hunde sehr gesund ist, mögen ihn die meisten wegen des bitteren Geschmacks nicht.

Obst und Trockenobst

Obst oder Trockenobst sollte nur in kleinen Mengen verabreicht werden, da sonst Blähungen und Durchfall drohen. Für Hunde sind viele Obstsorten gesund, denn sie sind **wasserreich, gute Energiequellen, unterstützen die Abwehrkräfte und enthalten viele Vitamine**. Der im Obst enthaltene Fruchtzucker führt (im Vergleich zu normalem Zucker) nicht zu Übergewicht, Zahnstein oder Diabetes mellitus. Folgende Obstsorten kann ich empfehlen:

Vitamin E gehört auch zu den fettlöslichen Vitaminen und ist in Nüssen (ACHTUNG: nicht für Hunde geeignet) oder Samen enthalten. Es unterstützt die Energieproduktion und schützt das Tier vor Herz-Kreislauf-Erkrankungen.

Vitamin K beeinflusst die Blutgerinnung. Es ist enthalten in Spinat, Brokkoli, Rosenkohl oder Fischmehl und Leber.

Vitamin K muss nicht unbedingt zugeführt werden, denn der Hund kann es im Darm bilden. Ein Mangel ist sehr selten, kann aber etwa nach einer Antibiotikagabe vorkommen. Folgen bei einer Überdosierung sind nicht bekannt.

Der B-Komplex ist wichtig für die Nerven

Zu den wasserlöslichen Vitaminen gehören jene der B-Gruppe. B1 ist für den Stoffwechsel und die Funktion des Nervensystems unerlässlich. Zeichen, dass Ihr Tier zu wenig Vitamin B1 erhält, können Fressunlust, Müdigkeit, Kotfressen, Kreislaufstörungen oder Krämpfe sein.

Vitamin B2 ist in Milch, Leber, Hefe und Lunge enthalten und wird ebenfalls für den Stoffwechsel benötigt. Ein Mangel ist extrem selten. Appetitlosigkeit, Muskelschwäche und Wachstumsstörungen können Symptome dafür sein.

Ebenso unwahrscheinlich ist ein Mangel an B6, das in beinahe allen Lebensmitteln tierischer oder pflanzlicher Herkunft enthalten ist. Vitamin B6 unterstützt den Stoffwechsel von Aminosäuren und Eiweiß.

In jeder Körperzelle ist das Vitamin B12 zu finden. Es ist an der Zellteilung, der Blutbildung und der Funktion des Nervensystems beteiligt. Fleisch und Innereien sind reich an Vitamin B12. Blutarmut wäre ein Symptom für eine Unterversorgung.

Diese Gemüsesorten & Salate kann man bedenkenlos füttern (am besten gekocht oder geraspelt)

- **Karotten:** werden von den meisten Hunden sehr gut vertragen und können roh, gerieben, gekocht oder gedünstet verfüttert werden. Sie

Vitaminreiche gute Nahrung auch für Ihren Hund

Die Aufgaben der Vitamine

Der Stoffwechsel eines Hundes ist sehr komplex. Damit er reibungslos funktioniert benötigt er neben den Enzymen auch die Vitamine. Die Enzyme wirken als Beschleuniger bei einzelnen chemischen Reaktionen. Vitamine unterstützen die Enzyme dabei.

Vitamine sorgen für ein optimales Wachstum, helfen bei der Energiegewinnung und spielen eine große Rolle bei der Verdauung.

Auch die Entgiftung, die Abwehr von Krankheiten und die Ausscheidung werden von Vitaminen beeinflusst. Wenn Ihr Hund unter- oder überversorgt ist, kann dies schwerwiegende Folgen für die Gesundheit Ihres Tieres haben.

Vitamin A muss wohl dosiert werden

Vitamin A ist ein fettlösliches Vitamin, das ist in Eigelb, Leber, Milch oder Fischöl enthalten ist. Der Hund speichert das Vitamin in der Leber.

Farbige Früchte und Gemüse enthalten den Vorläufer dieses Vitamins. Frisst der Hund diese Lebensmittel, so wandelt sein Körper dieses sogenannte Provitamin Beta Carotin in Vitamin A um, das der Hundekörper für eine gesunde Haut und für seine Sehkraft benötigt. Eine Überdosierung führt zu schweren Gesundheitsstörungen.

Vitamine für Knochen und Blutgerinnung

Auch Vitamin D ist fettlöslich. Es ist für die Aufnahme von Calcium und Phosphor im Darm wichtig. Es hilft, die Knochen unserer Hunde gesund zu erhalten. Vitamin D ist in Leber und Fisch enthalten. Ein Mangel ist selten. Eine Überversorgung kann zu Verkalkungen führen.

Diese Lebensmittel sind sehr schädlich, giftig oder sogar tödlich für Ihren Hund:

Aubergine, Avocado, Bärlauch, Lauch, Hülsenfrüchte (Bohnen, Erbsen, Erdnüsse, Kichererbsen, Linsen, Platterbsen, Soja, Lupinen usw.) Knoblauch, rohe Eier, rohe Bohnen, rohe Kartoffeln, Milch & Milchprodukte wie Käse – Sahne etc. (erwachsene Hunde sind laktoseintolerant), Mandeln und Bittermandeln (sie enthalten Blausäure), Macadamia Nüsse, Mirabellen, Pflaumen, Rosinen und Weintrauben, Salz, Schnittlauch, Schokolade, rohes Schweinefleisch, Speck, Steinobst (Steine) , Tomaten, Xylit Süssstoff, Zitrusfrüchte, Zwiebel, Zwetschgen,

Auch Alkohol, koffeinhaltige Getränke wie Kaffee-, Cola- oder Energy-Drinks, Kakao und Tee sind schädlich. Sie verursachen Atembeschwerden, Blut im Urin, Erbrechen, Durchfall, Zittern, Krämpfe, Nierenversagen, Keuchen, Fieber oder Herzrasen.

Ebenso Kerne und Steine von:
Apfel, Nektarine, Pfirsich, Aprikose, Kirsche etc. Diese sollten im Müll entsorgt werden. Sie enthalten den Stoff Amygdalin, der im Körper zu giftiger Blausäure (Zyanid) umgewandelt wird. Zudem besteht Erstickungsgefahr und Darmverschluss.

Ausserdem sollten auch Trauben und Rosinen Hunden nicht gegeben werden, da diese zu akutem Nierenversagen, Vergiftungen und Tumoren führen können, bei manchen Hunden schon in kleineren Mengen.

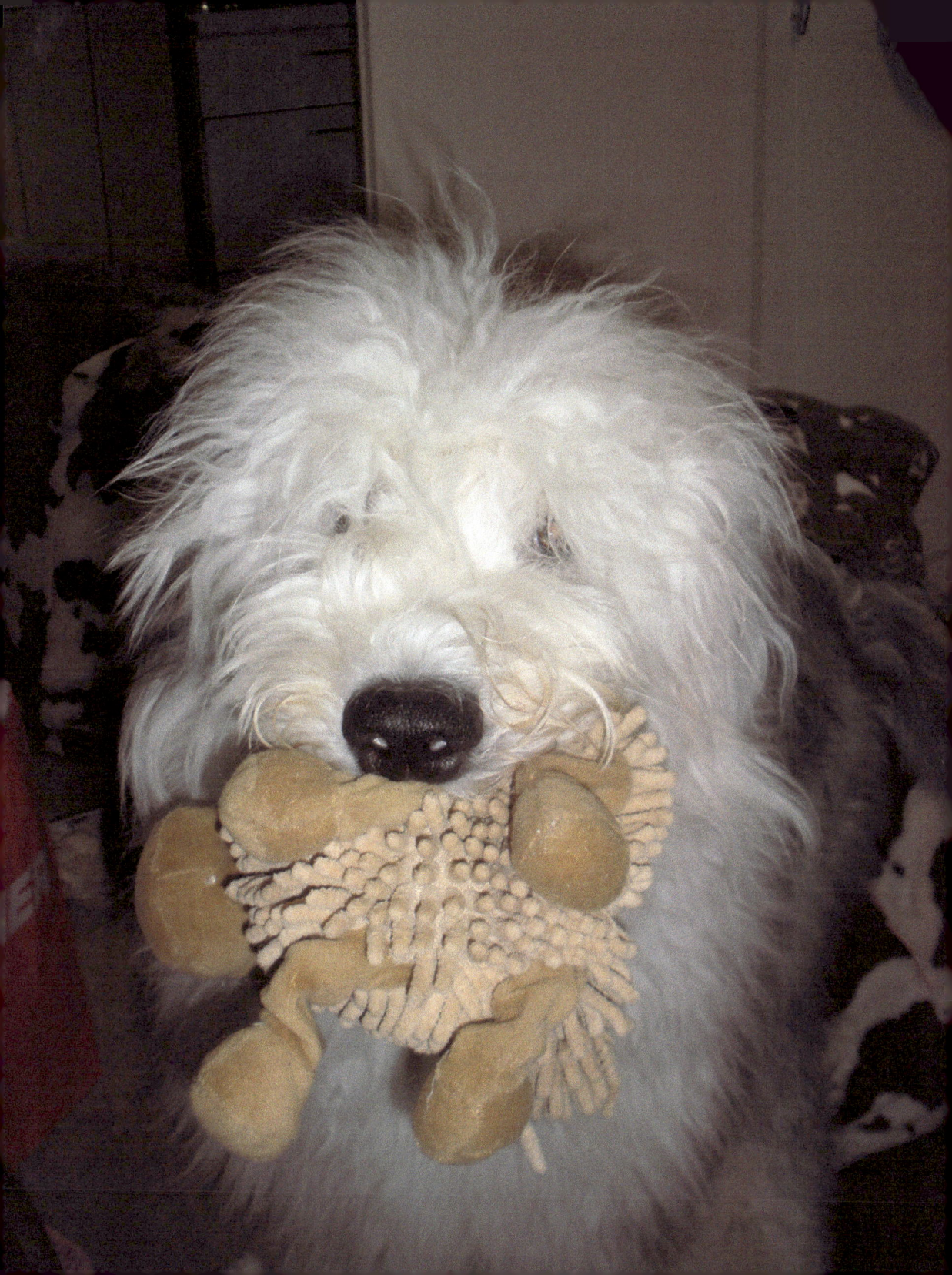

Fütterung von Nass- und Trockenfutter

Bei großen Hunden ist ein höherer Anteil Trockenfutter sicher zweckmäßiger. Die Faustformel: Ein Drittel der Kilokalorien sollte aus Nassfutter, zwei Drittel aus Trockenfutter stammen.

> **Hundefutter, ob nun Nass- oder Trockenfutter, das mit der Bezeichnung „Alleinfutter" gekennzeichnet ist, versorgt den Hund mit wichtigen Vitaminen, Nähstoffen und Mineralstoffen.**

Ein hoher Eiweißanteil spricht für viel Fleisch im Futter, während ein hoher Kohlenhydratanteil auf viel Getreide oder Gemüse (meist Kartoffeln) hinweist. Der Kohlenhydratanteil sollte aber nicht über 60% liegen!

Ein durchschnittliches Trockenfutter enthält ca. 28% Eiweiß, ein Dosenfutter ca. 45%. Damit ist der Eiweißbedarf erwachsener Hunde in der Regel gedeckt bzw. deutlich überschritten.

> **Fleisch hat viel Eiweiß und das ist gut für das Verdauungssystem. Deshalb ist es für Hunde auch die wichtigste Zutat.**

In einem guten, hochwertigen Nass- oder Trockenfutter kann also durchaus auch Getreide enthalten sein. Im besten Fall handelt es sich dabei um Hafer, Amarant oder Reis, das gut vom Hund verträglich ist und gleichzeitig dem Vierbeiner eine Menge Energie, Kraft und Ausdauer verleiht.

Nassfutter (Feuchtfutter) enthält mehr Fleisch

Da Nassfutter generell mehr Fleisch enthält, sind folgende positiven Effekte zu erwähnen:

- Nassfutter weisst einen viel höheren Feuchtigkeitsgehalt auf

- es ist reich an Proteinen, die das Wachstum von Zellen, v.a. Muskulatur, Haut und Fell fördern.

- es stellt eine wichtige Quelle für essentielle Fette dar, die – verglichen mit Proteinen / Kohlenhydraten – das Doppelte an Energie liefern.

Außerdem tragen Fette dazu bei, dass fettlösliche Vitamine besser aufgenommen werden. Hautstrukturen in Zellen werden gebildet und die Entwicklung des Gehirns, der Netzhaut der Augen und die Kontrolle von Entzündungsreaktionen bei Hunden kann gefördert werden.

Dabei enthält Nassfutter (Feuchtnahrung) nur etwa 20% der Kilokalorien von Trockenfutter, so dass größere Mahlzeiten und Mengen möglich sind, ohne die Gefahr übermäßiger Kalorienaufnahme.

> **Das länger anhaltende Sättigungsgefühl kommt durch den hohen Feuchtigkeits- und Proteingehalt im Feuchtfutter zu Stande.**

Trockenfutter bietet mehr Kohlenhydrate

- Es liefert schnell verfügbare Energie (besonders wichtig für aktive, lebhafte Hunde oder Windhunde).

- Es ist die Grundlage für Milchzucker in der Muttermilch säugender Hündinnen.

- Es liefert Ballaststoffe zur Unterstützung des Verdauungssystems für alle Hunde.

Gutes Trockenfutter sollte frei von Geschmacksverstärkern, Farb-, Konservierungsstoffen und künstlichen Zusatzstoffen sein. Daher empfiehlt sich ein zucker- und getreidefreies Hundefutter.

Negative Folgen: Der Körper des Tieres ist mit nur Trockenfutter permanent einer Unterversorgung mit Wasser ausgesetzt, was schwere Schäden an den Nieren, aber auch Blasensteine und Entzündungen im Körper mit sich bringen kann.

Mythos: Trockenfutter sorgt für gute Zähne! Durch den enthaltenen Zucker in Form von Kohlehydraten und Getreide entsteht der ideale Lebensraum für Bakterien, die wiederrum für unangenehme Gerüche (Mundgeruch), Entzündungen am Zahnfleisch sowie der Bildung von Zahntaschen und Zahnstein sorgen.

Wer beim Hund also auf eine gute Zahnpflege achtet, sollte diesem stattdessen lieber frische Tierknochen anbieten, denn die davon ausgehende Abriebwirkung hat tatsächlich einen positiven Einfluss auf die Zahngesundheit. Auch qualitativ gute Kauknochen eignen sich hierzu.

> Weichen Sie das Trockenfutter lieber auf. So können Sie sicher gehen, dass Ihr Hund genügend Flüssigkeit bekommt. Zudem können Sie noch wertvolle Nährstoffe beigeben.

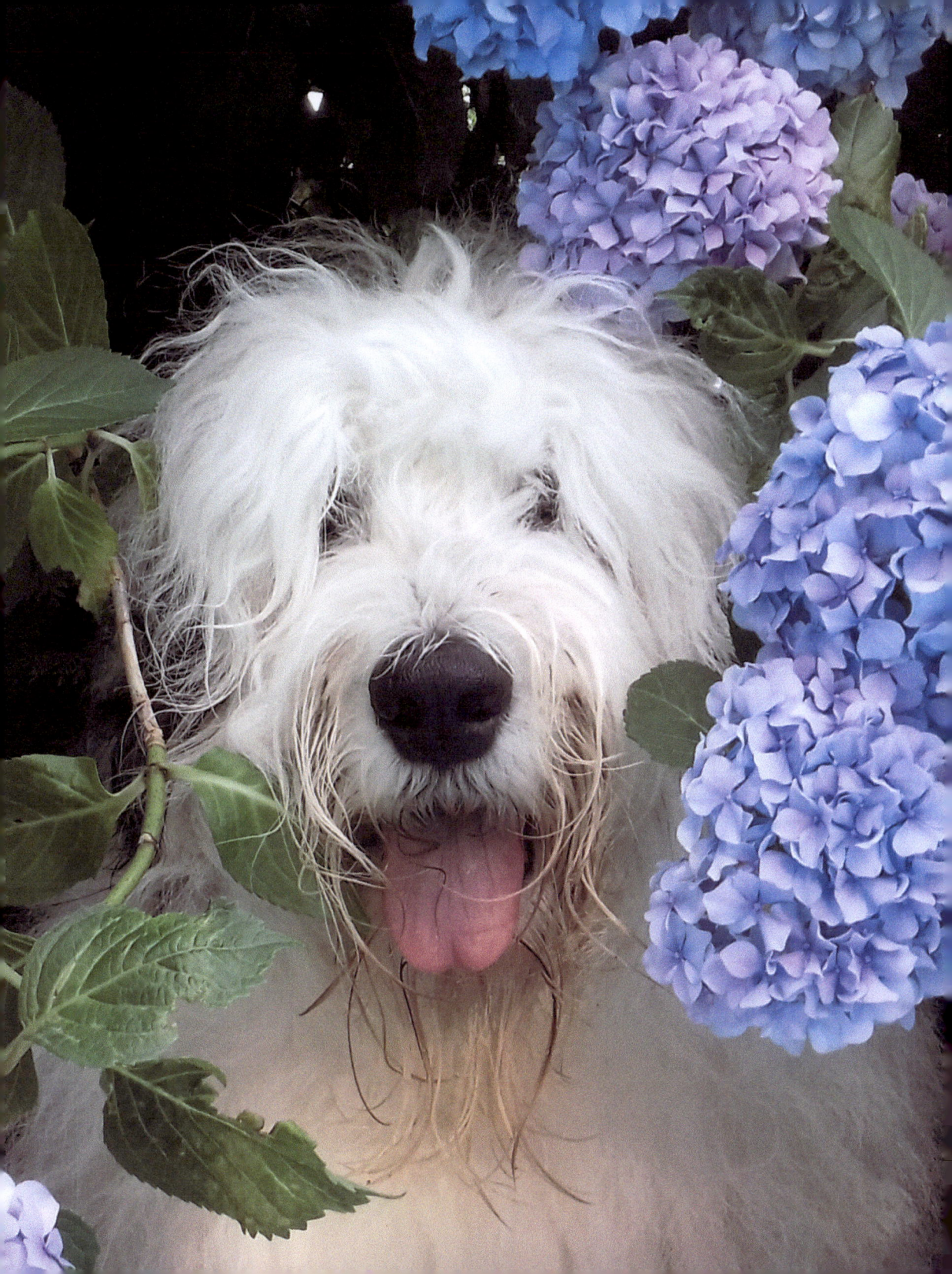

diese selbst hinzufügt. Schädliche Substanzen, die bereits bei der Anlieferung im Fleisch oder im Fleischmehl eingelagert sind, werden nicht genannt. Dabei handelt es sich größtenteils um Antibiotika, das den Schlachttieren während der Aufzucht gegeben wird und in den Futtermitteln enthaltenen Pestizide. Für die Entstehung vieler Allergien oder Krebserkrankungen sind (für den Käufer nicht ersichtliche) Zusatzstoffe verantwortlich.

> Hefeextrakt hört sich harmlos an, doch dahinter versteckt sich der Geschmacksverstärker Glutamat, der zu ständigem Hunger führt!

Die Angaben zu folgenden Substanzen sind gesetzlich vorgeschrieben:

- Aromastoffe und Appetitanreger
- Konservierungsstoffe
- Antioxidanten
- Farbstoffe, Verdickungs- und Geliermittel
- Säureemulgatoren, Emulgatoren
- Vitamine, Spurenelemente
- EWG-Zusatzstoffe, die aus dem Buchstaben E und einer Kennziffer bestehen

Futtersorten großer Lebensmittelkonzerne weisen vielfach eine ganze Reihe von Nebenerzeugnissen auf, die bei der Produktion anfallen und in eigenen Tierfutterprodukten gewinnbringend verwertet werden.

> Hochwertiges Futter verzichtet auf deren Verwendung.

Orientieren Sie sich am besten im Internet über die aktuellsten Hundefuttertests!

Fleisch und Fleischnebenprodukte: Ist Fleisch allein deklariert, handelt es sich überwiegend um hochwertiges Muskelfleisch. Fleischnebenprodukte können alles sein, was beim Schlachten anfällt. Auch Hufe, Schnäbel oder Haare, selbst Küchenabfälle können enthalten sein.

Fisch und Fischnebenprodukte: Leider kann man bei beiden Bestandteilen, gleichzeitig auf dem Etikett, nicht erkennen ob es hochwertiges Fischfilet oder Fischverarbeitungs-Nebenprodukte, wie Köpfe und Gräten sind. Ungesättigte Fettsäuren und Vitamin D sind allerdings nur in **Frischfisch** enthalten, bei Fischmehl ist beides entzogen und muss zugeführt werden.

Pflanzliche Nebenprodukte: Das sind Abfallprodukte von Pflanzen und Abfälle der pflanzlichen Verarbeitungsindustrie. Das kann Stroh sein, Erdnussschalen oder Reste bei der Ölgewinnung, wie Oliven oder Sesam. Der Anteil erhöht den Rohfasergehalt des Futters.

Sensorische Zusatzstoffe: Sie bezeichnen Geschmacksverstärker und Farbstoffe, dem Hund wird das Aussehen egal sein, dem Halter eher nicht!

Ernährungsphysiologische Zusatzstoffe: Sie werden dem Futter bei der Verarbeitung zugesetzt, das sind z. B. Vitamine, Spurenelemente oder Aminosäuren. Diese gehen bei der Verarbeitung verloren oder sind bei Nebenprodukten nicht mehr enthalten. Sie sind für die Entwicklung eines Hundes wichtig.

Antioxidantien: Diese verhindern den Verderb, z. B. sorgen sie dafür, dass der Fettanteil nicht ranzig wird. Der Gehalt ist umstritten. Synthetische Antioxidantien wie: BHA, BHT, Ethoxiquin, stehen in Verdacht, Krebs- und allergiefördernd zu sein. Vorzugsweise sollte Futter ohne Antioxidantien gekauft werden. Richtige Lagerung verhindert den Verderb.

Konservierungsmittel: Sind u. a. E 20 (Calciumsorbat); E 201 (Natriumsorbat), E 202 (Zitronensäure). Sie sind nur bei Feuchtfutter ab 14% Feuchtigkeit nötig und sollen das Hundefutter vor Verderb durch Bakterien, Pilze, Schimmel oder Hefe schützen.

Technologische Zusatzstoffe: Das sind Stabilisatoren und Emulgatoren, Konservierungsstoffe und Antioxidantien. Beigemischte künstliche Substanzen müssen nur deklariert werden, wenn der Hersteller des Futters

Es wird übrigens empfohlen, Fleisch und Getreide nicht zusammen zu füttern, sondern zu trennen, da durch die Vermischung beider Lebensmittel Blähungen und Verdauungsstörungen entstehen können. Der Grund dafür liegt darin, dass sich diese Nahrungsmittel durch das Tier unterschiedlich gut verdauen lassen.

5. Futterbestandteile

Rohproteine: Sie sind in jedem Hundetrockenfutter enthalten und beschreibt die enthaltenen Eiweißverbindungen. Leider ist hier nicht der Eiweißträger als solches bedeutend, sondern nur der prozentuale Bestandteil. So können sich hinter den Rohproteinen auch Geflügelfedern verstecken oder Klärschlämme, neben dem vorhandenen Fleisch. Enthalten sein muss immer eine hochwertige Muskeleiweißverbindung, die man am Gehalt von Methionin und Lysin erkennt. Gutes und eher wertvolles Muskeleiweiß erkennt man am Gehalt von mindestens 0,5 % Methionin (Methionin ist zuständig für die Struktur von Haut, Haaren und Nägeln, die Bildung vieler Stoffe im Körper wie bspw. Hormone und fördert die Schwermetall-Ausscheidung) und 1 % Lysin (essentielle Aminosäure für das Immunsystem). Ist der Gehalt auf der Deklaration unter diesem Wert, kann man von minderwertigen Eiweißverbindungen ausgehen.

Rohfett: Hier werden alle im Futter enthaltenen Fettquellen zusammengefasst. Das kann tierisches- und pflanzliches Fett sein. Auch nicht einsehbar ist das Verhältnis gesättigter und ungesättigter Fettsäuren.

Rohfaser: Das sind die im Hundefutter enthaltenen Ballaststoffe, sogenannte Rohfasern aus Pflanzen, die unverdaulich sind, aber für die Verdauung des Hundes von Bedeutung.

Rohasche: Dies bezeichnet Futter, welches während 5 bis 6 Stunden auf 550°C erhitzt worden ist. Der Anteil von Rohasche im Trockenfutter liegt durchschnittlich unter 10 % und im Feuchtfutter bei maximal 2 %. Ein höherer Anteil ist ein Zeichen von minderwertigem Futter. Rohasche führt zu Zahnstein und in höherer Dosierung können Nierenschäden entstehen.

Phosphor & Calcium: Der Gehalt muss auf der Deklarierung, gerade bei Futter für heranwachsende Hunde im richtigen Verhältnis sein. Zu hoher Phosphorgehalt kann Harnstein auslösen.

3. Fett / Öl / Milch / Ei

Tierische Fette sind ein unverzichtbarer Bestandteil des Hundefutters. Sie sollten als doppelt so hohe Energieträger wie Proteine und Kohlenhydrate allerdings nur in geringen Mengen vorhanden sein.
Man unterscheidet gesättigte Fettsäuren, die der Körper in Depots für Notzeiten anlagert, und ungesättigte Fettsäuren. Besonders hochwertige gesättigte Fettsäuren sind Geflügel- und Lammfett. Daneben wird dem Hundefutter pflanzliches Öl zugesetzt, das mit einfach und mehrfach ungesättigten Fettsäuren für den Zellstoffwechsel benötigt wird. Einfach ungesättigte Fettsäuren sind eher unbedeutend für den Hundeorganismus.
Aufgrund seiner antibakteriellen, aber auch antimykotischen (pilzfeindlichen) Wirkung ist Kokosöl wertvoll, wenn die Haut an Pilzinfektionen leidet. Kokosöl hat ferner eine abschreckende Wirkung auf Zecken, Flöhe etc., so dass es nicht nur SIE vor sommerlichem Ungeziefer schützen kann, sondern auch Ihren Hund.

Wertvoll für Augen, Muskelaufbau, Nerven, Haut und Haarkleid sind jedoch die bekannteren mehrfach ungesättigten Omega 3 (Linolensäure) und Omega 6 (Linolsäure) Fettsäuren. Besonders viel Omega 3 enthält Fischöl, Omega 6 kommt in Fleisch vor. Milch ist nur in Form von Hüttenkäse, Joghurt oder Trockenmilch für Hunde verträglich (Laktoseintoleranz). Gekochte Eier sind gute Eiweißlieferanten. Sie können mit der Calciumreichen Schale verfüttert werden.

Rohe Eier sollten nicht verfüttert werden!

4. Wasser

Trockenfutter enthält ca. 10% Wasser, Dosenfutter entsprechend mehr. Einige Hersteller entwickeln neuerdings erstaunliche Kreativität bei der Deklaration, wobei Wasser, das zum Garen in der geschlossenen Konserve benötigt wird, dem Fleischanteil zugerechnet wird. Beim Öffnen der Dose ist die Flüssigkeit ins Fleisch eingezogen und für den Endverbraucher unsichtbar. Dank diesem Verfahren kommen Fleischanteile von 95% zustande, die dementsprechend teuer verkauft werden. Genau genommen handelt es sich dabei um 60 % Fleisch und 35% Flüssigkeit !

Fertigfutter industriell hergestellt

In industriell hergestelltem Futter sind folgende Bestandteile enthalten:

1. Fleisch und Aminosäuren

In der Deklaration wird Fleisch als wichtige Proteinquelle und als Lieferant lebenswichtiger Aminosäuren aufgeführt.

An der Klassifizierung erkennt man die Substanzen, wobei generell der Wortteil „...fleisch" für die bessere Qualität steht. Bestandteile vom Huhn beispielsweise können in folgenden Varianten enthalten sein:

- Hühnerfleischmehl ist reines, wasserentzogenes Fleisch vom Huhn.
- Hühnerfleisch bezeichnet den Frischfleischanteil vor dem Trocknen. Die getrocknete Fertigmenge verringert sich um 65%!
- Huhn wird nur die Tiergattung genannt, es handelt sich dabei um für den menschlichen Verzehr ungeeignete Nebenerzeugnisse wie Krallen, Köpfe, Schnäbel, Federn, Sehnen, Knochen, Eingeweide. Sie liefern viel Protein, aber keinen Nährwert.
- Geflügelmehl sind getrocknete Nebenerzeugnisse, Schlachtabfälle.

2. Pflanzliche Anteile / Getreide

Gemüse- und Früchtezugaben sollten (aus den oben erwähnten Gründen) aufgeschlossen (= gekocht) oder zerkleinert in kleinen Mengen verfüttert werden oder bei Fertigfuttern am Ende der Deklaration rangieren. Zuviel pflanzliche Anteile vergrößern den Rohfaser- und Rohascheanteil (siehe Erklärungen auf nachfolgenden Seiten), was sich ungünstig auf die Verdauung auswirken kann.

Mit Getreide verhält es sich genau wie beim Gemüse: Aufgrund der unverdaulichen Zellwände kann der hohe Nährstoffgehalt nur in aufgeschlossenem Zustand verwertet werden. Da domestizierte Hunde viel weniger Protein als ihre wilden Vorfahren benötigen, sorgt der Getreideanteil im Futter für Sättigung und liefert mit Kohlenhydraten schnelle Energie. Besonders wertvoll sind Vollkornprodukte, deren belassene Randschichten reichlich Vitamine, Mineralien und Proteine enthalten.

Hunde / Katzen und ihre Nahrung

Hunde / Wölfe sind von Natur aus Fleischfresser. Sie sind jedoch auch angewiesen auf Kohlenhydrate. Beutetiere liefern ihnen diese wertvollen Nährstoffe in verdauter Form.

Der Darm eines Hundes / Wolfes (Fleischfressers) hat nur einer Länge von ca. 2 bis 7m. Ein Darm eines Schafs (Pflanzenfresser) dagegen kann 20 bis sogar 40 Meter betragen.

Der Hund wie auch der Wolf haben **keine Amylase** (Verdauungs – Enzym) im Mundspeichel wie der Mensch, d.h. die Stärke wird erst im Körper des Hundes (wenn überhaupt möglich) in Glucose aufgespalten. Mit der Domestizierung des Hundes hat sich auch sein Fressverhalten dem Menschen angepasst. Er hat eine chemische Vorstufe der Amylase entwickelt, um so Kohlenhydrate aufnehmen zu können, jedoch erst im Körperinneren und nicht schon im Maul. Diese neu erworbene Fähigkeit ist kein Segen für ihn, sondern vielmehr ein Fluch. Er spaltet viel mehr Stärke die er außerdem noch in viel größerer Menge zugeführt bekommt, zu Glukose auf. Diese Glukose kommt im Blut an und die Bauchspeicheldrüse wird ständig weit über ihre Belastungsgrenze hinaus gefordert.
Die Glukose muss irgendwo hin, denn zur Energiegewinnung wird nach wie vor primär Fett eingesetzt und erst dann, wenn das Fett aufgebraucht ist, wird die Glukose angerührt. Die nicht verbrauchte Glukose wird nun wie oben beschrieben in körpereigenes Fett umgewandelt und im Unterhautfettgewebe für schlechte Zeiten aufgespart! Das Resultat: Übergewichtige Hunde mit all den dazugehörenden Stoffwechselkrankheiten (wie bei uns Menschen auch)!

Unlösliche Kohlenhydrate wie Gras etc. liefern dem Hund zwar keine Energie, sind aber wichtig für die Darmflora und die Darmbewegung. Je hochwertiger das Futter ist, desto kleiner und geruchsarmer sind die Kotmengen des Hundes.

Im Gegensatz zu uns Menschen kann unser Hund Vitamin C selbst herstellen. Dies passiert in der Leber oder den Nieren. Eine Zufuhr ist nur in speziellen Fällen sinnvoll; beispielsweise kann dies nach einer Operation oder einer Lebererkrankung notwendig sein.

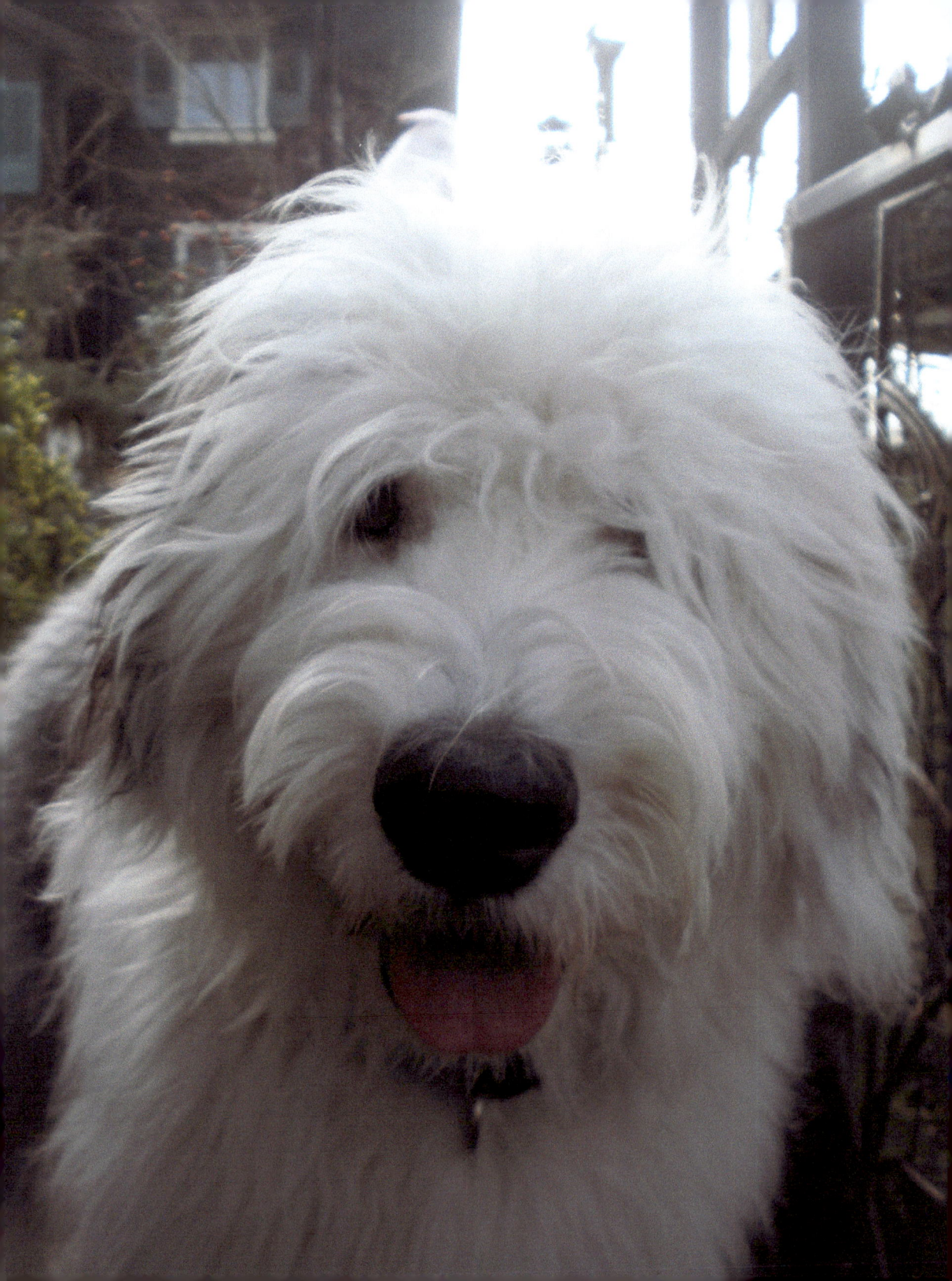

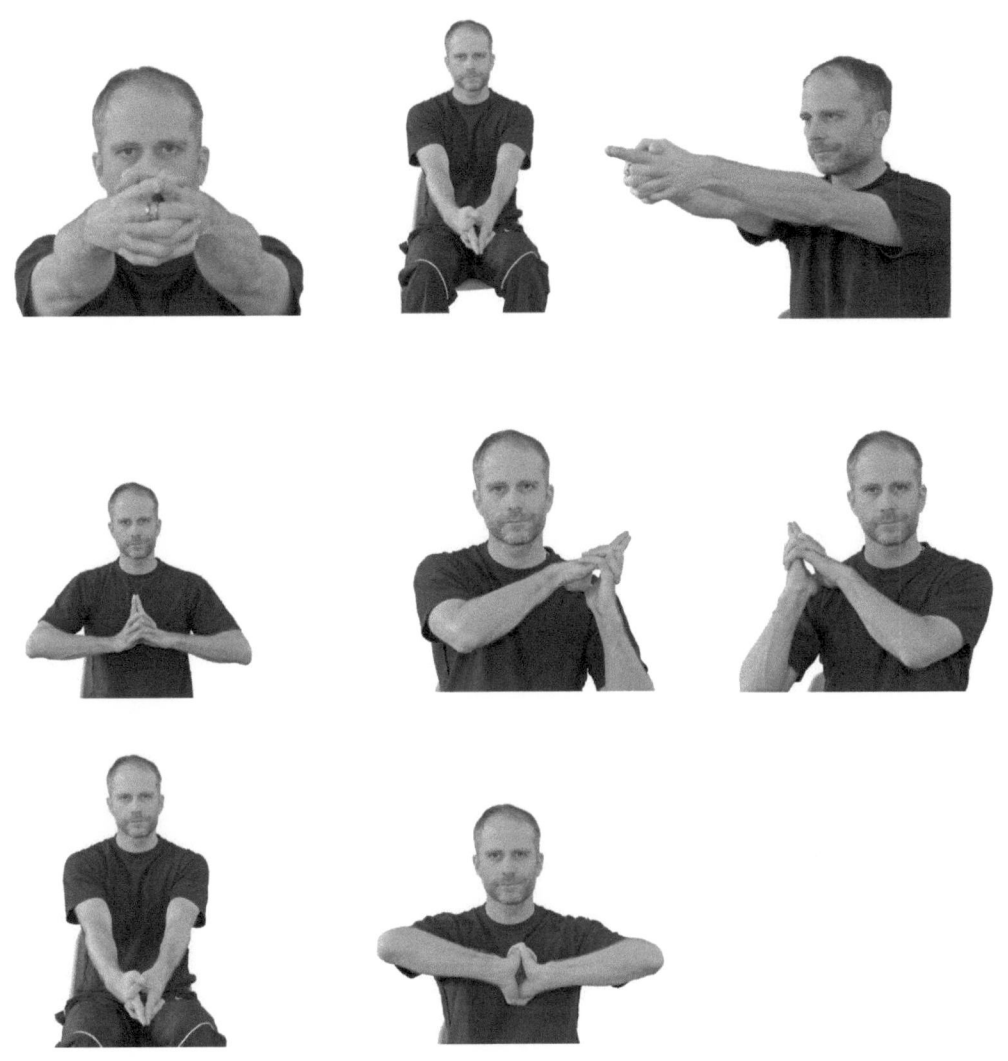

Es gibt insgesamt 28 Lu Jong Übungen.

In diesem Buch habe ich die wichtigsten Übungen aufgeführt, die meines Erachtens (was die Beweglichkeit anbelangt) für den Durchschnittsmenschen machbar sind.

Übungen für die Linderung oder Vorbeugung von Krankheiten

Den Ozean bewegen
(Gyatso Trugpa ; gegen Verdauungsstörungen)

Ausgangsposition: Sitzposition mit Blick geradeaus   (keine Abbildung)

- Die linke Hand hält das linke Knie, die rechte Hand das rechte Knie.
- Führen Sie Ihre Gedanken zum Magen hin. Versuchen Sie ihn dreimal im Kreis von rechts nach links zu drehen und wechseln Sie danach die Richtung von links nach rechts drei Mal.
- Dann ziehen Sie ihn mit Druck nach oben indem Sie einatmen und diese Position kurz einhalten.

→ **Anschliessend dreifacher Reinigungsatem**

Wunsch erfüllendes Juwel
(Norbu Lenpa ; gegen Depressionen)

Ausgangsposition: Sitzposition mit aufrechtem Körper

- Die Arme werden waagrecht ausgestreckt, mit verschränkten Händen in Gebetshaltung gerade aus nach vorne gerichtet. Nun strecken Sie lediglich beide Zeigfinger, die sich berühren.
- Biegen Sie jetzt die Hände so zum Körper, dass die Zeigfinger nach oben zeigen. Die Daumen berühren den Körper auf Herzhöhe.
- Bringen Sie nun die Hände mit derselben Handhaltung nach rechts zur rechten Schulter und dann nach links zur linken Schulter.
- Jetzt strecken Sie die Arme aus, die Zeigfinger zeigen zum Boden.
- Anschliessend drehen Sie die Hand und bringen beide Zeigfinger in Herzhöhe.
- Jetzt versuchen Sie die Hände in dieser Position so fest wie möglich sieben Mal auseinander zu bringen.
- Anschliessend legen Sie die Hände in den Schoss. Versuchen Sie die ganze Übung fliessend nacheinander zu machen. **Danach folgt auch hier die dreifache Reinigungsatmung.**

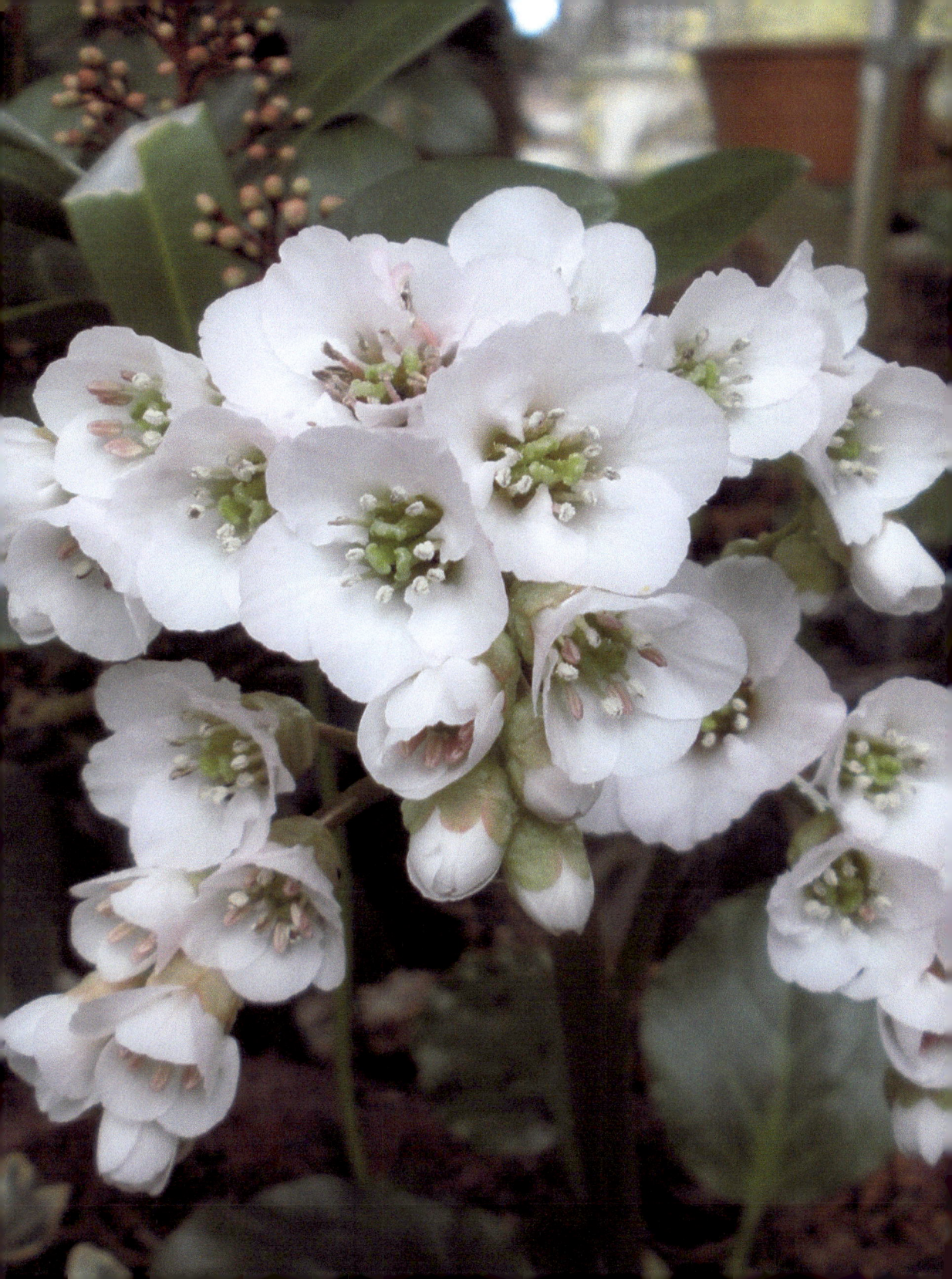

Das Garn aufrollen
(Luru Dupa ; für die Leber)

Ausgangsposition: Sitzposition mit aufrechtem Körper.

- Beide Arme fassen sich von unten gegenseitig an den Ellbogen und drücken gegen den Bauch.
- Jetzt heben Sie beide Arme in dieser Position so weit hinauf, wie möglich. Dabei werden beide Schultern so fest wie es geht nach hinten gezogen. Verharren Sie kurz in dieser Position und senken Sie die Arme wieder.

→ **Durchführung sieben Mal. Anschliessend dreifacher Reinigungsatem**

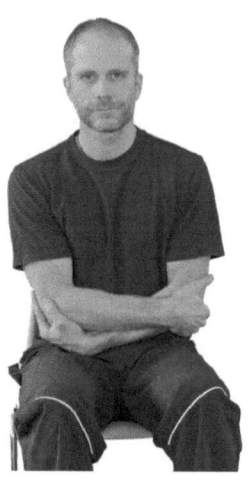
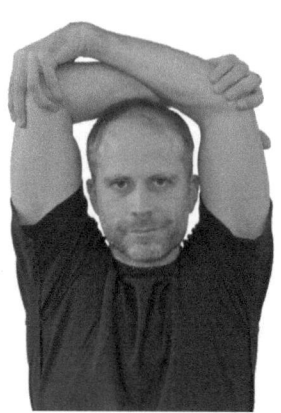

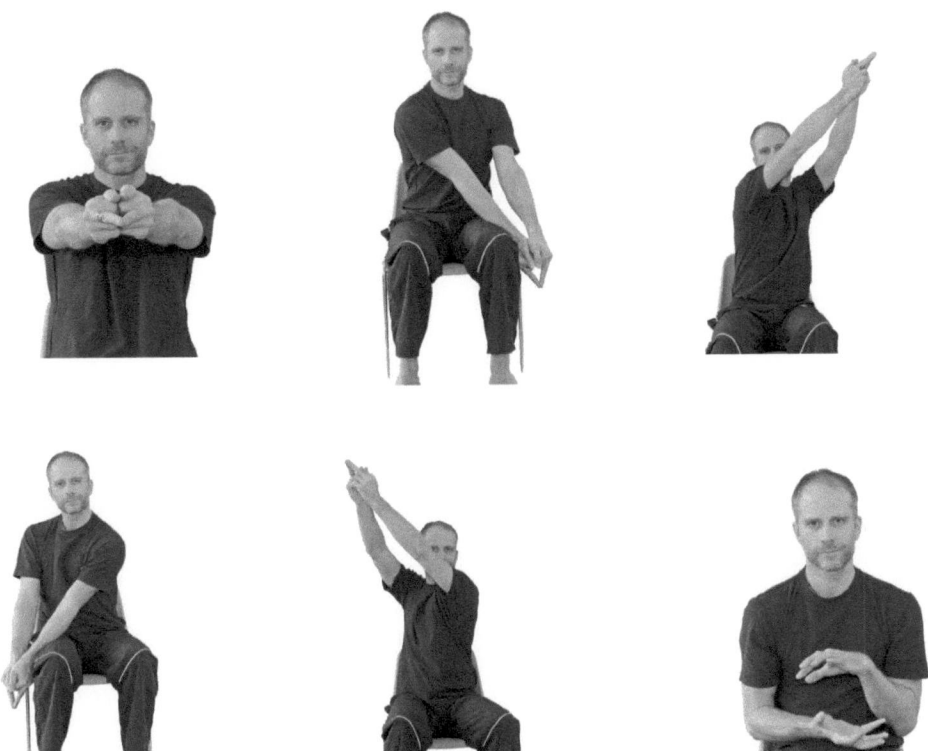

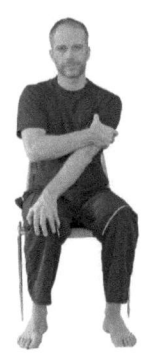 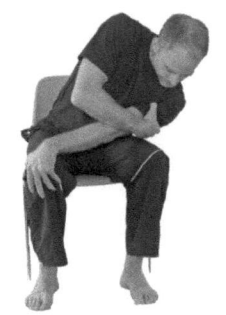 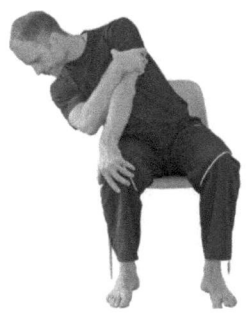

Den Berg umarmen
(Rirab la Tscharwa ; für die Milz)

Ausgangsposition: Sitzposition mit aufrechtem Körper

- Beide Arme werden nach vorne gestreckt mit den Handflächen gegeneinander. Jetzt schliessen Sie die Hände zu Fäuste, die sich berühren. Nur beide Mittelfinger bleiben gestreckt und die Spitzen berühren einander.
- Jetzt führen Sie die Arme in dieser Position zum linken äusseren Oberschenkel hinunter. Der rechte Oberarm drückt fest an die Brust.
- Bewegen Sie nun beide Oberarme auf dieser Seite so hoch und so schnell wie möglich nach oben und wieder nach unten dreimal. Der Blick bleibt nach vorne gerichtet.
- Diese Übung wird nun auf der rechten Seite genau gleich dreimal ausgeführt.
- Zum Schluss halten Sie mit gebeugten Unterarmen und gespreizten Fingern eine imaginäre Kugel vor sich. Die Oberarme drücken an den Körper. Drehen Sie jetzt diese „Kugel" sieben Mal nach links und nach rechts herum mit Ihren Fingern.

→ **Anschliessend dreifacher Reinigungsatem**

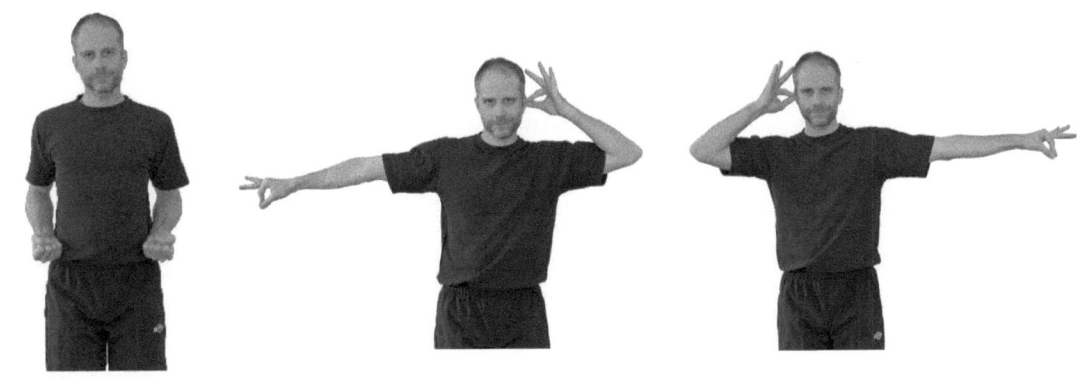

Wie man Flöte spielt
(Lingpo Bhupa ; für die Lungen)

Ausgangsposition: Sitzposition mit aufrechtem Körper.

- Fassen Sie mit der rechten Hand den linken Oberarm von aussen. Die linke Hand krallt sich am rechten Knie fest. Die linke Schulter wird jetzt so weit wie möglich mit gestrecktem Rücken zum linken Knie hinunter gezogen. Dann richten Sie sich wieder auf.
- Der Oberkörper wird nun zur rechten Seite gedreht. Die rechte Schulter bewegt jetzt den gestreckten Oberkörper soweit es geht nach rechts unten.

→ **Durchführung sieben Mal**

- Jetzt machen Sie beide Übungen auf die andere Seite.
  Linke Hand an den rechten Oberarm. Rechte Hand zum linken Knie. Rechte Schulter zum linken Knie hinunterziehen und wieder aufrichten
- Oberkörper zur linken Seite drehen. Linke Schulter soweit wie möglich nach links hinunterziehen (für diese Seite sind hier keine Abbildungen vorhanden).

→ **Durchführung sieben Mal. Anschliessend dreifacher Reinigungsatem.**

Mit Spindel und Faden weben
(Diku Kyang Wa ; für das Herz)

Ausgangsposition: Sitzposition mit aufrechtem Köper.

- Beide Arme sind gebogen mit Oberarmen am Körper, Faust zeigt nach oben.
- Jetzt heben Sie den gebogenen linken Arm seitwärts hoch in die waagrechte Position. Die Faust zeigt jetzt nach unten. Kurz diese Position mit Kraft innehalten. Bringen Sie jetzt diesen Arm schwungvoll wieder zurück an den Körper. Gleichzeitig wird der rechte Arm in die waagrechte Position gebracht wie beim linken Arm. Führen Sie diese Bewegungen dreimal geschmeidig aber mit Kraft aus. Wie bei einem Pendel.
- Nun führen Sie diese Übung mit beiden Armen gleichzeitig aus, heben – senken der Arme dreimal.
- Jetzt wird der angewinkelte linke Unterarm seitwärts zum linken Ohr geführt Zeigfinger und Daumen berühren sich. Die restlichen Finger sind gespreizt und alle gespannt. Der rechte Arm wird ausgestreckt mit derselben Handhaltung nach unten zeigend.
- Stellen Sie sich vor, Sie ziehen einen Faden durch Ihren Kopf vom linken Ohr zum rechten Ohr. Machen Sie diese Übung auf jeder Seite dreimal.

→ **Durchführung sieben Mal. Anschliessend dreifacher Reinigungsatem**

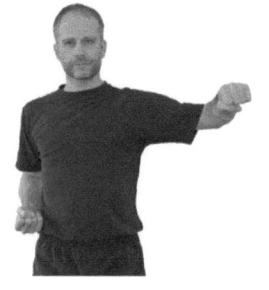
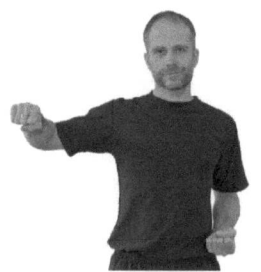
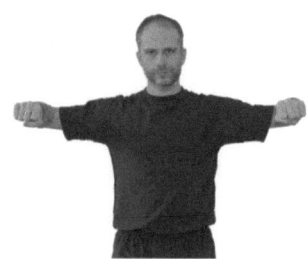

Übungen für die Gesundheit der Organe

Wie Schönheit sich zeigt
(Gegmo Gegpa ; für die Nieren)

Ausgangsposition: Aufrechter Stand mit durchgestreckten Knien und geschlossenen Füssen.

Der Oberkörper wird nach vorne in die waagrechte Position gebracht. Gleichzeitig führen Sie die Arme mit Handflächen nach oben, hinter dem Körper ebenfalls in die waagrechte Position hinauf. Nun führen Sie den Oberkörper mit Schwung nach oben. Versuchen Sie die Arme gleichzeitig hinter dem Körper so weit nach oben zu bringen und die Schultern nach hinten zu ziehen wie möglich. Dabei bleiben die Handflächen immer noch nach oben gerichtet. Bringen Sie jetzt den Oberkörper wieder nach vorne, die Arme bleiben hinten in derselben Position.

→ **Durchführung sieben Mal. Anschliessend dreifacher Reinigungsatem**

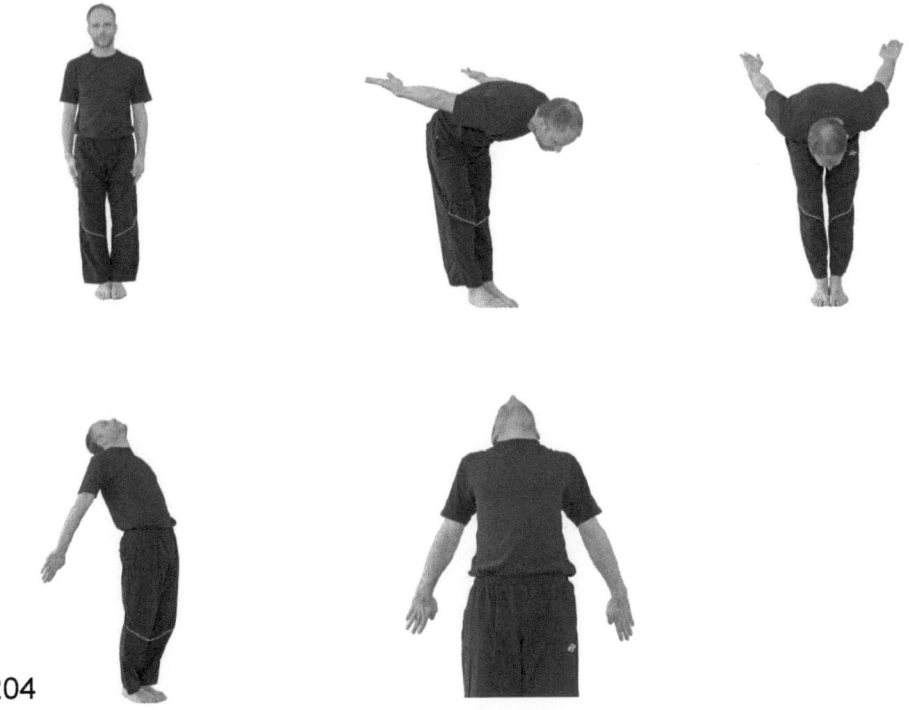

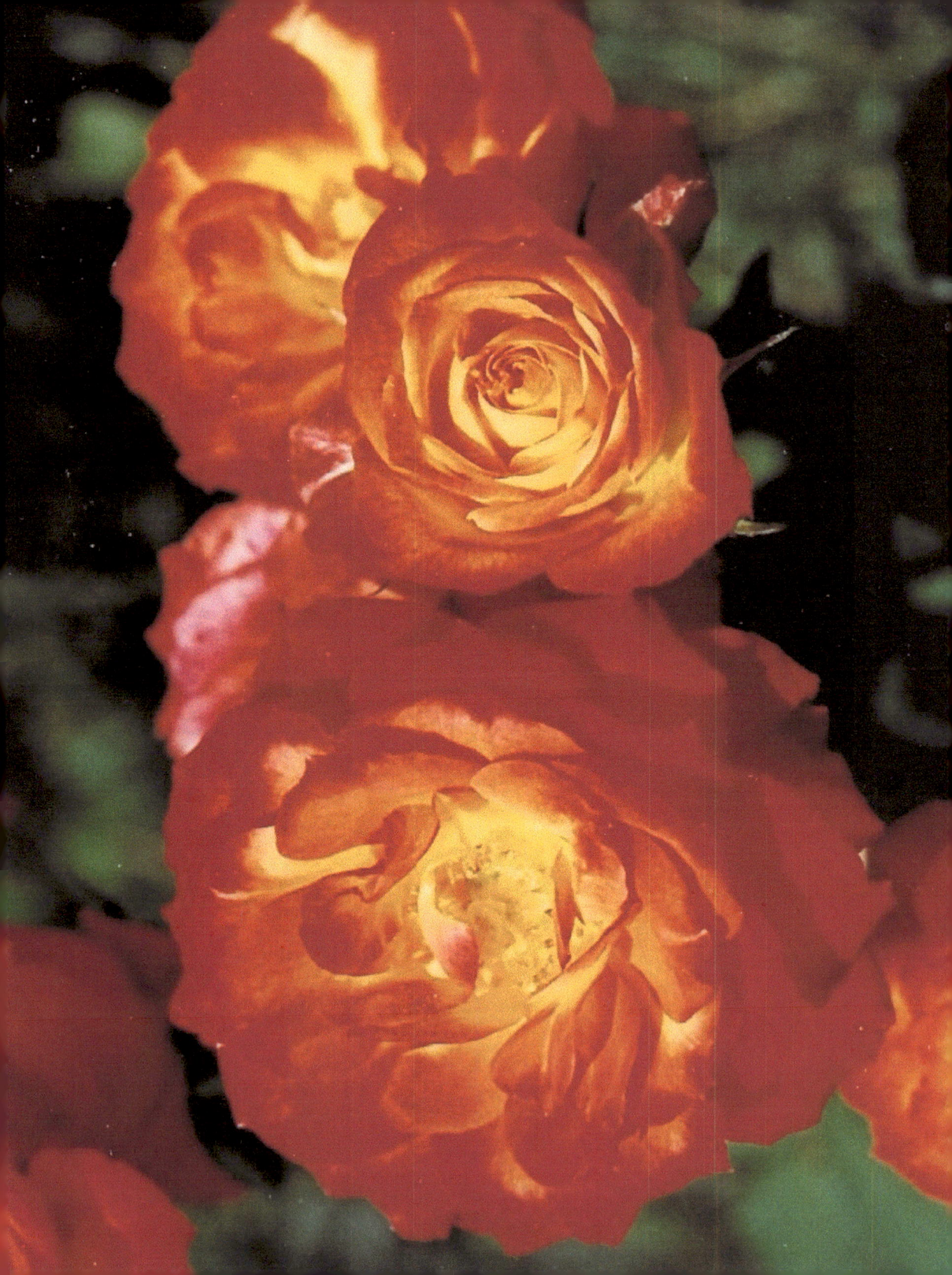

fest es geht gegen den Unterbauch, ziehen Sie den Bauchnabel ein, indem Sie einatmen und halten Sie den Atmen kurz an.

Bewegen Sie nun den geraden, gestreckten Oberkörper mit eingezogenem Bauchnabel soweit wie möglich nach rechts.

Drehen Sie sich langsam wieder in die Ausgangsposition zurück indem Sie ausatmen und den Bauch entspannen. Dasselbe praktizieren Sie auf die linke Seite.

→ **Durchführung beide Seiten sieben Mal. Anschliessend dreifacher Reinigungsatem**

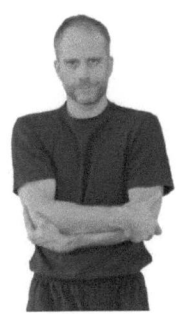 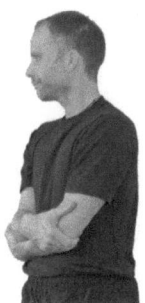 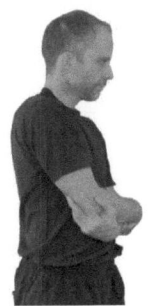

Ein Dreieck bilden
(Lingthanze; gegen obere Rückenprobleme, Nackenprobleme, Schulterprobleme, Atemprobleme)

Ausgangsposition: Diese Übung wird im Sitzen gemacht. Gerader Sitz, Blick nach vorne.
- Kreuzen Sie nun die Arme vor der Brust. Mit der linken Hand halten Sie die rechte Schulter fest und mit der rechten Hand die linke Schulter. Heben Sie nun beide Ellbogen in die waagrechte Position.
Jetzt bewegen Sie den gestreckten, aufrechten Oberkörper, soweit wie möglich nach rechts und atmen dabei ein. Halten Sie die Hüfte nach vorne gerichtet. Anschliessend drehen Sie den Oberkörper zur Mitte zurück, indem Sie ausatmen. Dasselbe machen Sie auf die linke Seite.
→ **Durchführung jede Seite sieben Mal. Anschliessend dreifacher Reinigungsatem**

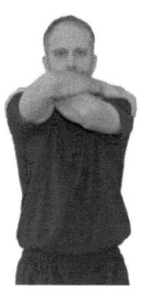 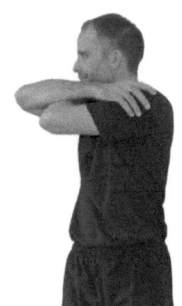 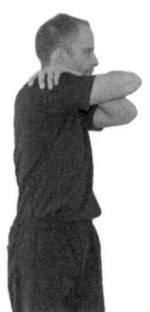

Drehendes Vajra
(unzerstörbare Qualität von Diamanten/Dorje Rangkhor; gegen untere Rückenprobleme, Kreuzbein, Bandscheiben, Hüfte)

Ausgangsposition: Diese Übung wird im Sitzen gemacht. Gerader Sitz, Blick nach vorne.
- Die Arme klammern sich vor dem Unterbauch so aneinander, dass die rechte Hand den linken Ellbogen fest von unten fasst und ebenso die linke Hand den rechten Ellbogen. Pressen Sie nun die Unterarme so

Machen Sie diese ganze Übung **sieben Mal**. Mit der Zeit werden Sie in der Lage sein diese Übung fliessend zu machen. Anschliessend **dreifacher Reinigungsatem**.

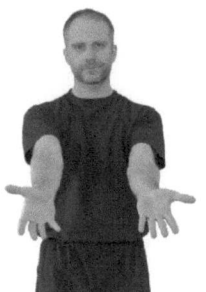 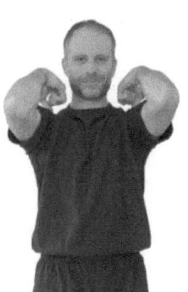

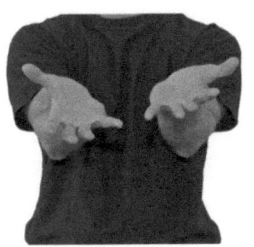 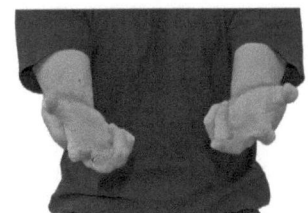 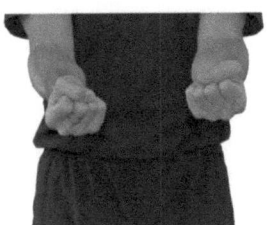

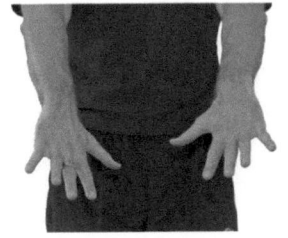 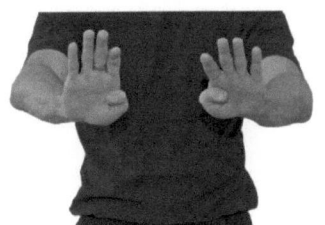 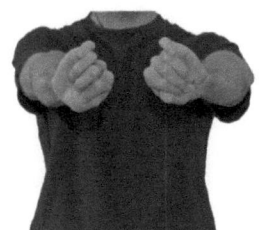

Übungen für die Beweglichkeit der Körperteile

Den Kopf bewegen
(Go Yugpa; gegen Kopfschmerzen)

Ausgangsposition: Sie sitzen gerade mit Blick geradeaus, die Hände umfassen beide Knie.
- Bewegen Sie jetzt das Kinn zur Brust (**halten Sie Rücken und Hals gestreckt**). Jetzt bewegen Sie den Kopf in die Ausgangsposition. Danach richten Sie ihn nach hinten und wieder zurück. → **sieben Mal**.
- Legen Sie nun den Kopf auf die rechte Schulter (Blick nach vorne gerichtet). Dann wieder in die Ausgangsposition. Dasselbe auf die linke Schulter. → **sieben Mal**
- Beschreiben Sie jetzt mit dem Kopf einen Halbkreis von links, hinten, nach rechts und wieder zurück. → **sieben Mal; anschliessend dreifacher Reinigungsatem**

Wie ein Geier greift
(Dschagö Derzin ; gegen Arthritis & entzündliche Gelenkerkrankungen in Armen und Händen)

Ausgangsposition: Im Sitzen oder Stehen. Strecken Sie die Arme waagrecht aus (**Beide Handflächen sind nach oben geöffnet**).

- Beugen Sie nun die Arme schwungvoll zu den Schultern indem Sie sie gleichzeitig kraftvoll zu Fäusten ballen. Behalten Sie kurz diese Position. Danach strecken Sie sie wieder und öffnen die Hände schnell und kraftvoll wieder in die Anfangsposition. → **sieben Mal.**

- Danach beugen Sie leicht die Arme. Öffnen Sie die Handflächen wieder nach oben und strecken Sie jeden einzelnen die Finger. Biegen Sie jetzt die Finger zuerst mit dem kleinen Finger beginnend, einzeln nacheinander ein. Anschliessend drehen Sie die Hand nach unten indem Sie sie öffnen. Jetzt biegen Sie die Daumen ein und legen jeden Finger, indem Sie mit dem Zeigefinger beginnen, nacheinander darüber. Drehen Sie nun die Hände wieder um und öffnen Sie sie kraftvoll nach oben.

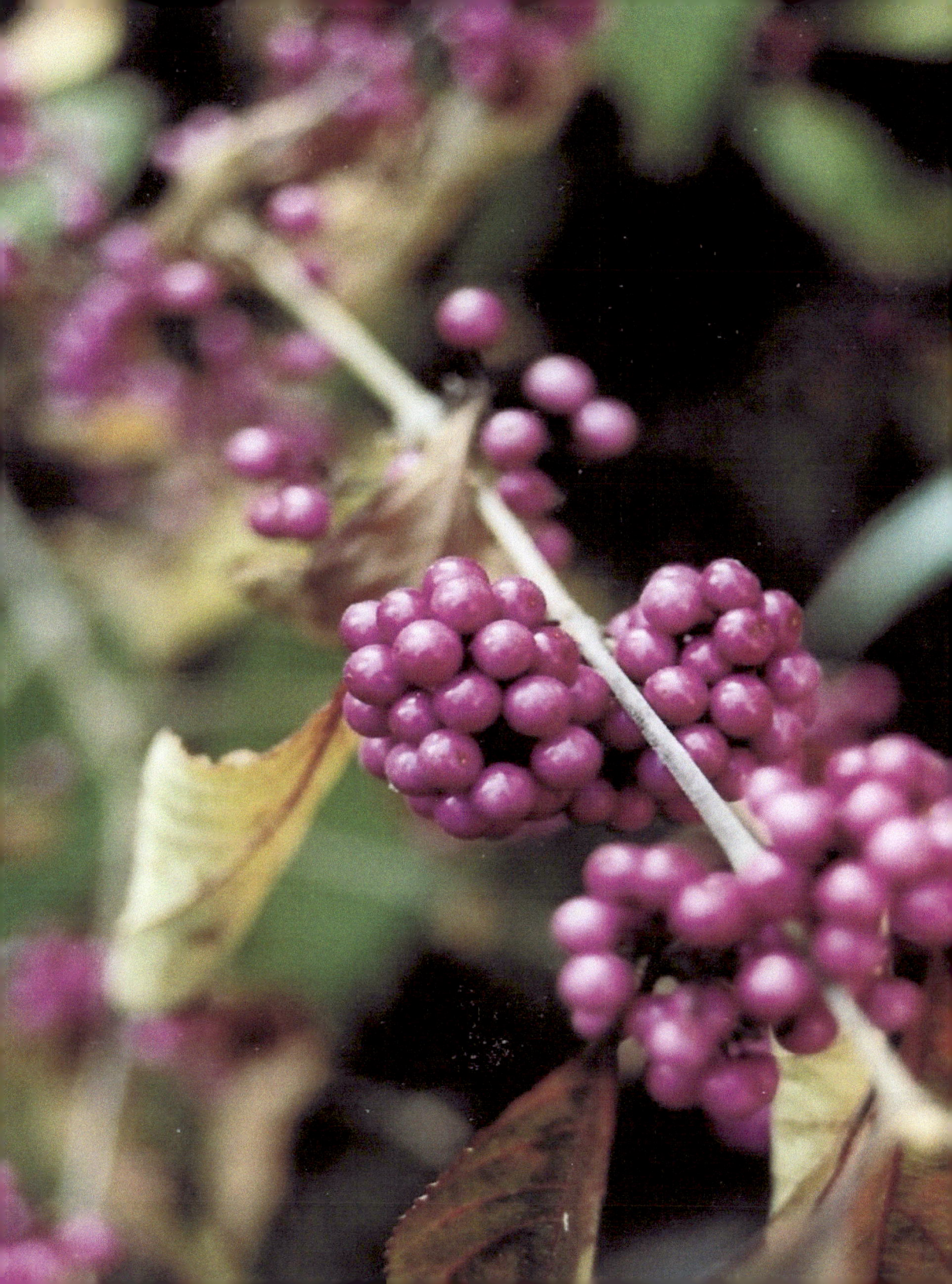

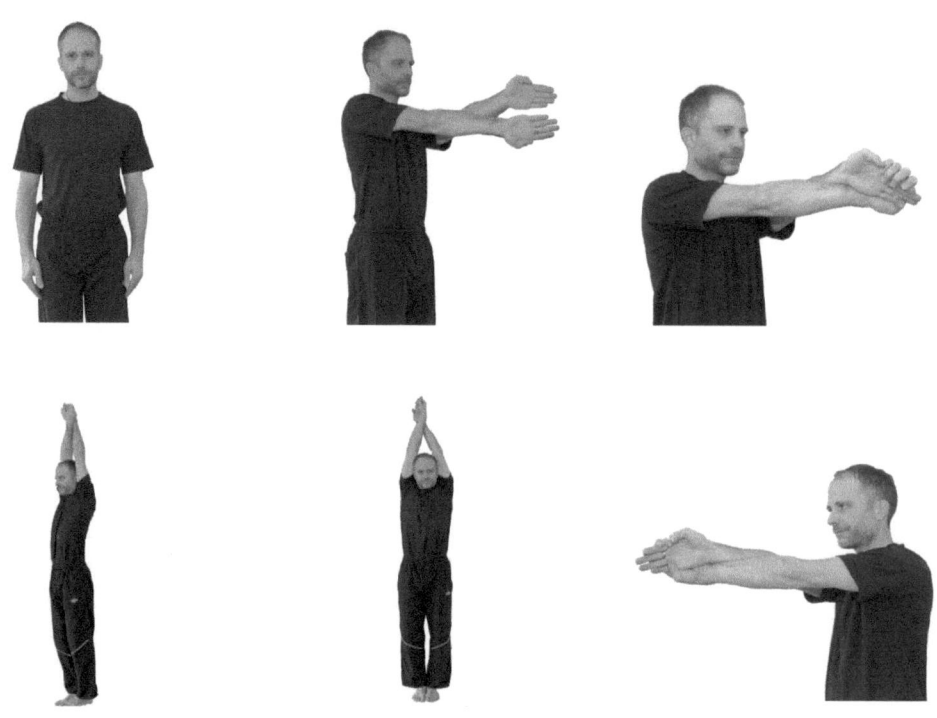

4. Übung: Wie der Falke, der sich im Wind dreht (Trayi Lungzin); gehört zum Feuer-Element

Ausgansposition: Sie stehen aufrecht, die Füsse berühren sich. Sonst ist die Handhaltung (Daumen nach vorne in der Taille) und die Bewegung ist wie Nr. 1.

→ **Durchführung sieben Mal; anschliessend dreifacher Reinigungsatem**

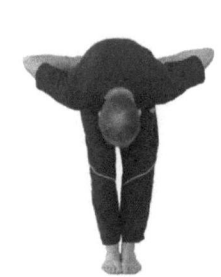 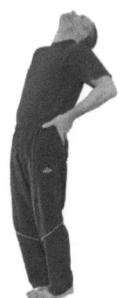

5. Übung: Wie sich ein neuer Berg erhebt (Lingshi Tadril); gehört zum Wasser-Element

Ausgangsposition: Sie stehen aufrecht, die Füsse berühren sich. Beide Arme strecken Sie nach vorne, so dass beide Handflächen zueinander schauen.

Jetzt drehen Sie die rechte Hand um 180°, dass die Handfläche nach aussen zeigt, führen Sie sie unter der linken Hand hindurch und fassen (in dieser Handposition) die linke Hand. Die rechte Hand ist also verdreht.
Mit dieser Handhaltung führen Sie beide Hände so hoch wie möglich über den Kopf und atmen ein. Stellen Sie sich vor, Sie werden von oben hinaufgezogen! Halten Sie für einen kurzen Augenblick den Atem an, bevor Sie beide Arme wieder senken und ausatmen.

→ **Durchführung sieben Mal. Dann wechseln Sie die Position der Hände mit der gleichen Übung. Anschliessend dreifacher Reinigungsatem.**

seitlich über dem Knie wieder auf indem Sie ausatmen und drehen den Körper wieder nach vorne. Dasselbe machen Sie auf die andere Seite.

Wenn Sie den Körper neigen, atmen Sie ein, wenn Sie wieder hochkommen, atmen Sie aus (umgekehrt wie Nr.1).

→ **Durchführung beide Seiten sieben Mal. Anschliessend dreifacher Reinigungsatem**

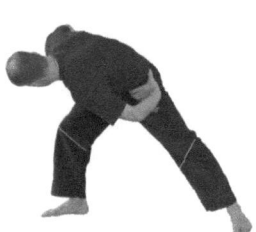 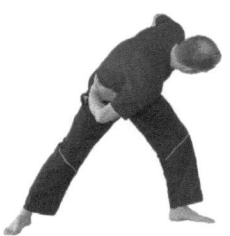

3. Übung: Wie das Wildpferd sich hinlegt (Kyangmo Ngyeltang) ; gehört zum Wind-Element

Es ist fast dieselbe Übung wie Nr. 2 mit dem Unterschied, dass Sie nicht die Schultern sondern die Ellbögen zu den Knien führen und die Beinhaltung schmaler ist.

→ **Durchführung beide Seiten sieben Mal. Anschliessend dreifacher Reinigungsatem**

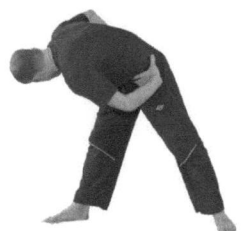 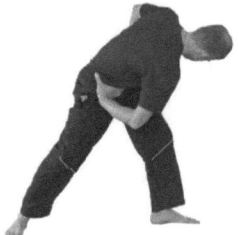

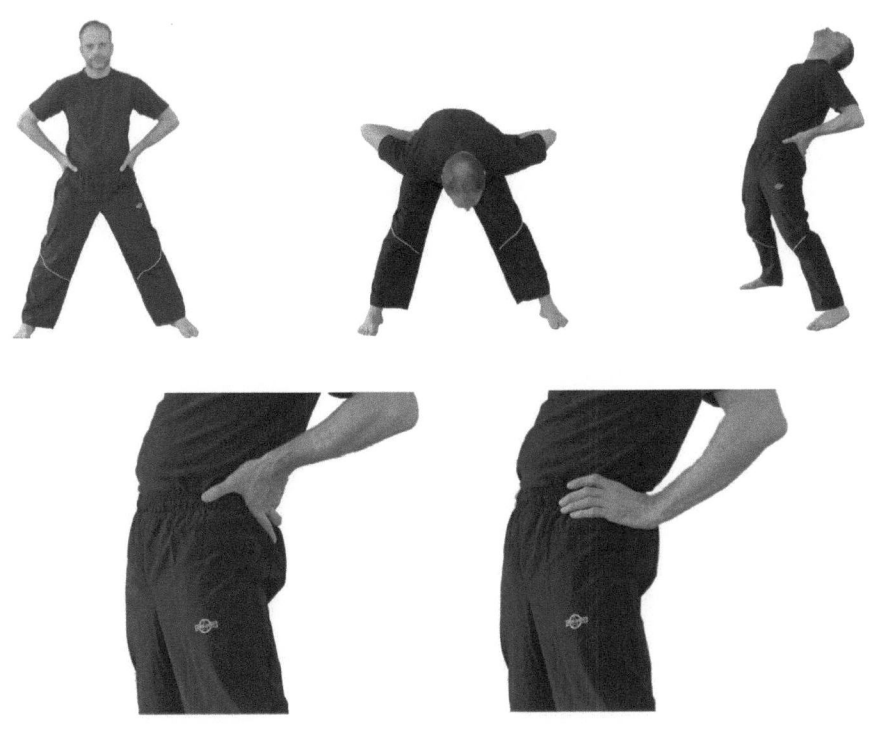

2. Übung: Yak (kleinwüchsiges Rind), der seinen Kopf schwingt (Dongmo Surdung); gehört zum Erdelement

Ausgangsposition: Grosse Grätschhaltung mit den Beinen. Armhaltung gleich wie Übung eins aber jetzt **Daumen nach hinten, Finger nach vorne.**

Oberkörper wird nun mit geradem, gestrecktem Rücken nach rechts gedreht, dabei atmen wir ein. Der rechte Fuss wird leicht nach aussen gedreht. Der Oberkörper senkt sich jetzt und gleichzeitig wird das rechte Bein gebeugt (bis 90° wenn möglich) so dass die linke Schulter zum rechten Knie hinabzeigt oder es berührt. Achten Sie dabei, dass Knie und Fuss in die gleiche Richtung zeigen (Überdrehungsgefahr des Knies). Wir halten den Atem für einen Moment an. Das linke Bein bleibt durchgestreckt. Jetzt richten Sie sich

Dreifacher Reinigungsatem

Vor und nach jeder Übung atmen wir (nur!) dreimal tief durch die Nase in den Bauch ein (die Arme heben sich mit Handflächen nach oben) und dreimal tief durch den Mund wieder aus mit einem hörbaren Laut (die Arme senken sich mit Handflächen nach unten). Auf diese Weise gelangt frische Luft in den Körper und Abfallstoffe und negative Gefühle können so hinausfliessen.

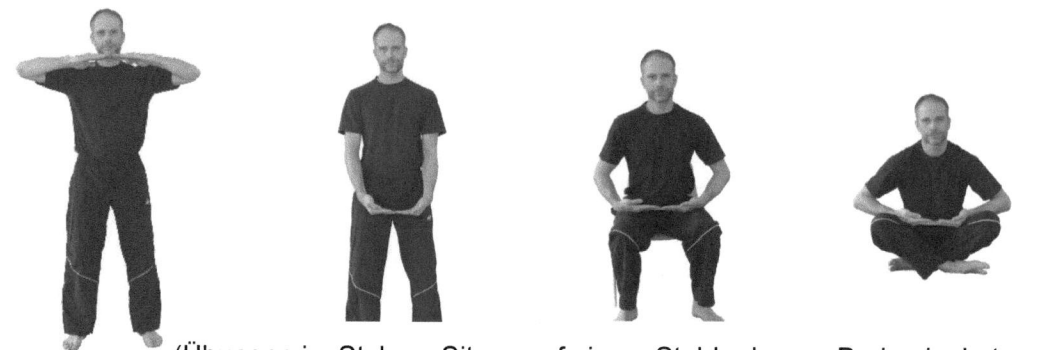

(Übungen im Stehen, Sitzen auf einem Stuhl oder am Boden im Lotussitz)

5 Grundübungen für die Öffnung der fünf Elemente

1.Übung: Wildgans, die Wasser trinkt (Ngangmo Chutung); gehört zum Raum-Element

Ausgangsposition: Grosse Grätschhaltung mit den Beinen. Füsse sind leicht nach aussen gedreht. Arme seitwärts an die Hüfte gewinkelt. Hände mit Daumen nach vorn (Finger nach hinten und stützen den Rücken) in der Taille eingesteckt. Mit geradem nach vorne gestrecktem Rücken (kein Katzenbuckel!) soweit nach unten beugen wie möglich und durch die Nase ausatmen. Die Beine bleiben dabei gestreckt. Danach den Oberkörper wieder heben und durch die Nase einatmen.

Halten Sie den Atem an und richten Sie den Oberkörper so weit nach hinten wie es geht. Bitte kein hohles Kreuz machen. Danach wieder nach unten beugen mit ausatmen etc.

→ **Durchführung sieben Mal. Anschliessend dreifacher Reinigungsatem**

Lu Jong Praxis

Vorbereitung:

Morgens bei Sonnenaufgang haben die Übungen eine enorm grosse Wirkung. Wenn wir in diesen Minuten tief durch die Nase einatmen, fliesst der Wind ungehindert in den 72 000 Meridianen unseres Körpers.
Abends nach Sonnenuntergang dominiert das Wasser-Element, das unseren Geist klar und entspannt macht. Auch zu dieser Zeit fliesst der Wind ungehindert durch unseren Körper.

Die Übungen sollten mindestens sieben Mal so langsam und geschmeidig wie möglich durchgeführt werden. Werden sie schnell gemacht sind sie weniger wirksam. Die Energie bei schnellen Bewegungen verhindert ihre Wirksamkeit (langsam gemachte Übungen sind zu Beginn auch anstrengender). Hören Sie auf Ihren Körper. Biegen, beugen und dehnen Sie Ihren Körper nur so weit, wie es für Sie möglich ist, ohne Gewalt!

Während den Übungen atmen wir durch die Nase ein und aus.

Gewisse Übungen brauchen eine Sitzposition. Sie können selber wählen, ob Sie am Boden mit Lotossitz etc. sitzen möchten, oder auf einem Stuhl Platz nehmen möchten.

Lu Jong-Übungen

- 5 Grundübungen für die Öffnung der fünf Elemente
- Übungen für die Beweglichkeit der Körperteile
- Übungen für die Gesundheit der Organe
- Übungen für die Linderung oder Vorbeugung von Krankheiten

Meridiane bilden tausende feinstoffliche Energieströme im menschlichen Körper. Sie kreuzen sich an bestimmten Knotenpunkten und bilden energetische Zentren (Chakren). Dies sind Zentren von spiritueller Kraft.

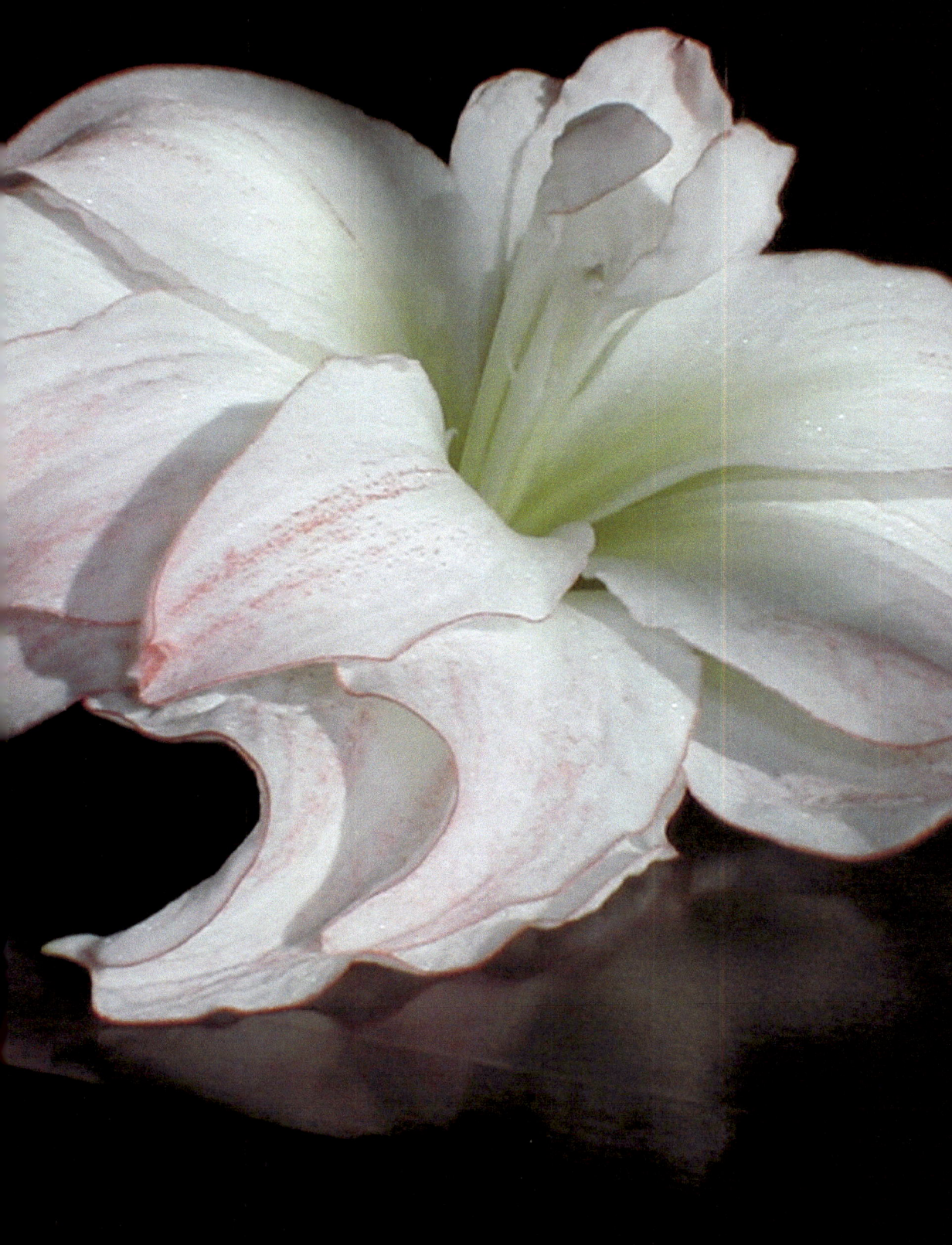

Die drei Säfte und der Geist

Die tibetische Medizin sieht bei Wind-, Galle- und Schleim-Störungen die Hauptverursacher auf der geistigen Ebene:

Begierde:	Anhaften an die weltlichen Dinge, Lust und Verlangen
Hass:	Formen der Aggressivität und Zorn, Wut, Ärger
Verblendung:	Ignoranz und Voreingenommenheit

> **Im Buddhismus werden diese drei Grundübel auch „die drei Wurzeln des Unheilsamen" genannt.**

Wind-Krankheiten werden von der Begierde gefördert.

Galle-Krankheiten werden vom Hass gefördert.

Schleim-Krankheiten werden von der Verblendung gefördert.

Wasser:
Das Wasser-Element, Blut und andere Flüssigkeiten ist für den „Zusammenhalt" des Körpers zuständig. Ohne diese würde unser Köper wie Staub zusammenfallen.
Dank dem Wasser-Element können wir schmecken.

Feuer:
Körperwärme gehört zum Feuer-Element, das für Wachstum sorgt.
Dank dem Feuer-Element können wir sehen.

Wind (Luft):
Atmen und Denken ist dem Wind-Element zugeordnet. Es ist für die Bewegung des Körpers verantwortlich.
Dank dem Wind-Element können wir riechen.

Raum:
Alle Hohlräume in unserem Köper werden dem Raum-Element zugeordnet. Es schafft Raum für alle anderen Elemente.
Dank dem Raum-Element können wir hören

Die drei Säfte

Wind (Lung) verkörpert die Luft, die für die Atmung, Bewegung, alle Ausscheidungen und Körperöffnungen wie auch für die Gedanken und die Vernunft zuständig ist.

Galle (Tripa) verkörpert das Feuer, das für die Körperwärme, die Verdauung, den ganzen Stoffwechsel, wie auch für den Mut und den Willen zuständig ist.

Schleim (Bekken) verkörpert die Erde und das Wasser, die für die Körperstruktur, Flüssigkeiten, die Biegsamkeit des Körpers und der Gelenke, wie auch für die Geduld und den Schlaf zuständig sind.

Lu Jong aus der Sicht der tibetischen Medizin

Krankheiten entstehen, wenn in den Meridianen Blockaden und Störungen entstehen und diese Säfte nicht mehr in einem ausgewogenen Verhältnis zueinander, in den Kanälen fliessen können.

Die alten Überlieferungen besagen, dass Gesundheit oder Krankheit von den über 72 000 Meridianen (Energiesträngen) abhängen, in denen Blut und Wind fliessen. Dieser Wind ist der „Träger" der drei Säfte: Wind, Galle und Schleim.

Durch die richtigen Bewegungen der Köperstellen, an denen sich die Energiezentren (Chakras) der Meridiane befinden, können Kanäle weich und durchlässig gehalten werden. Durch die täglichen Übungen werden sie sensibilisiert und gestärkt.

Die Harmonie des Windes im Körper ist die Voraussetzung des Gleichgewichts von Körper und Geist.

Nach tibetischer Sichtweise werden wir krank, wenn das Gleichgewicht der Elemente gestört ist:

- **Schleim-Krankheiten** entstehen, wenn das Wasser & Erd-Element nicht ausgewogen sind.
- **Galle-Krankheiten** entstehen, wenn das Feuer-Element gestört ist.
- **Wind-Krankheiten** entstehen, wenn die Bewegung des Wind-Elementes unregelmässig ist.

Die fünf Elemente

(verbunden mit den fünf Sinneswahrnehmungen)

Erde:
Knochen und Fleisch entstehen aus dem Erd-Element, das für die „Festigkeit" zuständig ist.
Dank dem Erd-Element können wir tasten und spüren.

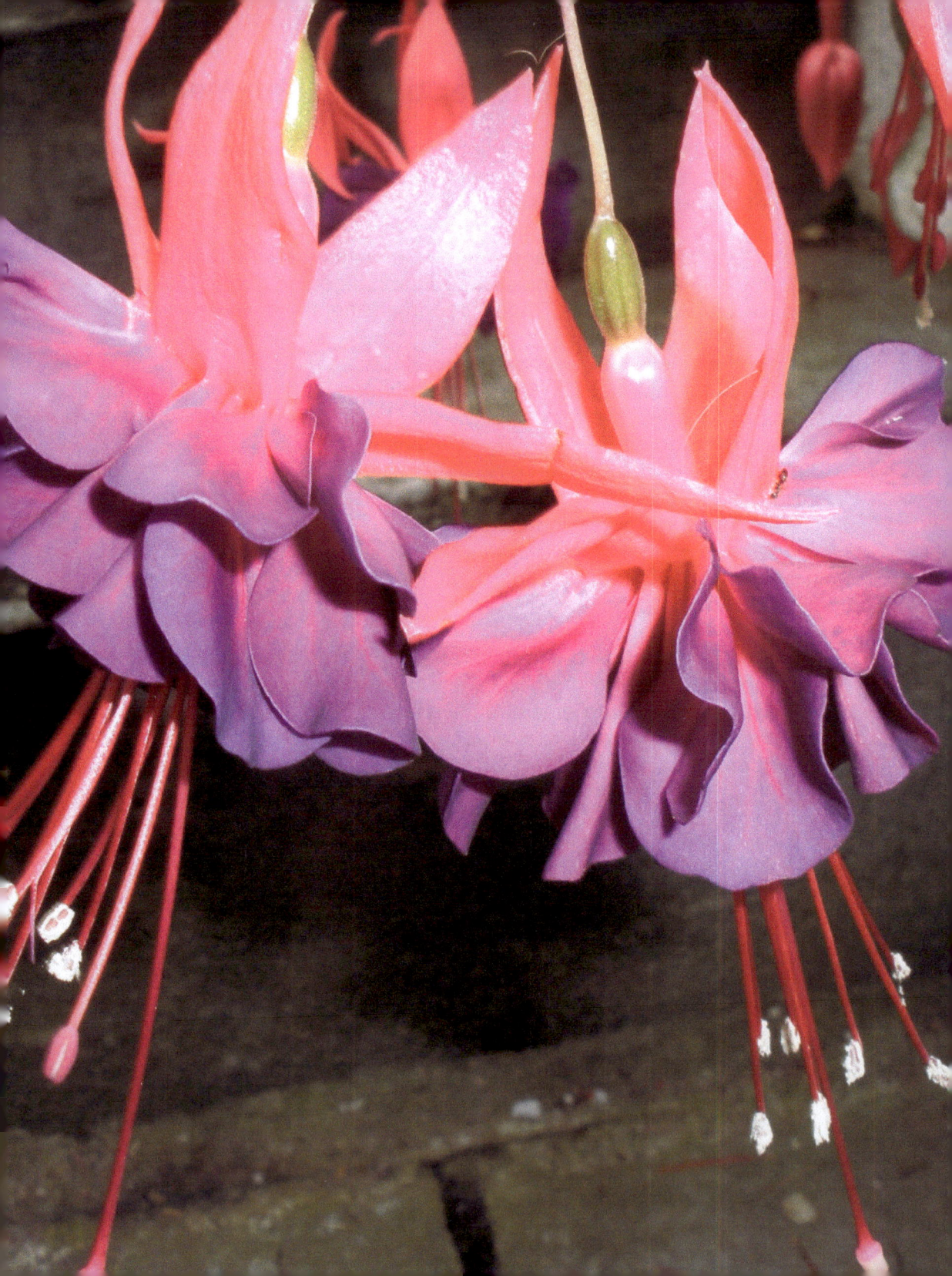

Wir verbinden während der Bewegungen unseren Geist mit unserem Atem und unserem Körper. Die tibetischen Ärzte betrachten Meditation als das beste Mittel, um Stress abzubauen und geistige Klarheit zu erlangen.

Durch das regelmässige Praktizieren von Lu Jong (entweder am Morgen oder am Abend) finden wir zu mehr Gelassenheit und innerer Ruhe.

Lu Jong ist für jeden geeignet, unabhängig von Alter oder körperlicher Fitness.

Alle Übungen können der Körperbeweglichkeit angepasst werden, die sitzenden Bewegungen können auch auf einem Stuhl ausgeführt werden.

Tulku Lobsang Rinpoche

Tulku Lobsang wurde 1975 als Bauernknabe in Tibet geboren und in dem spirituell bedeutenden Kloster Nangzi erzogen. Dort wurde er im Alter von 13 Jahren durch seine grosse Intelligenz, Weisheit, Bescheidenheit, und Liebenswürdigkeit als Reinkarnation eines sehr hohen Lamas auserwählt. Er ist ein hoher buddhistischer Meister, Doktor der tibetischen Medizin und Astrologie.

Lu Jong wurde von ihm während der Tibet-Krise in den Westen gebracht. Tulku Lobsang hat die Übungen zu einer klaren und einfachen Praxis zusammengestellt, die an unsere westlichen Bedürfnisse angepasst sind, jedoch nichts von ihrer Tiefgründigkeit und Effektivität eingebüsst haben.

LU JONG

Lu Jong (tibetisches Heilyoga)

Lu Jong (Körper/Geist-Übung) ist ein über 8000 Jahre altes tibetisches Heilyoga, das auf dem Wissen der tibetischen Medizin basiert. Es ist ein geheimer kostbarer Schatz der Tibeter.

Es sind Bewegungsübungen, die in Tibet nur mündlich von Meistern (Mönchen) zu Schülern und Meditierenden in den Bergen des Himalaya weitergegeben wurden und noch werden, um sich vor Krankheiten zu schützen oder sie zu heilen.

Durch Ihre tiefe Naturverbundenheit des Universums und das Beobachten der Tiere und ihres Verhaltens in bestimmten Situationen, erkannten sie die heilenden Kräfte der Natur. Deshalb sind viele Übungen den Bewegungen der Tiere nachempfunden.

Mit Lu Jong entwickeln wir ein sensibles Körperbewusstsein, trainieren unseren Geist und können unsere Emotionen so ins Gleichgewicht bringen. Durch die fliessenden Bewegungen wird an verschiedenen Stellen unseres Körpers Druck ausgeübt und wieder entlastet, sodass eine innere Massage entsteht. Störungen und Blockaden können sich lösen und durch die Energiebahnen (Meridianen) des Köpers werden unsere Selbstheilungskräfte aktiviert.

Die weich fliessenden Bewegungen werden konzentriert von der Atmung begleitet. Dadurch wird die Wirbelsäule sanft aktiviert und gleichzeitig die Körperwahrnehmung, innere Sensibilität und die Konzentrationsfähigkeit gestärkt.

Lu Jong konzentriert sich speziell auf die Wirbelsäule, welche eng mit der Gesundheit des gesamten Körpers verbunden ist. Ist die Wirbelsäule stark und im Gleichgewicht, wird die Energie effizient in alle Teile des Körpers transportiert. Bei einem Ungleichgewicht der Wirbelsäule entsteht eine Störung des Gleichgewichtes aller Körpersysteme auf entweder körperlicher, geistiger oder energetischer Ebene.

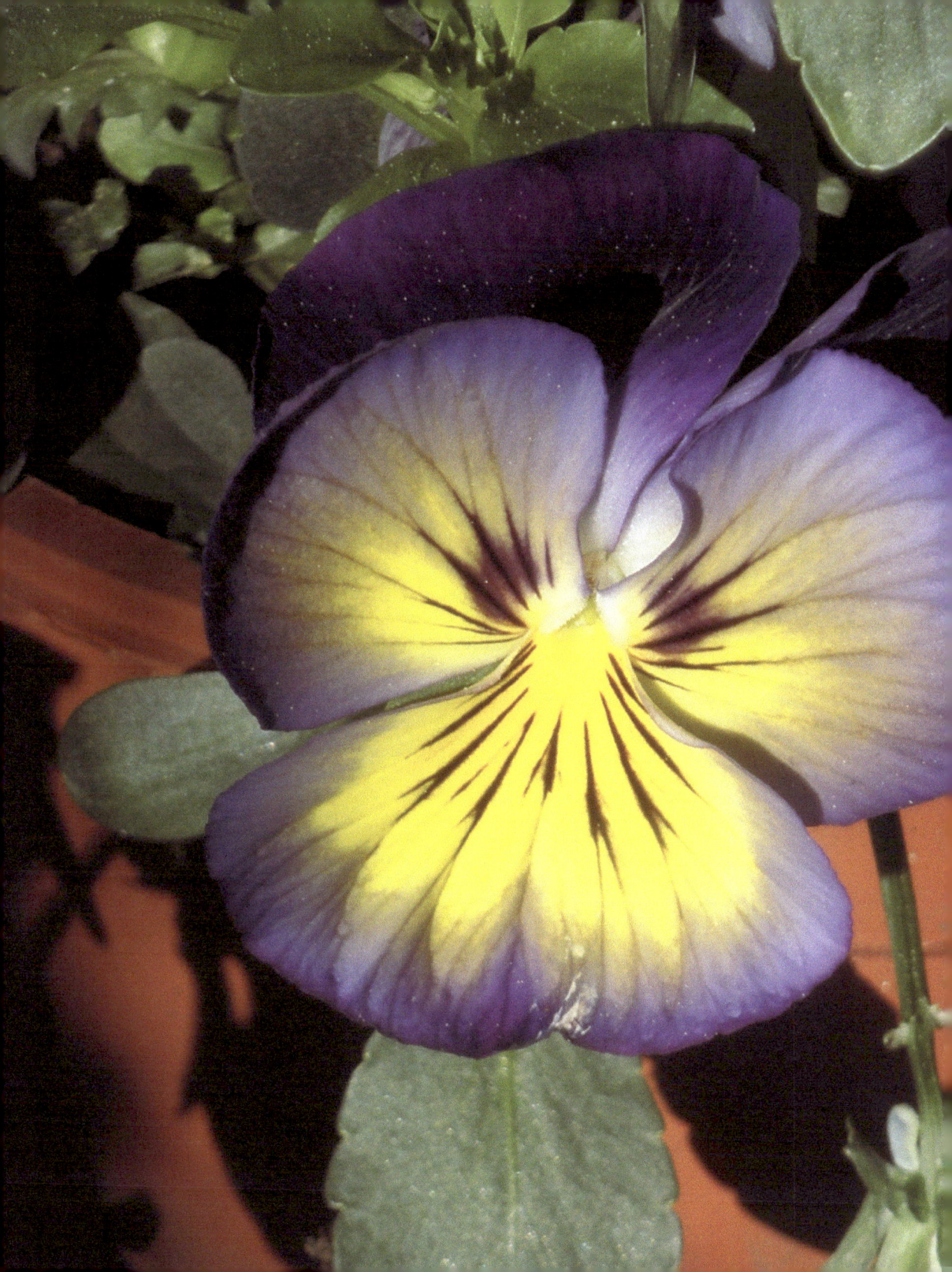

Nebenwirkungen

Bei diesen Fällen ist eine Behandlung abzuraten oder nur mit Einverständnis des Arztes durchzuführen:

- Die negative Begleiterscheinung hoher oraler Dosen Magnesiumchlorid ist dessen abführende Wirkung. Daher sollte man es bei Verdauungsbeschwerden und Durchfällen besser nicht verwenden.
- Demensprechend sollte man Magnesiumchlorid nicht bei **chronisch-entzündlichen Darmerkrankungen** (Morbus Crohn, Colitis Ulcerosa) oder der **Zöliakie** bei Glutenunverträglichkeit anwenden. Man kann im Gegensatz dazu die transdermale Anwendung durchführen.
- Magnesium in hohen Dosen beeinflusst die Nierenfunktion – eine Anwendung **bei Nierenerkrankungen** wie chronischer Niereninsuffizienz oder Nierenversagen, etwa bei Dialysepatienten, ist daher **streng untersagt.**
- **Magnesiumionen beeinflussen die Wirkung von Herzmedikamenten, Kortikoiden, Antibiotika und Eisenpräparaten.** Lassen Sie sich gegebenenfalls in Ihrer Apotheke oder von Ihrem Hausarzt zuvor beraten.
- **Patienten mit Osteoporose** müssen bei Einnahme von Calcium wie auch Magnesium auf eine **ausreichende Versorgung mit Vitamin D** achten, sonst kann sich die Erkrankung weiter verschlimmern.
- Vorsicht auch bei diabetischen Wunden, denn es kann sich die Haut durch zu starkdosiertes Magnesiumchlorid abschälen.

Lassen Sie sich bei Unsicherheit von Ihrem Arzt oder Apotheker beraten.

Füsse darin 20 – 30 Minuten lang. In einem Fussprudelbad ist der Effekt noch grösser.

Zur Erhaltung eines gesunden Magnesiumspiegels

- Täglich 1 Mal die Glieder mit Magnesiumöl einmassieren und 1 – 2 Mal monatlich ein Fussbad nehmen.

Achten Sie, für eine optimale Wirkung, zusätzlich auf eine ausreichende Versorgung mit den Vitaminen C, D3, K2, Kieselerde und eine ausgewogen Proteinaufnahme (Eiweiss) bei jeder Mahlzeit. Das Magnesium wird so viel besser aufgenommen. Ernähren Sie sich ausgewogen.

Ganz gleich, was Ihr Gesundheitsproblem ist:

Depressionen, Menstruationsbeschwerden, Krämpfe, Muskelschwäche, Restless–Leg Syndrom, Migräne, Schlafstörungen, Nervosität, Magen-Darm-Probleme, Hautprobleme, Herz-Kreislauf-Erkrankungen, Bluthochdruck, Reizbarkeit, chronische Schmerzzustände, Vitamin-D-Mangel (Magnesium ist an der Aktivierung des Vitamin D beteiligt), Diabetes oder Schwangerschaftsbeschwerden. **Nehmen Sie Magnesium (Magnesiumchlorid)!**

- Bei einem 28kg schweren Kind entspricht dies 14-15ml. Bei zu hohen Dosen kann es zu Durchfall kommen.
- Je höher die tägliche Magnesiumdosis, desto besser ist es, sie auf zwei oder mehr tägliche Einnahmen zu verteilen. Denn je geringer die Einzeldosis, umso mehr Magnesium kann davon resorbiert werden.

> Achten Sie in jedem Falle auf die ausreichende Kaliumzufuhr, da Kalium die Magnesiumaufnahme fördert. Magnesium sollte hingegen nicht gleichzeitig mit Milchprodukten eingenommen werden, da deren hoher Calciumgehalt zu einer Hemmung der Magnesiumresorption führen könnte.

Transdermale (äusserlich) Anwendung von Magnesiumchlorid

Herstellung von Magnesiumchlorid Öl für die transdermale Anwendung

- Lösen Sie 33g Magnesiumchlorid-Flocken mit 1 dl abgekochtem und kaltem Wasser auf oder für eine grössere Menge:
- 330 g Magnesiumchlorid-Flocken mit 1 Liter abgekochtem und kaltem Wasser (oder Destilliertes Wasser) auf. Geben Sie das Ganze in eine Literflasche (100ml Flasche) aus Glas.
- Davon können Sie 100 ml (1 dl) in eine kleine Sprühflasche aus Glas umgiessen und haben noch Reserve – fertig!

Empfohlene Dosis für Erwachsene ist:
- Täglich 10 Sprüheinheiten am Morgen und 10 am Abend auf Arme und Beine oder Problemstellen auftragen und gut einmassieren. Es fühlt sich zu Beginn etwas ölig an. Wenn Sie es vertragen, kann es auf der Haut bleiben, sonst erst nach 20 min. abwaschen.

Fussbad

Die Aufnahme über die Fusssohlen ist sehr effektiv:
- Man löse 6 g (1 TL) Magnesiumchlorid in 4 - 5 Liter körperwarmen Wasser auf (entspricht in etwa 708 mg Magnesium) und bade die

Dosierung

Orale Einnahme von Magnesiumchlorid

Herstellung von Magnesium – Chlorid (Sole) für die orale Einnahme

- Lösen Sie 31g (33g = 6 Kaffeelöffel) Magnesiumchloridflocken in einem Liter Wasser in einer Glasflasche auf.
- Davon trinken Sie täglich morgens und abends Ihre Dosis: (20 ml am Morgen und 20 ml am Abend empfohlene Dosis)
- Flasche im Kühlschrank lagern
- Immer VOR dem Essen einnehmen
- Vor dem Schlucken wenn möglich den Mund damit spülen
- Bei Darmproblemen reduzieren Sie die Dosis und steigern Sie sie wieder langsam. Wenn Sie weiterhin Darmprobleme haben, setzen Sie die orale Dosierung ab und ersetzten sie nur durch die transdermale Verabreichung (äusserliche Anwendung).

Die Sole schmeckt leicht bitter. Wenn Ihnen das nicht mundet, versuchen Sie, die Sole mit viel Wasser verdünnt oder mit Fruchtsaft, Sirup, Tee oder einem Getränk nach Wahl einzunehmen.

Diese Sole ist für die äusserliche Anwendung nicht geeignet, sie ist viel zu schwach konzentriert.

Der gesamte Tagesbedarf (inkl. Lebensmittel) eines erwachsenen Menschen von 60 bis 70 Kilo Gewicht beträgt heute 800 – 1000 Milligramm. Eine ausreichende Versorgung, in dieser Dosis, ist über die normale Ernährung kaum zu erreichen.

- Erwachsene sollten deshalb mindestens noch zusätzlich 300mg (entsprechend einem 20 ml Gläschen Magnesiumchlorid-Sole) pro Tag einnehmen.
- Erwachsene ab 50 Jahren sollten möglichst am Abend noch ein halbes bis ein ganzes Gläschen nehmen.
- Schwangere benötigen bis zu 1500mg pro Tag. Kinder pro 10 Kilo Körpergewicht rund 5ml.

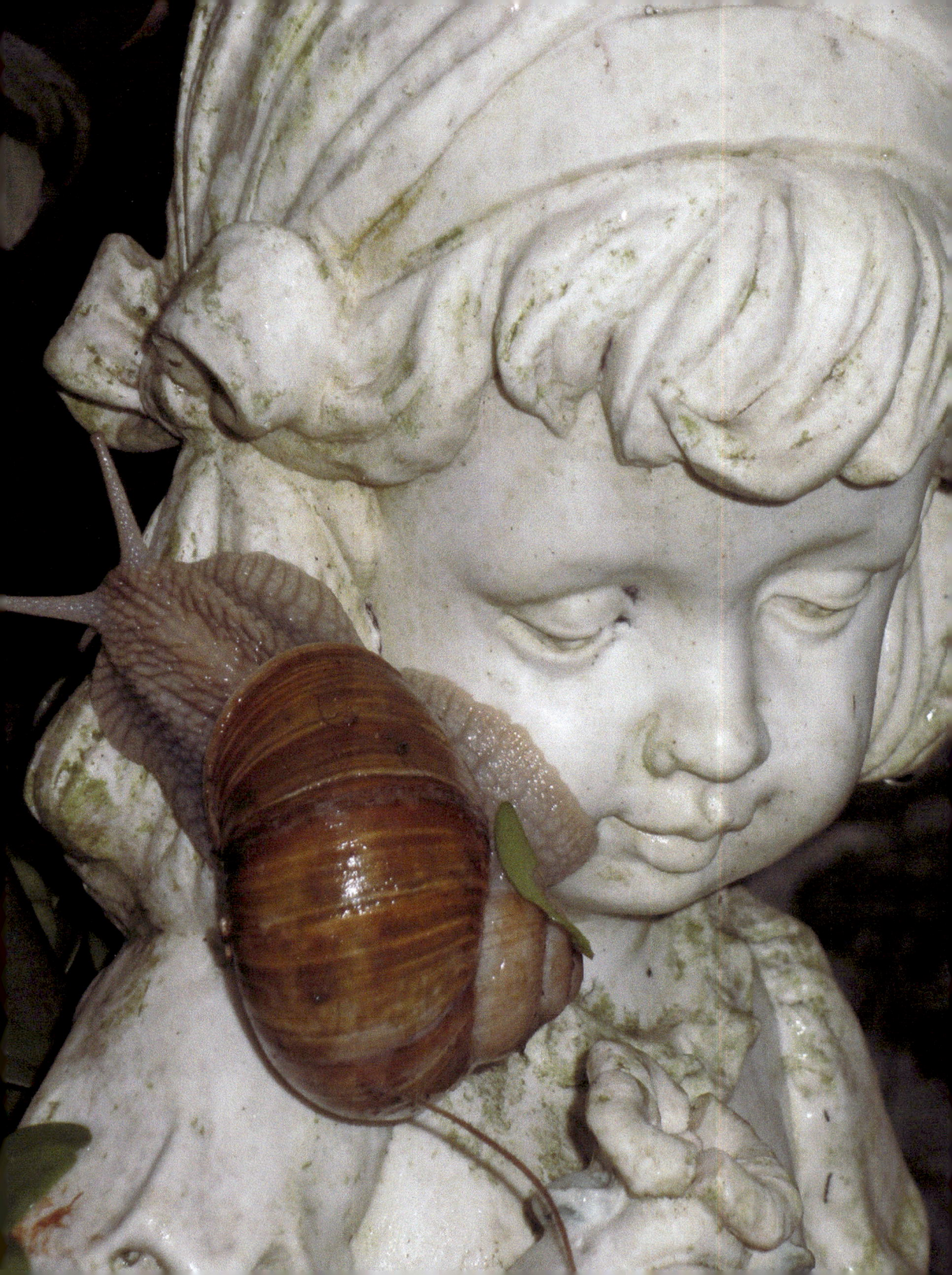

- **Bei Mund- / Zahnfleisch- / Rachenproblemen** Mg-Öl in den Mund sprühen oder träufeln und einige Minuten umwälzen (nicht schlucken!).

Einatmen von vernebeltem Magnesiumchlorid

In Wasser aufgelöstes Magnesiumchlorid bzw. 31%iges Magnesiumöl kann mit einem dafür geeigneten Gerät auch vernebelt und durch den Mund oder die Nase eingeatmet werden. Das wirkt besonders **bei akutem Asthma oder anderen Lungen- und Atemtrakt-Problemen.**

Es eignet sich zur Vorbeugung bzw. Behandlung von Atemtrakt-Erkrankungen, Lungenkrebs, Lungenentzündung, Tuberkulose, Grippe, chemische Vergiftungen etc. Diese Methode empfiehlt sich vor allem bei Babys und Kleinkindern, wenn Tabletten, Spritzen etc. problematisch sind.

Es wird empfohlen als ionisierte Lösung anzuwenden:

7,5 g Magnesiumchlorid oder 24 ml 31%-Magnesiumöl (900 mg Magnesium pur) in 100ml destilliertem Wasser in den Vernebler, das Inhalationsgerät, Dampfbad etc. geben.

Inhalationsdauer: 10-30 Minuten, optimal bis zu 5 mal am Tag.

Vorteile: Einbringen von Magnesium (bzw. anderen Medikamenten) direkt in den Atemtrakt. Es sind höhere Konzentrationen verwendbar.
- Antibakterielle Wirkstoffe können direkt in die Bronchien eingebracht werden.
- Es verdünnt die Sekrete und den Schleim, was das Ausstoßen von Lungensekreten erleichtert.
- Es erleichtert Husten und verringert den Hustenreiz.
- Es hält die Luftröhre und Trachea sauber und die Brust feucht und gesund und befeuchtet die Luft, die in die Lungen komm.
- Es befeuchtet die Nasengänge, Mund und Kehle.

- Falls es brennt oder sticht: Das schadet zwar nicht, aber dann ist eine Verdünnung angebracht. Nach mehrtägigen Anwendungen verschwindet die Empfindlichkeit solcher Stellen meist ganz.
- Es **sanft einzumassieren bis das „ölige" Gefühl auf der Haut verschwindet, ist am wirksamsten.**
- Es ist wirksamer, Arme und Beine bzw. behandlungsbedürftige Hautzonen häufiger am Tag einzureiben bzw. einzumassieren als die Tagesmenge auf einmal einzureiben. So kann mehr Magnesium vom Köper aufgenommen werden.
- Wo Haare sind kann Magnesiumöl über die Haarfollikel besonders rasch und intensiv ins darunter liegende Gewebe, in Lymphe und Blut eindringen.
- Magnesiumöl hinterlässt auf der Haut einen leicht klebrig-kristallinen Belag.
- Es ungefähr 10-20 Minuten einwirken lassen, bevor es abgewaschen wird. Wo klebriger Magnesiumkristall-Belag nicht störend wirkt, muss er nicht abgewaschen werden.
- Längere Einwirkzeiten können erreicht werden, indem man z.B. Socken, Handschuhe, Kopftücher, Auflagen, Binden, runde Pads o.ä. befeuchtet oder tränkt und sie mehrstündig oder über Nacht mit Folie abgedeckt einwirken lässt.

Spezielle Verwendungsarten von Magnesium-Öl

- Kalte oder warme/heiße Magnesiumöl-Packungen kann man für bestimmte Zwecke einsetzen, z.B. kalt bei Arthritis oder warm/heiß auf Krampfbereiche oder bei Steifheits- und Schmerzstellen.
- **Als Deodorant** hemmt Magnesium-Öl die Bakterien im Schweißdrüsenbereich und sorgt so für einen verbesserten Körpergeruch. Magnesium wird dabei zusätzlich in den Körper gebracht.
- **Bei Nebenhöhlenproblemen** Magnesiumöl in die Nase einträufeln oder einsprühen, oder mit einem getränkten Wattestäbchen einreiben (evtl. Konzentration etwas verdünnen).

Magnesiumöl

100 ml (0,1 l) Magnesiumöl:

31 g (oder 33,3 g) Magnesium - Chlorid Flocken abwägen und in einen Messbehälter mit 100 ml abgekochtem und abgekühltem Wasser geben. Die ganze Sole gut umrühren und in eine kleine Glasflasche umfüllen (am besten mit einem Trichter abfüllen und in eine Sprühflasche umfüllen).

Am einfachsten ist es 500 ml (1/2 l) oder 1000 ml (1 l) auf Vorrat herzustellen und eine Teilmenge davon jeweils in eine 100 ml oder 50 ml Glas - Flasche oder Sprühflasche umzufüllen. Damit kann man die gewünschte Tagesdosis auf die Haut sprühen oder es mit einer Pipette, einem Tropfer oder einer Roll-on-Flasche auf die Haut bringen und mit der Hand verteilen. Unter „Dosierung" finden Sie weitere Angaben.

Anwendungstipps:

- Massieren und bürsten (bei trockener Haut) der Haut vor der Anwendung, erhöht die Aufnahmefähigkeit des Magnesiumöls. Abgestorbene Hautzellen werden so entfernt, der Blutkreislauf wird angeregt und das Lymphsystem wird stimuliert.
- Mit Hilfe einer Pipette, eines Tropf- oder Sprühaufsatzes lässt sich die gewünschte Menge Magnesiumöl gut auf die Haut bringen, wo man es dann mit der Hand verreibt und optimalerweise einmassiert.
- Testen Sie sich **anfangs sorgfältig mit der Dosierung an die Anwendung heran** d.h. mit schwächeren Konzentrationen zu beginnen und sich an die persönlich wirksame Konzentration und Dosierung anzunähern.
- Problemzonen, z.B. verspannte, verkrampfte, schmerzende Haut, Gelenke, Muskeln, Verdauungsbereich, Kopf etc. direkt damit einsprühen und gut einreiben oder einmassieren.
- Auf empfindlichen Stellen des Körpers (offenen Wunden, Schleimhäuten, frisch rasierten Hautstellen, Augenpartie, Brustwarzen, Genitalbereich) sollte Magnesiumchlorid nicht aufgetragen werden.

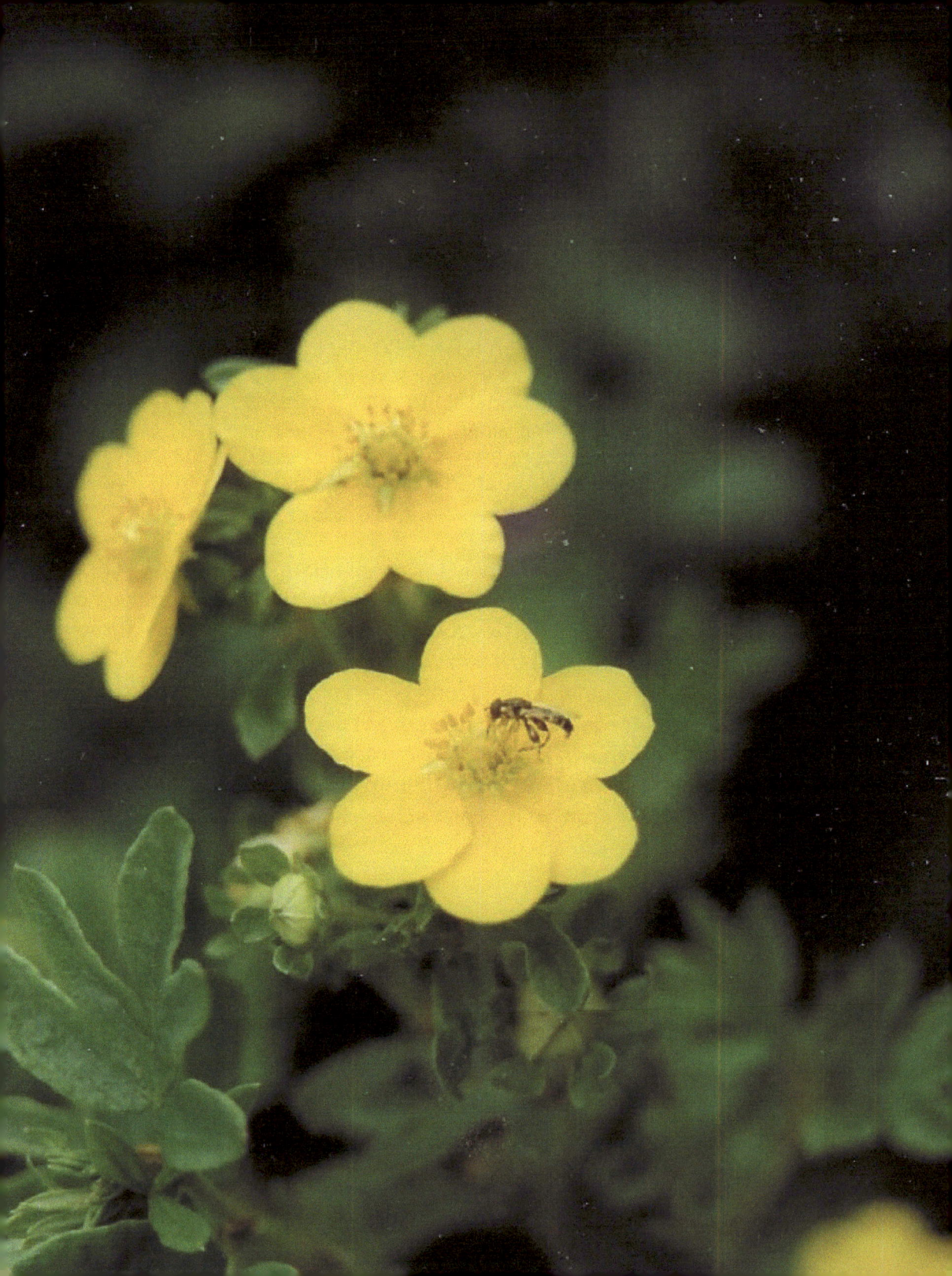

In folgenden Bereichen ist Magnesiumchlorid anderen Magnesium-Salzen überlegen:
- Es vitalisiert die Zellen und Gewebe
- Es ist unbedenklich für das Gewebe
- Es fördert die Durchblutung

Umrechnungstabelle
Magnesiumanteil in 31 % Magnesiumöl (Magnesium – Chlorid und Wasser für äussere Anwendung)

Magnesiumöl (MgCl2)		**Magnesium (Mg)**	
1 ml	=	37.05 mg	
5 ml	=	187.5 mg	
10 ml	=	370.5 mg	
15 ml	=	555.8 mg	
20 ml	=	**741 mg**	**(1)**
30 ml	=	1112 mg	
40 ml	=	**1482 mg**	**(2)**
50 ml	=	1853 mg	
100 ml	=	3705 mg	

Bei Hautanwendung wird eine Magnesiumchlorid-Konzentration von 30-34% verwendet, im kommerziellen Handel wird es meist in 31%iger Konzentration angeboten.

Vielfach werden Magnesium – Chlorid Abpackungen (Säckchen) von 33,3 g verkauft. Auch diese können mit der genau gleichen Menge Wasser hergestellt werden. Sie sind einfach etwas konzentrierter. **In diesen Konzentrationen wirkt in Wasser gelöstes Magnesiumchlorid auf der Haut ölig.** Daher wird es oft „**Magnesiumöl**" genannt. Es wird auch „**Magnesiumsole**" genannt, weil eine klebrig-kristallene, dünne Mineralschicht auf der Haut bleibt, wenn die Haut die Flüssigkeit aufgesaugt hat.

Es hat eine höhere Absorption und Bioverfügbarkeit (100%) als bei oraler Anwendung (ca. 30%). Es wird auch aufgenommen bei bestehendem Magensäuremangel oder anderen Resorptionsproblemen (z. B. bei chronischen Darmerkrankungen), da der gesamte Verdauungs- und Entgiftungsapparat umgangen wird, wo die Wirkung durch die Reaktion mit Enzymen und Säuren beeinträchtigt werden kann. Bei Parasiten- oder Bakterienbefall wie z. B. Borreliose sinkt der Magnesiumspiegel, weil Borrelien oral zugeführtes Magnesium verbrauchen.

Wenn Magnesiumchlorid über die Haut zugeführt wird, haben Bakterien keinen Zugriff!

Es vermeidet Durchfall, wie er bei oraler Einnahme anfangs häufig auftritt.

Es kann direkter, rascher, in höherer Konzentration und daher wirksamer in Lymphe und Blut gelangen und so über deren Verteilsysteme rasch in Gewebe, Organe, Knochen bzw. in alle Zellen.

Es kann die Magnesiumhauptspeicher in Knochen, Muskeln, weichem Bindegewebe, roten Blutzellen und Serum besser und rascher wieder auffüllen. Es kann örtlich gezielt eingesetzt werden, und gelangt unmittelbar und rasch in verspannte oder schmerzhafte Gewebe, Muskeln, Gelenke und Knochen, selbst wenn darin aufgrund der Verspannung/Krämpfe nur wenig Blut und Lymphe zirkulieren. Für oral aufgenommenes Magnesium ist es dagegen schwierig, die Gewebe- und Gelenkverkalkungen aufzuspüren und die Knochen zu versorgen.

Bei äußerer Wundbehandlung durch Magnesiumchlorid (keine offenen Wunden) z.B. Sportverletzungen bewirkt es eine bedeutend stärkere **Bildung von Leukozyten (Leukozytose), was den Infektionsschutz und die Heilwirkung sehr beschleunigt.** Es führt zu **rascher Krampf- und Schmerzreduktion**, **beugt Muskelkater** durch Gewebeübersäuerung vor und baut ihn rascher ab. Magnesiumchlorid entgiftet gut, z.B. bei giftigen Stichen, Bissen oder bei giftige Schwermetallen. Es hat **hohe infektionsverhütende (cytoplastische, antibiotische) Wirkungen.**

Orale Einnahme von Magnesium - Chlorid

Vorteile
Mit der täglichen **flüssigen Magnesium – Chlorid** Aufnahme (morgens und abends) kann man bewiesenermassen Plaque (Zahnstein) reduzieren und das Zahnfleisch stärken, indem man die Lösung für 1 Minute im Mund spült bevor man sie schluckt.

Nachteile
Es ist ziemlich unwirtschaftlich und therapeutisch nur mäßig effektiv, zumal das oral zugeführte Magnesium nicht unbedingt dort ankommt, wo der größte Magnesiummangel im Körper herrscht. Nur 30% des aufgenommenen Magnesiums kann im Verdauungstrakt verarbeitet werden, der Rest wird von den Nieren entsorgt. Langjähriger Magnesiummangel ist daher bei oraler Aufnahme kaum oder erst nach vielen Monaten zu beheben. Wenn man die **Tagesration auf mehrere kleinere Mengen** aufteilt, ist die Aufnahmefähigkeit deutlich größer als bei einmaliger Aufnahme der ganzen Dosis. Je höher die orale Dosis ausfällt, desto weniger davon kann der Körper aufnehmen. Bei zu hoher oraler Magnesiumaufnahme ist mit dünnem Stuhl oder auch mit Durchfall zu rechnen. Dann ist die Konzentration einfach zu senken oder durch die transdermale Aufnahme zu ersetzen.

Transdermale Anwendung mit Magnesiumchlorid

Vorteile
Durch die Haut (transdermal) kann bis zu 100% des in Wasser gelösten Magnesiums aufgenommen werden. Die transdermale Magnesiumaufnahme kann z.B. durch Besprühen oder Befeuchten einzelner Körperpartien oder des ganzen Körpers, durch befeuchtete Umschläge, Handbad, Fußbad oder Ganzkörperbad geschehen. Über die Haut kann Magnesiummangel so weit behoben werden, dass der Organismus sich wieder selbständig mit Magnesium über das Verdauungssystem versorgen kann. Das erfordert allerdings regelmäßige, mehrwöchige oder mehrmonatige Anwendungen.

Auch **Magnesiuminhalationen** zählen zu den äußeren Anwendungen, weil dadurch die Schleimhäute und die Lungenbläschen des Atemtraktes, Magnesium von außen erhalten.

Anwendung von Magnesiumchlorid

Umrechnungstabelle Magnesiumchlorid in pures Magnesium
In 99% Magnesiumchlorid Hexahydrat sind 11,95% reines Magnesium, 34,87% Chlorid und 53,17% Kristallwasser enthalten.

> **Ein Gramm Magnesiumchlorid enthält 0,119g = 119,5mg reines Magnesium.** Um die tatsächliche reine Menge Magnesium im Magnesiumchlorid zu ermitteln, muss man die Magnesiumchlorid Menge durch den Faktor 8,368 teilen (100/11,95 = 8,368).

Aus folgender Tabelle sind die Umrechnungswerte von Magnesiumchlorid in reines Magnesium ablesbar: ($MgCl_2$: 8.368)

Magnesiumchlorid ($MgCl_2$)		Magnesium (Mg)	
1 g	=	0.12 g	(119,5 mg)
10 g	=	1.2 g	(1195 mg)
30 g	=	3,6 g	(3585 mg)

Magnesium (Mg)		Magnesiumchlorid ($MgCl_2$)	
200 mg	=	1.67 g	
400 mg	=	3.35 g	
600 mg	=	5.02 g	
700 mg	=	**5.86 g**	(1)
800 mg	=	6.69 g	
1000 mg	=	8.37 g	
1200 mg	=	10.04 g	
1500 mg	=	**12.55 g**	(2)

(1) Empfohlene Erwachsenendosis   **(2)** Bei massivem Magnesiummangel

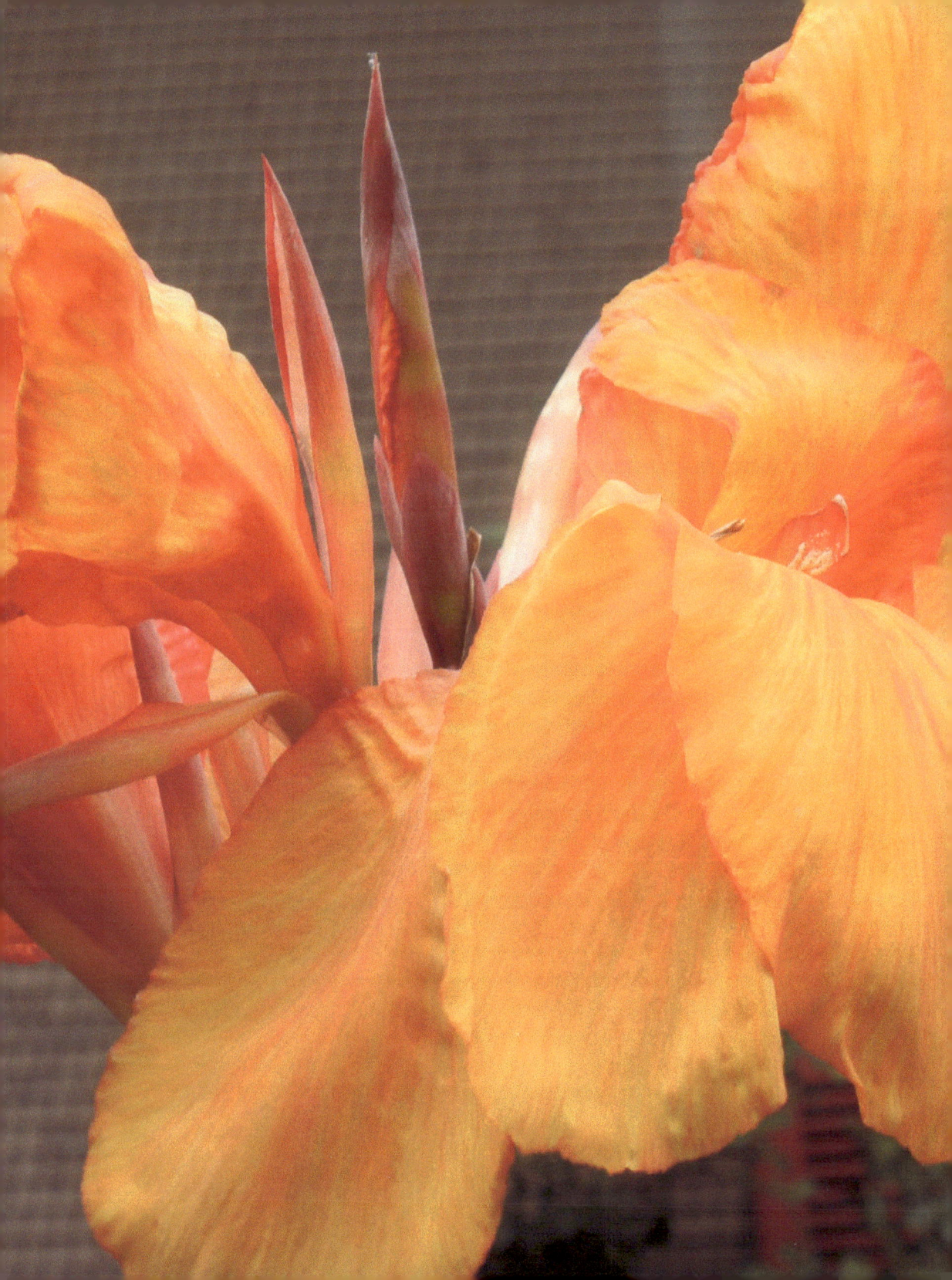

Wirkung von Magnesiumchlorid

Magnesiumchlorid enthält Magnesium in einer besonders reinen Form, das vom Körper schnell verwertet werden kann. Das Magnesium wird vollständig von der Haut aufgenommen und gelangt von dort in die Blutbahn.

Die Magnesiumaufnahme durch die Haut ist sogar höher als die durch den Magen-Darm-Trakt. Während bei oraler Zufuhr etwa 30 bis 50 Prozent des Magnesiums verwertet werden, liegt der Wert bei äußerlicher Anwendung bei 100 Prozent:
- Bei Verspannungen und Krämpfen geben Sie etwas Magnesiumöl auf die Stelle und massieren es ein.
- Um Ihren Magnesiumspiegel zu heben, können Sie sich nach dem Duschen mit dem Öl einsprühen. Allerdings sollten Sie das tun, bevor Sie Pflegeprodukte auf die Haut auftragen.
- Nach dem Trocknen des Öls können feine Kristalle auf der Haut zurückbleiben. Je nach Hauttyp und Empfindlichkeit kann die Haut leicht jucken. Waschen Sie in diesem Fall die Kristalle einfach mit Wasser ab.
- Wenn Sie die Magnesiumchlorid Kristalle nicht auf der Haut vertragen, sprühen Sie sich einfach etwa 20 Minuten vor dem Duschen ein. Solange braucht die Haut, um das Magnesium aufzunehmen.
- Ein Fußbad mit Magnesiumöl wirkt wohltuend und Sie nehmen besonders schnell viel Magnesium auf. Um die Aufnahme zu optimieren, sollte die Temperatur nicht höher als die Körpertemperatur liegen.

Durch die Anwendung auf die Haut kann die Magnesiumchlorid - Lösung nicht nur gezielt aufgetragen werden, sondern wird zugleich sanft in die Haut einmassiert. Massieren Sie das Magnesiumöl in die Stellen ein, wo Sie Probleme haben (Gelenkprobleme, Muskelprobleme, Hautkrebs, Allergien, Orangenhaut, etc.). Sie regen zudem so auch die Durchblutung an.

Magnesiumchlorid (MgCl2)

Magnesiumchlorid, auch bekannt als Magnesiumchlorid Hexahydrat, zählt man zu den anorganischen Magnesiumsalzen. Es eignet sich aufgrund seiner hervorragenden wasserlöslichen Eigenschaften besonders gut für die Anwendung auf der Haut in Form magnesiumhaltiger Kosmetika.

Woher kommt Magnesiumchlorid?

Magnesiumchlorid kommt überall auf der Erde vor, besonders in Meeren. Gewonnen wird das spezielle Magnesiumsalz meist durch die Verdunstung des Meerwassers und die Abspaltung von Natriumchlorid (Meersalz). Bekannt vor allem ist das Magnesiumchlorid aus dem Toten Meer.

Etwas ganz besonderes stellt jedoch das Magnesiumchlorid aus dem Zechstein-Urmeer dar, welches ca. vor 250 Mio. Jahren ausgetrocknet ist und sich unterirdisch von Nordengland zu den Niederlanden und von Deutschland über Polen bis nach Russland erstreckt.

Da es im Laufe der Zeit zu tektonischen Verschiebungen kam, wurde auch die Schicht, in welcher sich das Magnesiumchlorid abgelagert hat etwa 1600 bis 2000 Meter nach unten verdrängt. Und das zum Glück. Denn hierdurch wurde das wertvolle Mineral vor jeglichen Umweltverschmutzungen bewahrt und muss vor der weiteren Verarbeitung nicht gereinigt oder chemisch behandelt werden, wie es bei Magnesiumchlorid aus dem Toten Meer der Fall ist. Das Magnesiumchlorid aus dem Zechstein Urmeer gilt daher als ein äußerst reines Naturprodukt.

Es ist in der heutigen Zeit schwer, den täglichen Magnesiumbedarf nur mit Lebensmitteln zu decken. So bietet sich die Möglichkeit der Aufnahme von Magnesiumchlorid, als tägliches Nahrungsergänzungsmittel zur Magnesiumversorgung. Alle Magnesiumverbindungen, die vom Körper gut aufgenommen werden, sind in gleicher Weise wirksam.

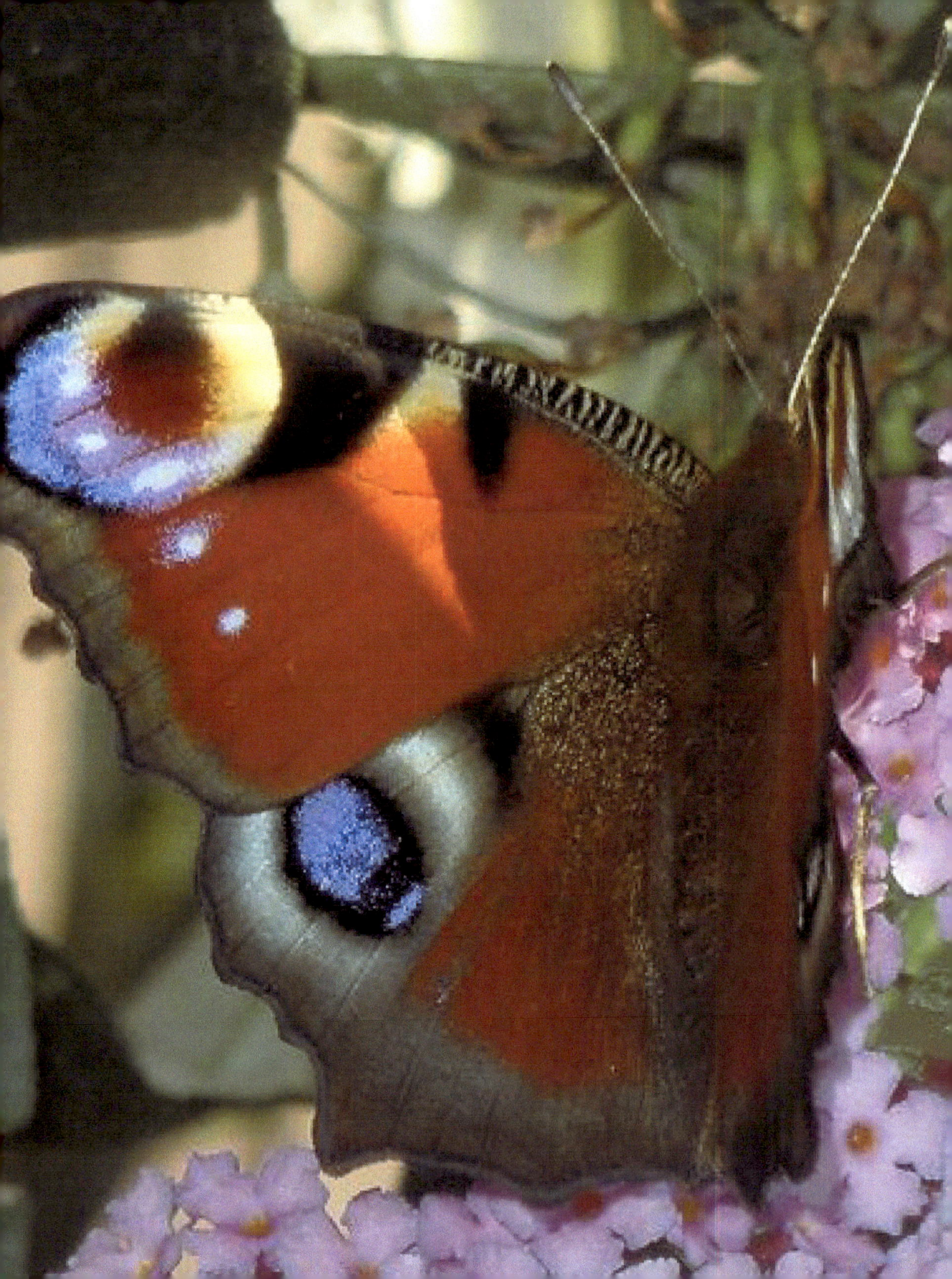

- Achten Sie in jedem Falle auf die ausreichende Kaliumzufuhr, da Kalium die Magnesiumaufnahme fördert.
- Liegt schon länger ein Magnesiummangel in Kombination mit Durchfall vor, kann Durchfall magnesiummangelbedingt sein. Hier hat der Magnesiummangel zu einer Übererregbarkeit des Darmes geführt, was sich nun aber durch eine regelmässige Magnesiumeinnahme wieder bessern lassen sollte.

Magnesiumreiche Lebensmittel

- Weizenkleie: ca. 550 mg Magnesium/ 100 g
- Kürbiskerne: ca. 535 mg Magnesium/ 100g
- Sonnenblumenkerne: ca. 420 mg Magnesium/ 100 g
- Bitterschokolade: ca. 290 mg Magnesium / 100 g
- Cashewnüsse: ca. 270 mg Magnesium / 100 g
- Erdnüsse: ca. 163 mg Magnesium / 100 g
- Vollkornmehl: ca. 155 mg Magnesium/ 100 g
- Haferflocken: ca. 140 mg Magnesium/ 100 g
- Vollkornbrot: ca. 90 mg Magnesium / 100 g
- Bananen: ca. 36 mg Magnesium / 100 g
- Emmentaler: ca. 33 mg Magnesium/ 100 g
- Erbsen: ca. 33 mg Magnesium/ 100g
- Himbeeren: ca. 30 mg Magnesium / 100 g
- Bohnen: ca. 25 mg/ 100 g
- Brokkoli: ca. 24 mg/ 100g

Bei **Diabetes mellitus** wird vermehrt Magnesium über den Urin ausgeschieden. Eine unzureichende Versorgung mit Magnesium kann die Insulinsensitivität der Zellen verringern. Das heißt, die Körperzellen sprechen nicht mehr so effektiv auf Insulin an und es verbleibt mehr Glucose im Blut zurück.

Wenn Sie unter Osteoporose leiden, achten Sie, zusätzlich zum Magnesium auch auf eine ausreichende Aufnahme von Vitamin D3 und Kieselerde (Silizium). Am besten als Vi-De3 Tropfen und Kieselerde Pulver aus der Drogerie.

Anzeichen eines Magnesiummangels
Um unseren täglichen Magnesiumbedarf zu decken, muss der Mineralstoff regelmäßig über die Nahrung zugeführt werden.

- Ermüdungserscheinungen und Schwächegefühl
- Muskelzucken und Krämpfe
- Herzrhythmusstörungen
- Schwindel
- Kopfschmerzen, Übelkeit und Erbrechen
- Taubheitsgefühl, Fingerkribbeln, unruhige Beine, Lidflattern

Tipps: So vermeiden Sie einen Magnesiummangel
- Zusätzliches Magnesium sollte man NICHT zum Essen einnehmen, weil Nahrungsfett die Aufnahme hindert! Magnesiumhaltige Lebensmittel wenn möglich nicht mit **fetthaltigen** kombinieren.
- Magnesium sollte auch **nicht** mit Milchprodukten eingenommen werden, da deren hoher Calciumgehalt zu einer Hemmung der Magnesiumresorption führen könnte.
- Anders ist es bei Vitamin **D3 und K2**, diese sind fettlöslich und gehören in die Hauptmahlzeit.
- Je höher die tägliche Magnesiumdosis ist, desto besser ist es, die Dosis auf zwei oder mehr tägliche Einnahmen zu verteilen. Denn je geringer die Einzeldosis, umso mehr Magnesium kann davon vom Körper aufgenommen werden.

Magnesiummangel kann verschiedene Ursachen haben:
- Wenn Stress (Adrenalin) nicht durch genügend Bewegung kompensiert wird, scheidet der Körper mehr Magnesium durch den Harn aus, als er aufnimmt.
- Rauchern
- Alkohol
- Verkalkungen (Gehirn, Gefässe, Überbein etc.)
- Arthrose, Gelenk – und Knorpelschäden (z.B. an Wirbelsäule). Kalk wird an falsche Stellen abgelagert!
- Krankheiten wie Entzündungen, Fieber, Immunsystemschwäche etc.
- Einnahme von Cortison, Psychopharmaka, Antibiotika
- Operationen und Narkosen
- Diäten oder ungenügender Nahrungsaufnahme, Essstörungen
- Vegetarische oder vegane Ernährung
- Intensiver Sport (Magnesiumverlust durch Schwitzen)
- Chronische Darmerkrankungen, Durchfall
- Schwangerschaft & Stillzeit, Pilleneinnahme, Kinder (körperliches Wachstum)
- Zu viele säurehaltige Nahrung raubt Minerale
- Zu wenig Vitamin C um das Magnesium richtig zu verwerten
- Zu wenig Eiweiss beim Frühstück und Abendessen (Magnesium kann nur zusammen mit Eiweissen im Blut und Vitamin C verwertet und zu den verschiedenen menschlichen Aminosäuren zusammengebaut werden).

Beim üblichen Frühstück (Kaffee/Brot/Butter/Marmelade aber kein Eiweiß) entstehen zu große Zeitabstände zwischen Eiweißmahlzeiten. Die zerlegten Proteine der Mahlzeiten - die Aminosäuren - sind nur etwa fünf Stunden verfügbar und werden dann von der Leber abgebaut. Wird nur Mittags Eiweiß serviert, so entsteht in diesen 24-Stunden eine zu lange Lücke ohne Aminosäuren im Blut. Man sollte bei jeder Mahlzeit einen genügend großen Proteinanteil zu sich nehmen, also mindestens auch beim Abendessen und Frühstück etwas Eiweißhaltiges, damit Magnesium verwertet werden kann.

Krebszellen haben einen hohen Bedarf an Magnesium.

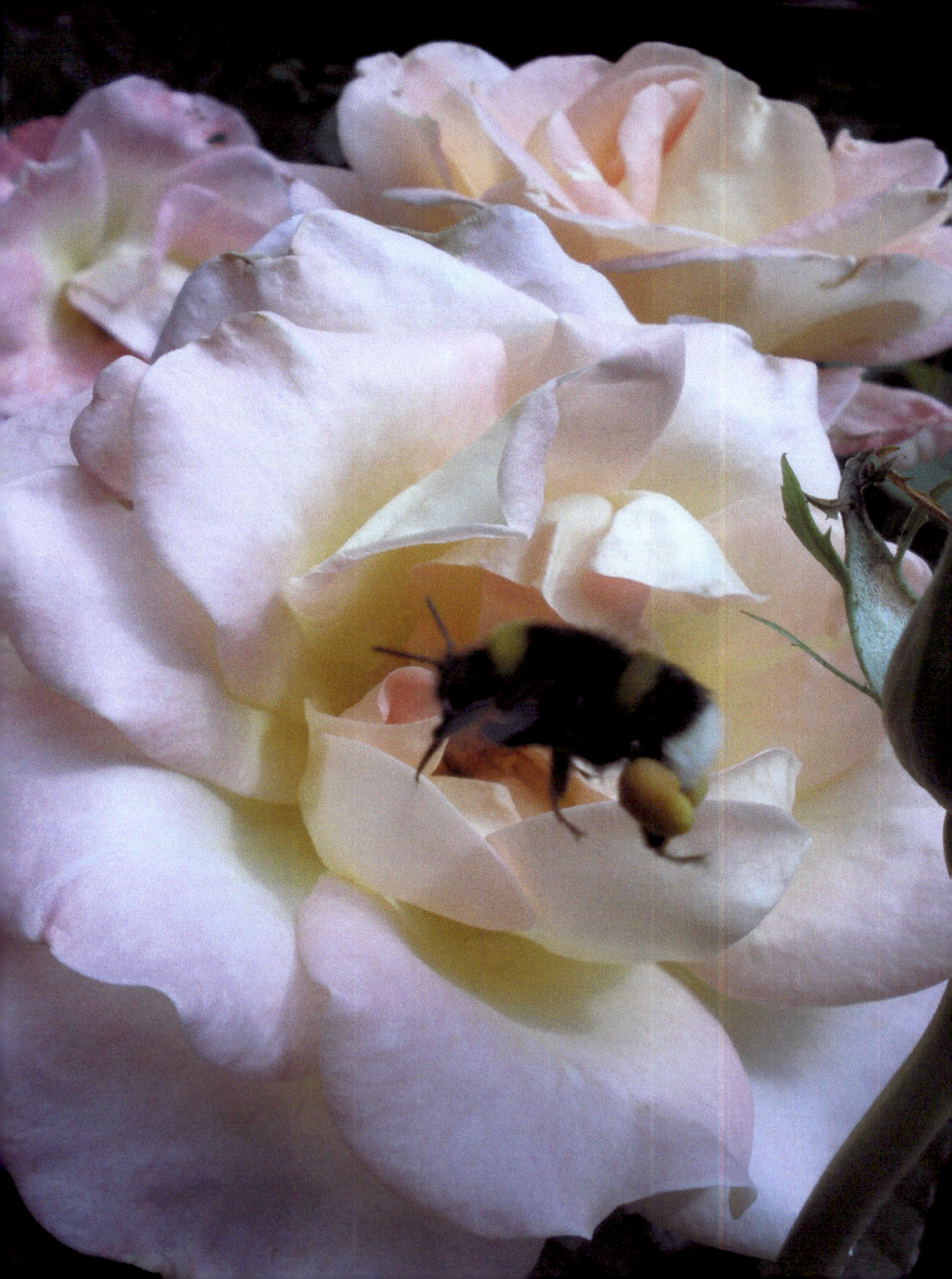

die Zellteilung. All das sind Prozesse, die für einen wachen Geist wichtig sind. Magnesium kann nicht nur die Leistung des Gehirns verbessern, sondern schützt unser Denkorgan, etwa vor altersbedingten Abbauprozessen.

Magnesium für die Zellteilung

> **Die Mitwirkung der Zellteilung ist die wichtigste Funktion von Magnesium. Wenn nicht ein gewisser Wert von Magnesium in der Zellflüssigkeit vorhanden ist, können keine gesunden Zell – Kopien hergestellt werden, sondern nur entartete Zellen (Krebszellen).**

Die Arthrose ist ja auch nicht innerhalb weniger Tage entstanden. Wichtig zu wissen ist, dass eine Wiederherstellung der Knochenzellen durch den eigenen Körper möglich ist, wenn die nötigen Maßnahmen getroffen werden. Man darf also die Geduld nicht zu schnell verlieren!

> **Die Regeneration und der Materialaustausch der Knochen und Knorpelzellen geschieht hauptsächlich in der Nacht. Es ist darum wichtig, dass auch am Abend genügend Protein eingenommen wird, da sonst nicht genügend Kollagen gebildet werden kann um die Knochen zu erneuern.**

Magnesium für das Nervensystem
- Man fühlt sich besser
- Man hat mehr Lebensfreude
- Man hat weniger Depressionen und negative Gemütsstimmungen
- Man ist weniger müde
- Man ist optimistischer

Magnesium für den Hormonhaushalt
- Magnesium ist an über 350 verschiedenen Enzymprozessen im menschlichen Körper beteiligt und von entscheidender Bedeutung für unseren komplexen Hormonhaushalt. Ohne Magnesium wären wir nicht in der Lage, die Hormone zu produzieren, die zur Regulierung unseres Stoffwechsels, des Blutzuckerhaushaltes und der Sexualhormone notwendig sind.
- z.B.: **Magnesium trägt dazu bei, dass vermindert Stresshormone ausgeschüttet werden.**

Magnesium schützt das Gehirn vor alternsbedingten Abbauprozessen
Neue Studien zeigen auf, dass Magnesium die Hirnfunktion nicht nur gewährleistet, sondern das Denkvermögen sogar steigert.

- So unterstützt Magnesium die Produktion von Botenstoffen und die Übertragung von Nervenimpulsen, es regt die Bildung neuer Synapsen (Signalübertragung von Nervenzellen) an und unterstützt

Magnesium für das Immunsystem
Bei Magnesiummangel ist das Abwehrsystem stark geschwächt. Die weißen Blutkörperchen (Leukozyten) sind reduziert, die Durchblutung der Füsse und der Nasenschleimhaut sind verringert. Dadurch ist die Gefahr für eine Erkältung oder Grippe größer. Im Alter verringern sich die Abwehrkräfte. Mit Hilfe von Magnesium werden diese wesentlich verbessert. Das Abwehrsystem wird gestärkt und es können mehr Antikörper gebildet werden.

Magnesium für den Energiestoffwechsel
Magnesium ist zuständig für die Energiegewinnung aus Fett, Kohlenhydraten und Proteinen und für deren Transport zu den Zellen. Wichtig zu wissen ist, dass bei fehlendem Magnesium viele lebenswichtige Abläufe entweder zu langsam oder gar nicht ablaufen können.

Magnesium für den Erhalt der Knochenfunktion
Entgegen der Meinung vieler Fachleute, hat Frau Prof. Bergasa (Ernährungswissenschaftlerin an der Universität Barcelona) an Tausenden von Beispielen aus dem Leben bewiesen, dass sowohl Überbeine verschwinden, als auch Gelenke, Knorpel, Bandscheiben und Knochen sich wieder erneuern können. Viele Menschen mit unerträglichen Schmerzen, ohne Chance von Morphium, Cortison und Co. wegzukommen, konnten wenige Monate später mit einer Umstellung in der Nahrung und zusätzlich eingenommenem Magnesium wieder normal leben, waren fähig, ihren Haushalt selbst zu bewältigen oder sogar wieder in ihren ursprünglichen Beruf zurückzukehren!

Knochen und Knorpel haben eine Erneuerungszeit (Totalregeneration des gesamten Gewebes) von zwei Jahren, die Leber dagegen eine von nur acht Tagen. Bei Arthrose braucht es also etwas Geduld.

Funktionen von Magnesium im menschlichen Körper

Magnesium ist ein unglaubliches Heilmittel, weil es bei allen Proteinen im Körper notwendig ist.

> Den größten Teil des körpereigenen Magnesiums findet man im Knochen, der als Speicher dient. Von dort aus setzt der Körper Magnesium ins Blut frei, sobald Bedarf besteht.

Magnesium benötigt der Körper für die Muskelaktivität (gilt für Skelettmuskel, Herzmuskel und glatte Muskulatur der Eingeweide!)

> **Calcium ist für das Zusammenziehen der Muskeln zuständig (Systole) – Magnesium für deren Entspannung (Diastole).**

Hat der Körper genügend Magnesium, so tritt kaum je ein Muskelkater auf.

- Für das Herz bedeutet das Fehlen von Magnesium eine Verkrampfung, ein beklemmendes Gefühl und Angstzustände (Angina pectoris), sowie eine erhöhte Gefahr für einen Herzinfarkt. Calcium zieht den Herzmuskel zusammen, Magnesium entspannt ihn.
- Hoher Blutdruck hat vielfach mit der schlechten Muskelentspannung der um die Arterien angeordneten Muskeln zu tun.
- Magnesium ist wichtig für die Blutgefäße – vor allem für die Arterien, damit sich die für den Weitertransport des Blutes zuständigen Muskeln nicht verkrampfen. Das kann sonst zu gefährlichen Stausituationen führen. Magen, Leber, Gallenblase und Nieren können sich ohne Magnesium nicht mehr entspannen und erfüllen ihre Funktion nur noch eingeschränkt. Man fühlt sich müde und verkrampft.

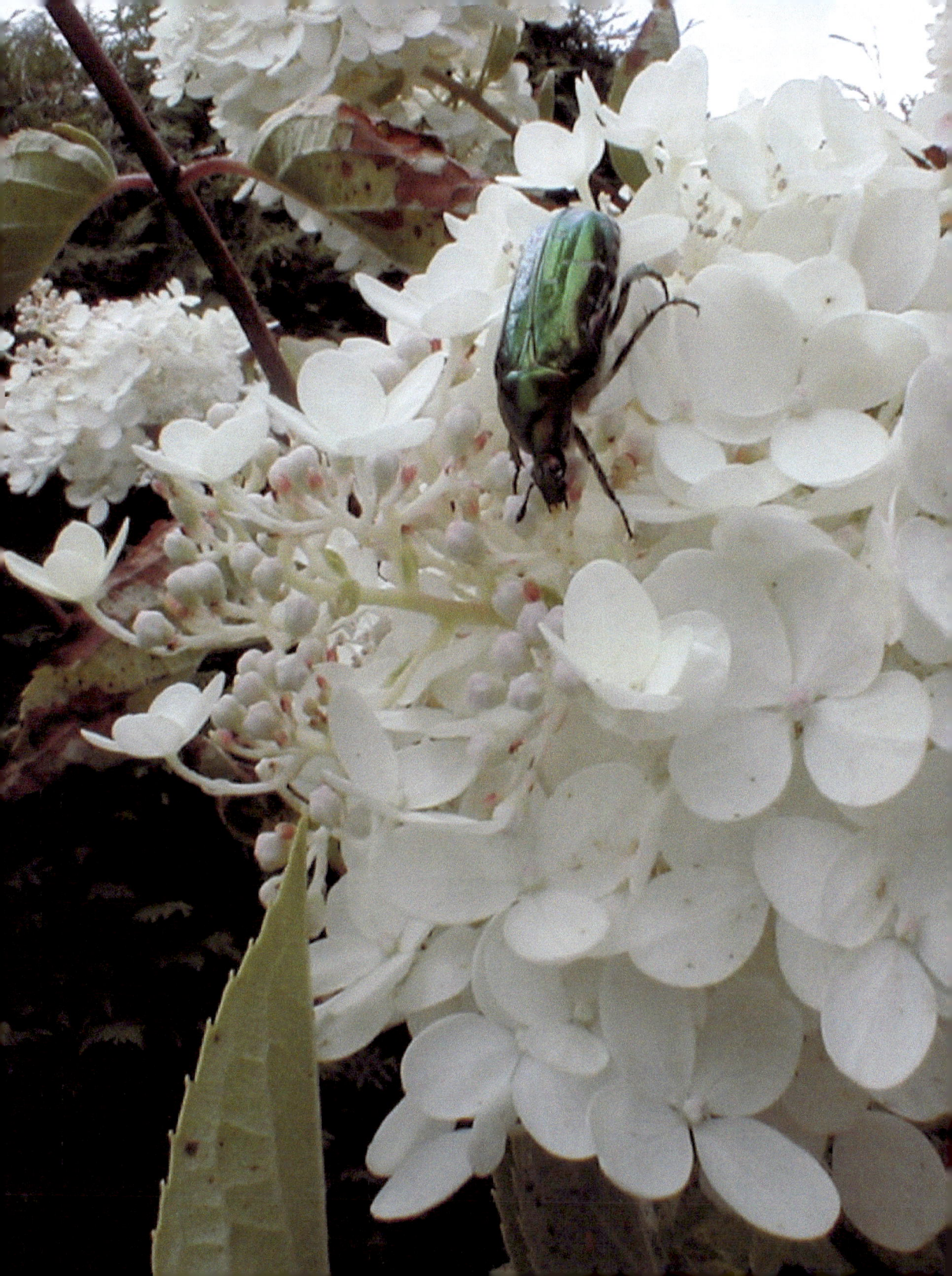

Brauche ich Magnesium?

Ja, und zwar lebenslang, ausser Sie leben am ungarischen Plattensee oder in den Dolomiten und ernähren sich vorwiegend von Gemüse, das in den dortigen magnesiumreichen Böden gewachsen ist. Alle übrigen Böden weisen durch die jahrzehntelange Düngung mit Kunstdünger und Intensiv-Bewirtschaftung Magnesiummangel auf, was sich auch aufs dort gewachsene Gemüse und Getreide überträgt (inkl. Tierhaltung).

Es sind 3 Voraussetzungen nötig (die gleichzeitig erfüllt sein müssen), damit der Körper Magnesium optimal aufnehmen kann:

1. Grössere Magnesiumzufuhr (entweder Magnesiumchlorid flüssig einnehmen oder durch Sprühen auf die Haut).
2. Parallel sollte bei jeder Mahlzeit etwas Eiweiß gegessen werden, damit durch den Tag genügend Aminosäuren im Blut zirkulieren.
3. Ausserdem muss der Körper ausreichend natürliches Vitamin C aufnehmen.

Damit der Mensch seine körpereigenen Eiweiße (die vielen Enzyme, die für den Muskelaufbau, Blutkörperchen, Infektionsabwehr, Neurotransmitter notwendig sind) zusammenbauen kann, müssen Aminosäuren, Magnesium und Vitamin C gleichermassen vorhanden sein.

Es gibt organisches und anorganisches Magnesium

Dabei handelt es sich um organische und anorganische Verbindungen aus Magnesium. Es sind Magnesiumsalze, die mit Hilfe organischer oder anorganischer Säuren wie z. B. Apfelsäure oder Schwefelsäure entstehen und im Körper für unterschiedliche Zwecke eingesetzt und auch unterschiedlich aufgenommen werden.

Magnesiumchlorid (anorganisch) ist, wie der Name bereits verrät eine Verbindung von Magnesium und Chlor. In der Natur ist dieses hauptsächlich in den Meeren zu finden, aber auch in tieferen Gesteinsschichten, die vor vielen Jahren noch Teil eines Ozeans waren.

Der Mineralstoff Magnesium ist für uns essenziell (lebensnotwendig). Das Power-Mineral reguliert unterschiedliche Aufgaben unserer Muskeln und Nerven und ist für zahlreiche Prozesse im menschlichen Organismus unverzichtbar. Da der Körper, Magnesium nicht selbst herstellen kann, muss der Mineralstoff täglich über die Nahrung zugeführt werden.

Hier befindet sich Magnesium im Körper:

Ein gesunder Erwachsener besitzt etwa 25 Gramm Magnesium im Körper:
- ca. 60 Prozent in den Knochen
- ca. 39 Prozent in Muskeln und Organen
- ca. 1 Prozent im Blut

Magnesium und Magnesiumchlorid

Magnesium (Mg)

Natürliches Vorkommen von Magnesium
Das silbrig glänzende Leichtmetall Magnesium (chemische Abkürzung „Mg") ist das **achthäufigste Element auf der Erde**. Es ist nie in reiner Form zu finden.

Die Gewinnung von Magnesium kann durch unterschiedliche chemische und thermische Prozesse gewonnen werden. Gewisse dieser Prozesse sind sehr energiereich und belasten die Umwelt 30 Mal mehr als die Stahlgewinnung.

Magnesium lässt sich nur mit trockenem Sand oder Spezial-Handfeuerlöschern löschen. Mit Wasser reagiert es explosionsartig!

Magnesium ist nicht nur für den menschlichen Körper ein wichtiger Nährstoff, sondern ist auch in der Natur weit verbreitet, zum Beispiel in:
- Böden
- Gestein
- Meerwasser
- Pflanzen

Magnesium liegt meistens nicht in reiner Form vor, sondern als chemische Verbindung mit anderen Elementen wie Chlor. So ist das Meerwasser beispielsweise eine natürliche Quelle für Magnesiumchlorid.

Aber auch viele Lebensmittel besitzen einen hohen Magnesiumgehalt. Dazu gehören beispielsweise Vollkornbrot, Bananen, Brokkoli, Nüsse oder Naturreis etc.

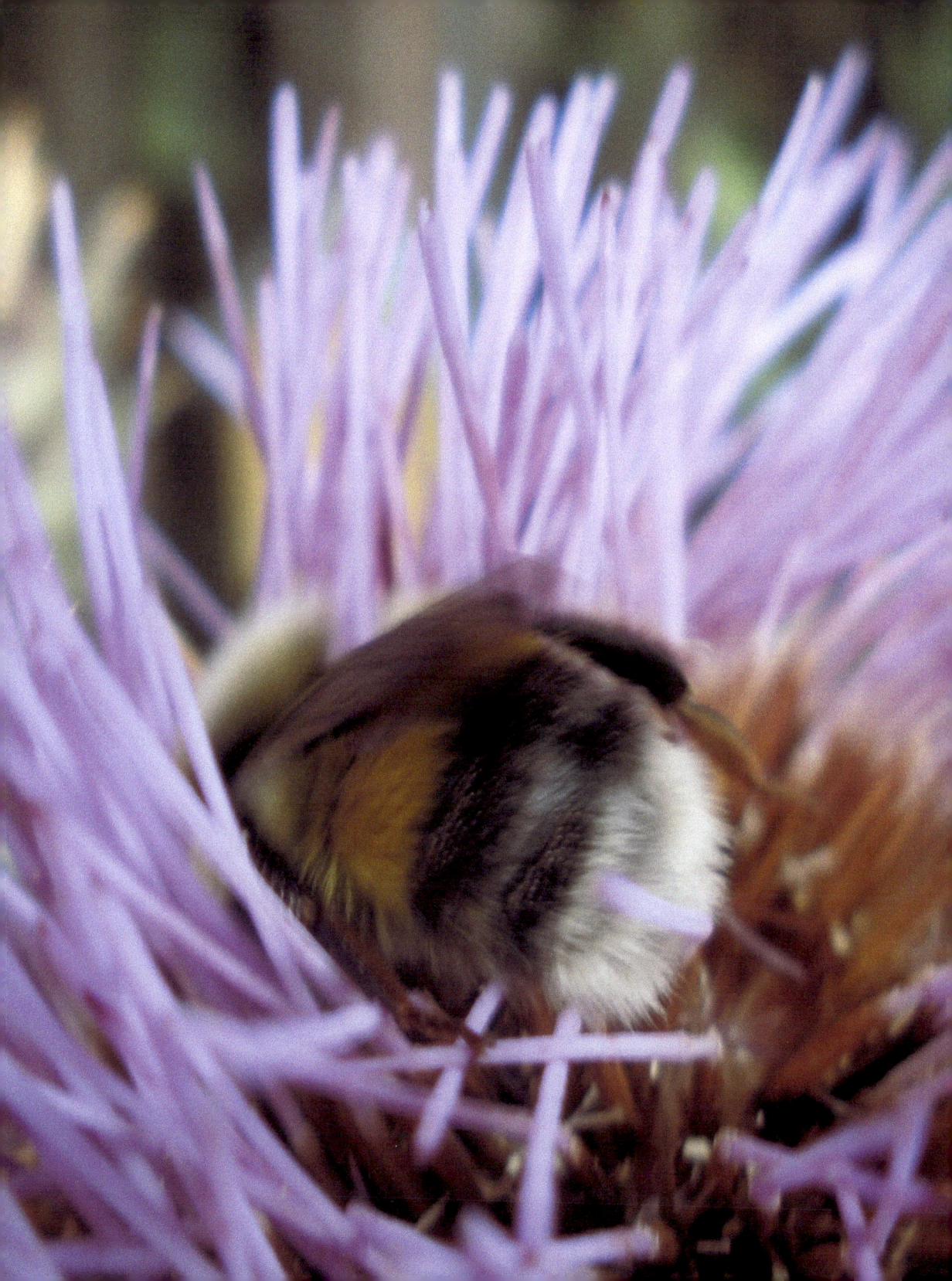

Schlussbemerkungen zur basischen Ernährung

- Eine basische Ernährung enthält viel gesunde Vollwertkost, die positive Auswirkungen auf den pH-Wert von Blut und Urin hat.

- Zu den Vorzügen einer basischen Ernährung gehören eine bessere Herzgesundheit, stärkere Knochen, weniger Schmerzen sowie die Aufhebung von Nährstoffmängeln.

- Zu den Lebensmitteln im Rahmen einer basischen Ernährung zählen Obst und Gemüse, rohe Lebensmittel, grüne Säfte, Bohnen und Nüsse.

- Saure Lebensmittel, deren Verzehr eingeschränkt werden sollte, sind natriumreiche Lebensmittel, verarbeitete Getreideprodukte, zu viel Fleisch und tierische Proteine, Zucker und Milch (Milchzucker).

Es benötigt beide für eine gute Gesundheit, im Verhältnis von 80% (70%) basisch und 20% (30%) sauren wirkenden Lebensmitteln.

Sie sehen, alle Nährstoffe hängen in irgendeiner Weise zusammen, damit sie optimal von Körper aufgenommen werden können. Deshalb ist es wichtig, dass Sie sich ausgewogen ernähren, damit Sie keine Mangelerscheinungen haben.

Bei Unsicherheit besprechen Sie Anwendung und Dosis immer mit Ihrem Arzt. Bei einer stark eingeschränkten Nierenfunktion besteht die Gefahr einer Ansammlung von Mineralstoffen. Patienten mit einer schweren Niereninsuffizienz sollten deshalb grundsätzlich vor einer Basentherapie ihren Arzt konsultieren.

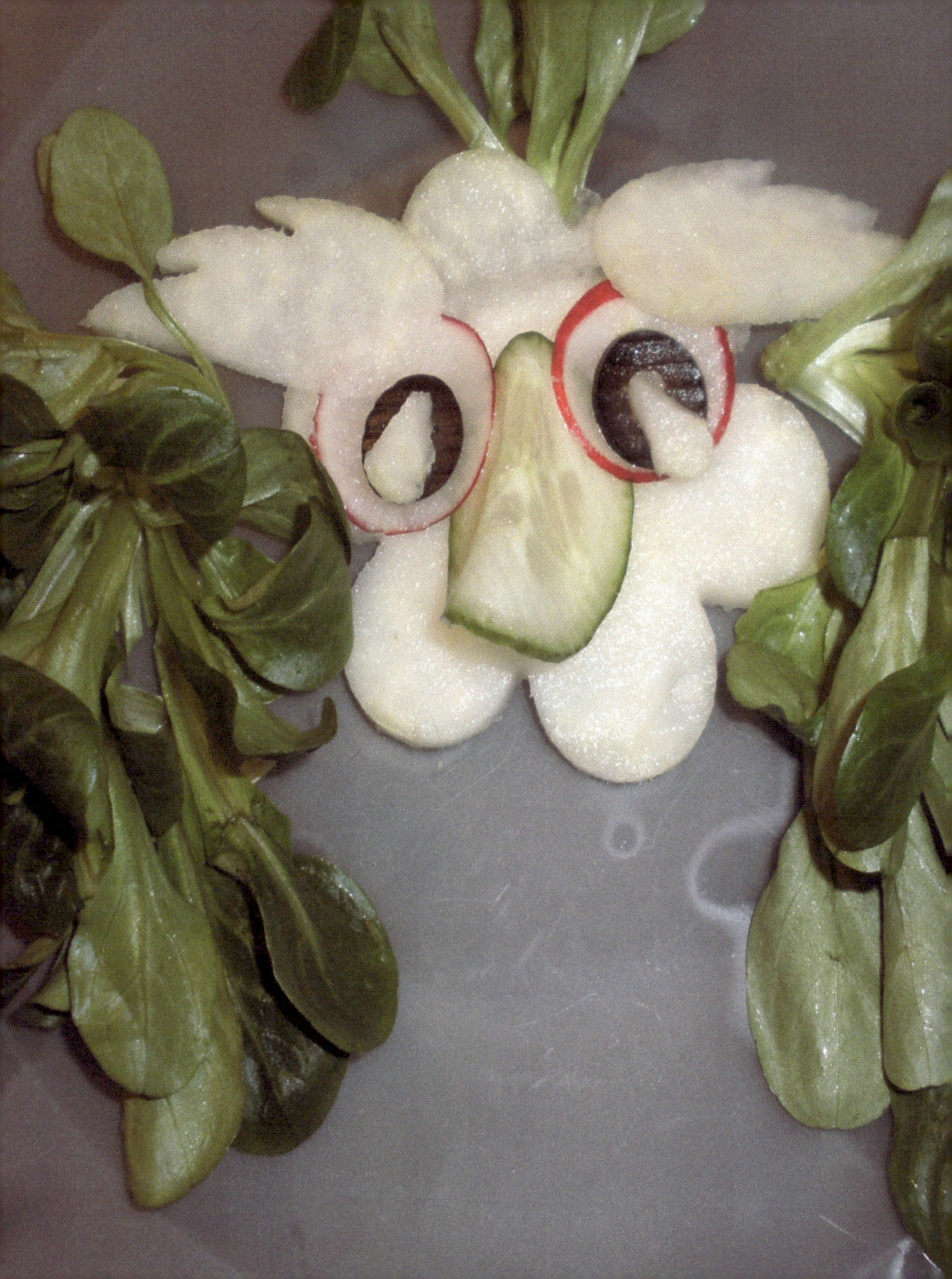

- ¼ TL jeweils Kardamom und Muskatnuss
- 1 Prise Salz
- Extra Kakaopulver oder Kokosraspeln (optional)

Zubereitung
1. In einer Küchenmaschine die Mandeln, Walnüsse, Datteln und Rosinen mixen. Danach die restlichen Zutaten hinzufügen.
2. Mit den Händen 12 Bällchen formen. Diese eventuell in Kakaopulver oder Kokosraspeln wälzen.
3. Im Kühlschrank aufbewahren.

Notfall-Suppe

Suppenfans können sich schnell eine einfache Gemüsesuppe zubereiten. Haben Sie folgende Zutaten immer im Hause: Ein gutes Öl, kleine Zwiebeln, Gartenkräuter, Pfeffer, Meersalz, Kurkuma und Gemüse. Nehmen Sie einen Kochtopf, füllen sie ihn mit ca. ½ Liter heißem Wasser, geben frisches Gemüse (geputzt und klein geschnitten) nach Geschmack bei und die Gewürze dazu. Für ca. 15 Minuten kochen lassen und nach Belieben pürieren. Mit Kräutern bestreut genießen.

Vitaminbombe-Knäckebrot für Mensch und Tier

Zutaten (für ca. 36 Stück)
- 30 g Chia-Samen, 1 Esslöffel davon beiseite stellen
- 30 g Kürbiskerne & Sonnenblumenkerne, 1 Esslöffel davon beiseite stellen
- 40 g Sesamsamen, 1 Esslöffel davon beiseite stellen
- 75 g Urdinkelmehl (oder Vollkornmehl)
- 75 g Haferflocken
- ½ TL Salz
- 2 EL Rapsöl
- 4 dl Wasser

Zubereitung
Je 1 Esslöffel Chia-Samen, Kürbiskerne und Sesam beiseite stellen. Restliche Samen und Kerne mit Mehl, Haferflocken und Salz in einer Schüssel mischen. Öl und Wasser beigeben, gut mischen. Der Knäckebrotteig wird nicht geknetet, er sieht aus wie ein feuchtes Müesli. Die Masse ca. 10 Minuten stehen lassen.
Backofen auf 170° C Umluft vorheizen (auch normale Ober- und Unterhitze geht). Masse auf ein mit Backpapier belegtes Blech geben, zu einem ca. 32x40cm grossen Rechteck ausstreichen. Beiseite gestellte Samen und Kerne darüberstreuen.
Blech auf der mittleren Rille in den Ofen schieben. Teig ca. 15 Minuten backen, herausnehmen und in Stücke schneiden, am besten mit dem Pizza-Rollschneider oder einem Zackenmesser. Blech wieder in den Ofen schieben. Knäckebrot während 50-60 Minuten fertig backen. Herausnehmen und auskühlen lassen.
Die Masse ergibt ca. 36 Stück. Pro Stück: ca. 1 g Eiweiss, 2 g Fett, 3 g Kohlenhydrate, 145kJ/35 (SRF-Rezept).

Carrot-Cake Energy-Balls (Karotten-Kraftbällchen für 12 Bällchen)
- 100g Mandeln
- 100g Walnüsse
- 1 Handvoll Datteln
- 1 Handvoll Rosinen
- 2 geraspelte Karotten
- 50 g Kokosraspel
- 1 TL Zimt

Power Rezepte – einige Beispiele

Federkohl – Powersalat
300 g Federkohl waschen, mit dem Küchentuch trocken tupfen, die Stiele wegschneiden und ganz fein schneiden bzw. hacken. 1 grossen grünen Apfel entkernen, achteln und in feine Scheibchen schneiden. 1 gewürfelte Avocado und eine grosse Prise gemörserten Kreuzkümmel dazugeben. Jetzt noch den Saft und die abgeriebene Schale einer Bio - Zitrone, 1 TL Fleur de Sel, 3 EL geschnittene Korianderblätter und 3 EL Olivenöl dazu geben. Zum Schluss 1 grosse Handvoll Pistazien rösten, grob hacken und daruntermischen.

Zucchini Taschen
2 Zucchini längs aufschneiden und aushöhlen. 1 EL gutes Olivenöl mit 1 gehackten Zwiebel dünsten. 450g mageres Hackfleisch (Rind) mit 1 TL Chilipulver, Kreuzkümmel, 1 TL Paprikapulver, 2 Knoblauchzehen, Salz & Peffer dazugeben und dünsten. Ausgehöhltes Zucchini, 200g Kidneybohnen, 200g Kirschtomaten und 100g Maiskörner beifügen und kurz mitdünsten.
Alles in die 4 Hälften Zucchini füllen, mit 50g Cheddar und 50g Emmentaler überdecken und bei 200° 25 min. im Backofen überbacken.
Herausnehmen und etwas Koriander darüber geben.

Glücks – Rezept
So könnte zum Beispiel ein großes leckeres Glücksmenü aussehen:
Als Vorspeise Wildlachs Häppchen und Eiersalat. Als Hauptgericht Puten/Hähnchen Cordon bleu mit Spinat und gerösteten Cashewkernen an Süßkartoffeln. Als Fingerfood eine leckere Käseplatte. Und zum Dessert dunkle Schokoladensplitter auf Bananenscheiben mit Honig beträufelt.

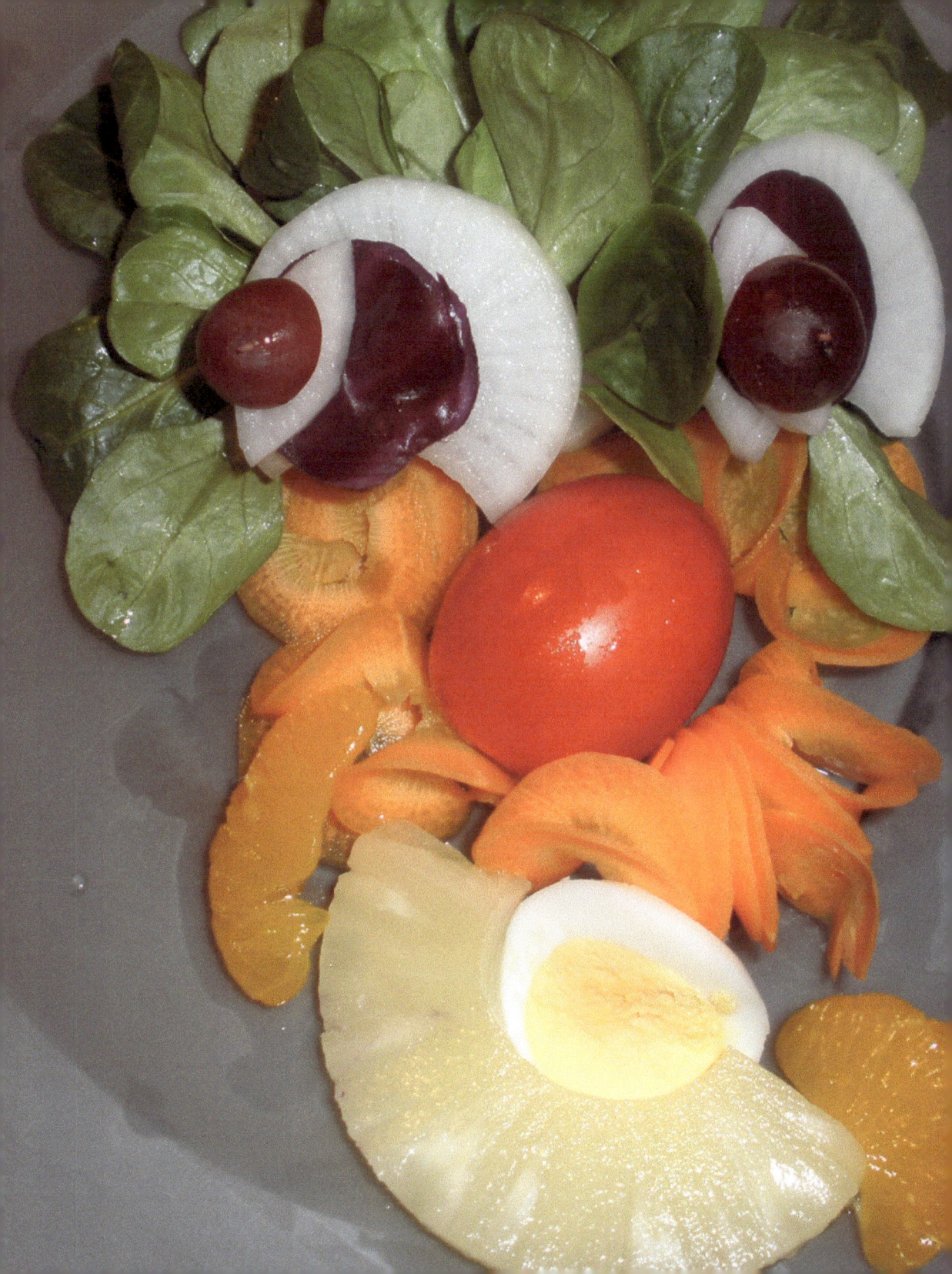

Haben Sie gewusst, dass Salz als Zuckerersatz dient?

Schon eine Prise nicht-raffiniertes Meersalz (oder Himalaya-Salz, Steinsalz etc.) an Ihrem morgendlichen Smoothie, am Obstsalat oder an süssen Getränken und Speisen kann deren natürliche Süsse ohne die Zugabe von weiterem Zucker erheblich verstärken. Salz verstärkt also nicht nur den herzhaften Geschmack vieler Lebensmittel, sondern erhöht ausserdem auch die natürliche Süsse leicht süsslich schmeckender Lebensmittel. Das bedeutet, dass Sie weniger Süssungsmittel benötigen, um Ihren Speisen die gewünschte Süsse zu verleihen.

Tipps zur Minimierung der Nitrat-Aufnahme im Salat

Salate nehmen Nitrat aus dem Boden auf und nutzen es unter Lichteinfluss zur Energiegewinnung. Bekommen die Pflanzen nicht genug Sonne, so speichern sie das Nitrat – vor allem in den Stielen, großen Blattrispen und den äußeren Blättern.

- Das Entfernen von Stielen, Stängeln, Strünken, großen Rippen und den äußeren Blättern senkt die Nitrataufnahme.
- Salate enthalten in der Hauptsaison und aus dem Freilandanbau am wenigsten Nitrat.
- Meist enthält Salat aus biologischem Anbau weniger Nitrat. Das hängt von der Sorte, der Anbauweise, der Düngung und besonders auch dem Wetter ab.
- Vitamin C im Zitronensaft (Salatsauce), Paprika etc. reduziert die Nitrataufnahme.
- Salat aus dem eigenen Garten erntet man am besten nachmittags oder abends, dann ist das aus der Nacht gespeicherte Nitrat schon teilweise abgebaut.

Mittagessen

Wenn keine Möglichkeit besteht, sich mittags etwas zu erwärmen, besorgen Sie sich einen Thermo-Behälter für unterwegs. Erhitzen Sie zu Hause das Essen in einem Kochtopf und füllen es in den Thermo-Behälter. Darin bleibt es mindestens sieben Stunden warm. Nun nehmen Sie es bequem mit für unterwegs.

Heißhunger

Hunger: Bevor Sie unterwegs der Hunger überkommt, nehmen Sie sich ein paar Mandeln oder Trockenfrüchte in einem Behälter mit.

Kräuter

Frische Gartenkräuter im Topf, Balkon oder Garten. Petersilie, Schnittlauch, Minze, Thymian oder Rosmarin sind mehrjährig. So haben Sie immer frische, würzige und gesunde Kräuter für Ihre Gerichte. Und Sie bekommen eine extra Portion Vitamine und Mineralien.

Geplant einkaufen

Überlegen Sie sich vor der Basenfasten-Woche, was Sie essen möchten. Oder suchen Sie sich Rezepte heraus und schreiben eine Einkaufsliste. Kaufen Sie alles ein, auch das frische Gemüse und Obst für die ersten Tage. Das spart Zeit und die Gedanken, was Sie essen möchten, fallen weg.

Salatdressing auf Vorrat

Wenn Sie zu Mittag gerne Salat essen, bereiten Sie sich das basische Dressing für ein paar Tage auf Vorrat zu. Auch dies können Sie im Kühlschrank aufbewahren und portionsweise entnehmen.

Basenreich

Für die basenreiche Küche kochen Sie Hirse und Quinoa auf Vorrat. Ebenfalls in einem Behälter im Kühlschrank aufbewahren.

Praktische Küchentipps und Tricks für die basische Küche

Calcium aus Bio - Eischalen gewinnen
Eierschalen bestehen zu 90 % aus Calcium und weiteren gesunden Bestandteilen. Kochen Sie die ganz eingetauchten Eierschalen zuerst bei hoher Hitze für 10 Minuten in Wasser, denn dadurch sterben die Bakterien ab. Legen Sie sie anschliessend auf ein Backblech und backen Sie diese für 15 Minuten bei 90 Grad. Mixer oder Kaffeemühle können sie danach zu Pulver vermalen. Es lässt sich gut unter die täglichen Mahlzeiten oder in Getränke mischen (halber Teelöffel = 400mg).
Vorsicht: Zu viel Calcium ist schädlich für die Gesundheit. Ein gesunder Mensch braucht nicht mehr als ein Gramm Calcium pro Tag (1000gm).

Avocado noch hart?
Zum Nachreifen zwei bis drei Tage vorher mit einer Banane oder einem Apfel in eine feste Papiertüte legen und verschließen. Äpfel und Bananen geben Ethylengas ab, was andere Früchte reifen lässt. Am besten bei Raumtemperatur aufbewahren. Eine angeschnittene Avocado mit Zitronensaft bestreichen, das verhindert ein Braunwerden. Dann im Kühlschrank in einem luftdichtem Behälter aufbewahren.

Vorkochen
Sparen Sie Zeit, indem Sie vorkochen oder Ihre Rezepte mengenmäßig verdoppeln. Kochen Sie z.B. Pellkartoffel. Daraus lassen sich schnelle Gerichte zaubern. Sinnvoll für die gesunde und basische Küche ist ein Dampfgarer. Ein universeller Siebeinsatz für den Kochtopf ist auch verwendbar. Dämpfen Sie Gemüse auf Vorrat und bewahren dieses in einem Behälter im Kühlschrank auf.

Frühstück
Für Ihr Frühstück am besten einige Zutaten immer im Haus haben.
Datteln, Mandeln, Bio-Zitrone, Kardamom, Sonnenblumenkerne, Mandelmus, Erdmandelflocken, Äpfel und anderes Obst nach Saison. Wenn Sie morgens Zeit sparen möchten, bereiten Sie schon am Vorabend Ihr Frühstück gleich für mehrere Tage vor. So können Sie Ihr Frühstück im Kühlschrank aufbewahren und später portionsweise entnehmen. Am Morgen evtl. mit frischem Obst der Saison verfeinern.

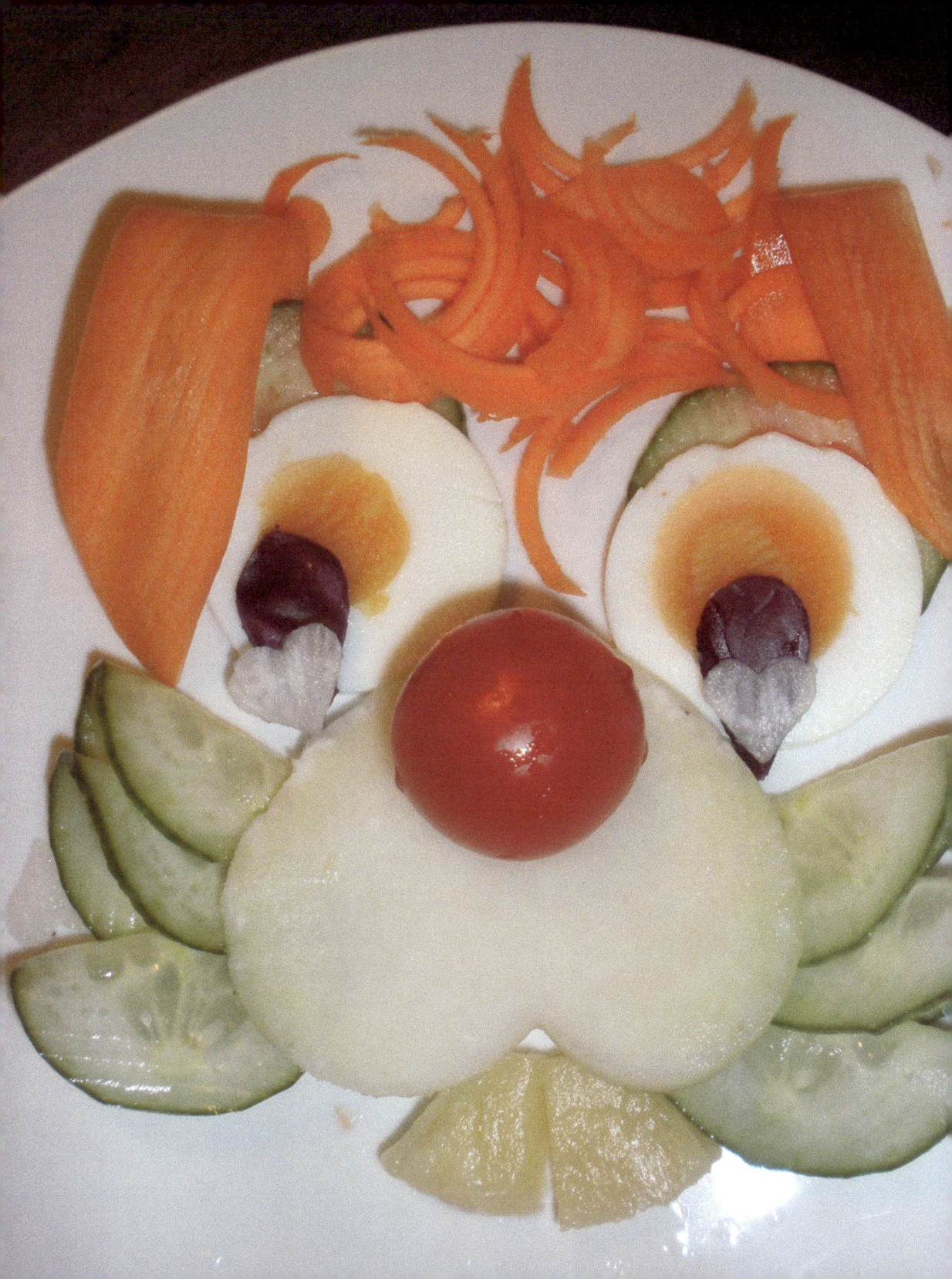

- Pflanzliche Proteinpulver
- Tofu: Nur Bio-Tofu ohne bedenkliche Zusatzstoffe
- Grüner Tee
- Lupinenkaffee (von Süsslupinen!)

Schlechte saure Lebensmittel
- Fisch, Fleisch und Wurstwaren: Aus konventioneller Haltung.
- Milchprodukte: Mit Ausnahme von Sahne, Butter und Ghee, die als neutral einzustufen sind.
- Fertigprodukte
- Essig: Alle, bis auf Bio-Apfelessig.
- Auszugsmehle / weisse Mehle
- Industriezucker
- Lebensmittelzusatzstoffe
- Kaffee, Früchtetee, Softdrinks und Alkohol

Diese Lebensmittel enthalten besonders viele gesunde Fette
- Rapsöl, Olivenöl, Hanföl, Leinöl.
- Walnussöl oder auch ganze Walnüsse.
- Chia-Samen oder als regionale Alternativen Leinsamen
- Sonnenblumenkerne.
- Oliven, Avocado.
- **Ausnahme: Kokosöl** enthält von Natur aus überwiegend gesättigte Fettsäuren (es ist wegen seiner Inhaltsstoffe trotzdem sehr gesund). Es ist sehr hitzestabil und eignet sich besonders zum Braten und Frittieren. Zudem ist es leicht verdaulich, wirken gegen Viren, Bakterien & Pilze. Es minimiert Herzkrankheiten, wirkt gegen Arteriosklerose, Demenz und Krebs.

Basische Lebensmittel
- Obst: Alle Sorten, auch getrocknetes Obst – allerdings ungeschwefelt und ungesüsst.
- Smoothies: Solange sie aus frischen Früchten und Gemüse hergestellt werden und ohne Zuckerzusatz sind.
- Gemüse und Salate
- Pilze und Algen
- Wildkräuter und Kräuter
- Sprossen: Alle gekeimten Sorten
- Mandeln und Kokosnüsse: Als Steinfrüchte gehören sie zu den basischen Lebensmitteln.
- Erdmandeln: Die süsslich schmeckende Erdmandel ist eigentlich die Knolle eines Grasgewächses.
- Esskastanie: Als einzige "echte" Nuss ist sie basisch
- Lupineneiweiss und Konjakpulver bzw. -wurzel: Als einzige pflanzliche Eiweissquelle sind sie basisch
- Kräutertees: Alle, ausser Früchtetee

Basischer Tee & Co.
Zur basischen Ernährung gehören auch **basische Getränke**. Folgende Getränke können die basische Ernährung oder auch das Basenfasten unterstützen:
- Mineralwasser und Leitungswasser
- Basische Tees
- Basische Säfte
- Saftschorlen und Infused Water (Leitungswasser) mit basischem Obst und Gemüse

Gute saure Lebensmittel
- Hülsenfrüchte: Sind in geringen Mengen genossen eine gute pflanzliche Eiweissquelle.
- Vollkorngetreide: Alle, ausser Weizen
- Pseudogetreide: Dazu gehören Quinoa (eiweissreich) und Amaranth
- Saaten: Ungekeimt
- Fleisch aus artgerechter, biologischer Haltung: Nur in geringen Mengen verzehren.

Der Trick bei kleinen Ernährungssünden

Für viele ist ein dauerhafter Verzicht auf Fleisch und Fisch nicht denkbar. Nimmt man diese Lebensmittel zu sich, empfiehlt Prof. Dr. Michalsen, Chefarzt für das Institut für Naturheilkunde am Immanuel Krankenhaus Berlin, direkt mit einem Glas **Orangensaft** oder **Gemüsesaft** basisch entgegenzuwirken.

> **Wichtig: Nicht alles, was sauer schmeckt, wirkt sich säurebildend auf den Stoffwechsel aus! Zitrone und Espresso gelten als basische Lebensmittel. Denn die für den Geschmack verantwortlichen Säuren werden bereits im Magen aufgelöst.**

Die wichtigsten stark basischen Lebensmittel:

- Brennnessel: Ist besonders reich an Mineralien und Vitamin C; fördert die Entgiftung des Körpers.
- Löwenzahn: Reich an Eisen und dem Präbiotikum Inulin sowie voller wertvoller Bitterstoffe.
- Petersilie: Kaliumreichste Küchenkraut mit sehr viel Vitamin C
- Gräser (wie Gerstengras oder Weizengras): Sind sehr mineralienreich mit einem hohen Chlorophyll-Anteil.
- Schwarzer Rettich: Aufgrund der enthaltenen Senföle auch empfehlenswert bei Erkältungen.
- Grünkohl (Federkohl): Enthält viele wichtige Vitamine, vor allem Vitamin K und am meisten Vitamin C.
- Spinat: Besonders reich an B-Vitaminen sowie Vitamin C und Beta-Carotin (Vitamin-A-Vorstufe).
- Trockenfeigen: Enthalten besonders viel Kalium, Calcium und Eisen sowie Ballaststoffe.
- Gurken: Sind reich an vielen guten, sekundären Pflanzenstoffen.
- Fenchel: Sehr vitamin- und mineralienreich; seine ätherischen Öle wirken entzündungshemmend und beruhigend.

Süsses

Bitterschokolade	-11.45
Eis, Fruchteis, gemischt	-0.67
Eis, Milcheis, Vanille	2.26
Honig	-0.39
Marmelade	-0.93
Milchschokolade	-1.30
Nussnugatcreme	-1.94
Rohrzucker braun	-2.08
Sandkuchen	3.43
Zucker weiss	-0.06

Getränke

Apfelsaft, ungesüsst	-2.03
Bier, dunkel	-0.23
Bier, hell	0.20
Bier, Pilsner Art	-0.04
Cola	1.75
Espresso, Aufguss	-2.30
Früchtetee, Aufguss	-0.24
Gemüsesaft (Tomate, Rote-Rübe, Möhre)	-3.60
Grapefruitsaft unges.	-2.60
Grüner Tee, Aufguss	-0.45
Kaffee, Aufguss, 5Min.	-1.40
Kakao (entrahmte Milch 3.5%)	-0.40
Kräutertee	-0.24
Mineralwasser mit Kohlensäure	-0.76
Möhrensaft	-4.80
Orangensaft, unges.	-2.77
Rote-Rübe-Saft	-3.90
Rotwein	-1.82
Sekt	-1.31
Tafelwasser	-0.72
Tee, Indisch, Aufguss	-0.30
Tomatensaft	-2.80
Weisswein trocken	-1.73
Zitronensaft	-2.20

Hinweis zu Molke!

Molke ist als einziges Milchprodukt mit einem PRAL-Wert von -1,6 basisch

Hinweis zu weißem Zucker
Weißer Zucker ist mit einem PRAL-Wert von 0 neutral!

Gemüse
Sojabohnen	-9.07
Sojamilch	-0.63
Spargel	-2.35
Spinat	-12.08
Tofu	0.33
Tomaten	-4.17
Zucchini	-3.88
Zwiebeln	-1.74

Hülsenfrüchte
Bohnen, grün	-3.87
Erbsen	1.69
Linsen grün und braun getrocknet	4.81

Kräuter & Essig
Apfelessig	-2.17
Basilikum	-6.95
Petersilie	-15.50
Schnittlauch	-6.51
Weinessig, Balsamico-Essig	-1.26

Fette & Öle
Butter	0.49
Margarine	-0.15
Olivenöl	0.02
Sonnenblumenöl	-0.02

Obst
Ananas	-3.45
Aprikosen	-5.15
Bananen	-7.46
Birnen	-2.21
Erdbeeren	-2.54
Feigen getrocknet	-20.18
Grapefruit	-3.07
Kirschen	-3.71
Kiwi	-5.51
Mango	-3.40
Orangen	-3.17
Pfirsiche	-2.77
Rosinen	-11.94
Schwarz. Johanisbeeren	-6.14
Wassermelonen	-2.84
Weintrauben	-3.38
Zitronen	-3.05
Äpfel	-2.36

Nüsse
Erdnüsse, unbehandelt	6.68
Haselnüsse	-1.96
Mandeln	0.76
Pistazien	0.26
Walnüsse	6.17

Fleisch & Wurstwaren

Bierschinken	7.48
Cervelatwurst	8.43
Corned beef in Dosen	11.21
Ente	10.54
Fleischwurst	7.00
Frankfurter	6.70
Frühstücksfleisch in Dosen	10.20
Gans reines Muskelfleisch	5.89
Hühnerfleisch	8.70
Jagdwurst	7.20
Kalbfleisch	9.00
Lammfleisch (mager)	10.50
Leber (Kalb)	14.99
Leber (Rind)	16.61
Leber (Schwein)	17.80
Leberwurst	9.09
Rindfleisch mager	10.44
Rumpsteak mager & fett	8.80
Salami	8.77
Schweinefleisch mager	8.69
Truthahnfleisch	11.13
Wienerwürstchen	6.03
Wildkaninchen	10.15

Fisch & Meeresfrüchte

Kabeljaufilet	7.60
Shrimps	7.60
Schellfisch	7.94
Matjeshering	8.00
Seezunge	8.47
Karpfen	8.72
Krabben	8.88

Fisch & Meeresfrüchte

Rotbarsch	9.08
Hering	9.18
Heilbutt	9.44
Forelle gedämpft	9.51
Lachs	10.01
Aal geräuchert	10.35
Sardinen in Öl	13.35
Miesmuscheln	15.30
Garnele	18.20

Gemüse

Blumenkohl	-4.35
Brokkoli	-4.64
Chicorée	-3.15
Eisbergsalat	-2.56
Essiggurken	-1.45
Feldsalat	-6.62
Fenchel	-9.77
Grünkohl	-7.87
Gurken	-3.01
Karotten, junge	-5.17
Kartoffeln	-6.14
Knoblauch	-3.36
Kohlrabi	-6.79
Kopfsalat (Durchschnitt von vier Sorten)	-3.78
Lauch (Porree)	-3.85
Paprikaschoten (rot)	-7.76
Pilze (Pfifferling)	-7.44
Radieschen	-4.50
Rosenkohl	-4.59
Ruccola	-7.50
Sauerkraut	-4.71
Sellerie	-5.99

Getreide & Mehl

Amaranth (Samen)	7.50
Buchweizen (ganzes Korn)	2.42
Cornflakes	2.63
Dinkel (Grünkern Vollkorn)	7.50
Gerste (ganzes Korn)	5.58
Haferflocken (Vollkorn)	8.98
Hirse (ganzes Korn)	2.46
Mais (ganzes Korn)	3.24
Reis (geschält)	3.82
Reis (geschält, gekocht)	3.07
Reis (ungeschält)	12.50

Brot

Grahambrot	7.20
Pumpernickel	3.48
Roggenbrot (Vollkorn)	3.48
Roggenknäckebrot	3.30
Roggenmischbrot	2.49
Vollkornbrot	5.30
Weizenbrot (Vollkorn)	5.25
Weizenmischbrot	3.75
Weissbrot	3.75
Zwieback	4.69

Teigwaren

Eiernudeln	6.35
Makkaroni	6.89
Spätzle	6.89
Vollkornspaghetti	8.50

Milch, Milchprodukte & Eier

Butterkäse (50% Fett)	13.09
Buttermilch	-0.01
Camembert	12.28
Ceddar red. Fettgehalt	26.40
Edamer	18.51
Eigelb	23.48
Eiweiss	2.38
Emmentaler (45% Fett)	21.54
Frischkäse	
Fruchtjoghurt aus	0.90
Vollmilch	1.20
Gouda	18.75
Hartkäse (Durchschnitt von vier Sorten)	19.20
Hühnerei	9.96
Hüttenkäse (Vollfett)	8.43
Kefir	0.34
Kondensmilch	0.05
Kuhmilch (1.5%)	0.39
Molke	-1.88
Naturjoghurt (Vollmilch)	0.05
Parmesan	24.73
Quark	8.86
Sahne (frisch, sauer)	0.17
Schmelzkäse natur	23.48
Vollmilch (past. & ster.)	0.04
Weichkäse vollfett	4.30

- **Käse** enthält viel Eiweiss, Calcium, Magnesium, Phosphor, Kalium, Vitamin A und B12 (sollte in geringen Mengen genossen werden, wegen der Übersäuerung).

Die PRAL-Werte

PRAL = potential renal acid load = potentielle, die Nieren betreffende Säurelast

hoher negativer **Wert** = sehr basisch, hoher positiver **Wert** = stark säuernd.

Die unten angeführten Tabellen geben an, wie sauer oder basisch ein Lebensmittel ist.

- Nahrungsmittel mit **negativem Wert (in Milliäquivalenten pro 100 g)** haben einen **basischen Effekt.**

- Nahrungsmittel mit **positivem Wert** einen **säuernden Effekt**

Je höher (+) der PRAL-Wert, desto säurelastiger werden die Lebensmittel verstoffwechselt.

- **Naturreis und Paranüsse** – wirken mit ihren Stoffen Selen und Magnesium gegen Niedergeschlagenheit, Stress, Erschöpfung und Depressionen.
- **Leinsamen** – reich an Lignanen (pflanzliche Hormone mit östrogenartiger Wirkung), wirken ausgleichend und krebsvorbeugend. Die Omega-3-Fettsäuren mit positiver Wirkung für Körper Geist.
- **Bio-Milch** – mit Omega-3-Fettsäuren; Calcium und Vitamin D wirkt direkt auf Gehirnfunktionen und trägt zur seelischen Ausgeglichenheit bei. Sie regt außerdem die Produktion von konzentrationssteigernden Neurotransmittern (Noradrenalin, Dopamin) an.

Energieschub

- **Avocado** versorgt Gehirn und Nerven mit vielen Nährstoffen. Vor allem auch Lecithin, das die Konzentration steigert und die Gehirnzellen aktiviert.
- **Banane** liefert schnell verwertbare Energie mit Zucker, Stärke und Ballaststoffen. Zudem enthält sie Magnesium für die Muskeln.
- **Joghurt** (für gesunde Darmflora), Vitamin B12
- **Heidelbeeren** enthalten viel Vitamin C, leicht verwertbaren Frucht- &Traubenzucker, viele Ballaststoffe und schützt vor Zellschäden (Anthocyanin).
- **Goji – Beeren** enthalten viel Vitamin C und A
- **Eier** enthalten hochwertige Proteine.
- **Lachs** & Co. enthalten viele ungesättigte Fettsäuren. Sie sind reich an Omega 3-Fettsäuren (gegen Herzkrankheiten und Depressionen).
- **Mandeln** enthalten viel Protein, Ballaststoffe, Magnesium und Zink.
- **Süsskartoffeln** enthalten viele Ballaststoffe und jede Menge Vitamin A. Die Verdauung erfolgt langsam. Der Insulinspiegel bleibt stabil und man fühlt sich lange satt.
- **Vollkorn-Brot** (-Reis, -Nudeln) enthalten viel Eiweiss, Vitamine, Mineralien und Ballaststoffe.
- **Kohl** enthält viele Vitamine und Mineralstoffe.
- **Dunkle Bohnen** enthalten viele Ballaststoffe, Eisen und fast so viel Eiweiss wie Fleisch. Sie liefern über einen langen Zeitraum Energie. Sie enthalten auch besondere Enzyme für die Fettverbrennung.

Lebensmittel:
- **Aprikosen** – als frisches oder getrocknetes Obst steigern das Glücksgefühl. Die Aminosäure Tryptophan ist reichlich enthalten und wird im Körper in den Neurotransmitter Serotonin umgewandelt. Es wirkt der Tagesmüdigkeit und Depression entgegen. Tryptophan wird teilweise in Vitamin-B3 (Niacin) umgewandelt. Das wirkt gegen Schlafstörungen, Konzentrationsschwäche, Appetitlosigkeit und Gereiztheit.
- **Bananen** – sind als kohlehydratreiche Kost eine Beruhigung für Körper und Geist. Nicht nur für Kleinkinder. Der hohe Anteil an Vitamin B6 wirkt Erschöpfungszuständen oder auch Symptomen entgegen, die vor der Monatsperiode auftreten können. Als stimmungsaufhellende Lebensmittel sind Bananen mit ihren Nährstoffen, wie Kalium und Tryptophan, für Groß und Klein geeignet. Die Reizschwelle wird gesenkt, Depressionen oder Schlaflosigkeit gemindert.
- **Spargel** – mit seinem enthaltenen Vitamin-B-Komplex, spielt er eine wichtige Rolle für das Nervensystem und die Gemütsverfassung. Nährstoffe, wie Vitamine A, C, K, Folsäure, Kalium, Mangan, Protein und Kupfer tragen zur erhöhten Körperenergie bei und heben den mentalen und emotionalen Gesamtzustand.
- **Avocados** – enthalten gesunde Fette (ungesättigte Fettsäuren), Tryptophan, Vitamin B6 und Folsäure, die in dieser Kombination in das stimmungsaufhellende Serotonin umgewandelt wird.
- **Seetang und Algen** – Bestandteile aus der „japanischen Küche". Sie enthalten Eisen als Energielieferant, Magnesium für den Stressabbau, Jod gegen die Schilddrüsen-Unterfunktion (Niedergeschlagenheit, Lethargie) und Calcium, das Stimmungsschwankungen entgegenwirkt.
- **Süßkartoffel** – dieses Kohlehydratpaket besteht aus vielen Nährstoffen sowie Eisen und Vitamin B6. Dagegen haben Stimmungstiefs, Depressionen, Heißhunger und Trübsinn keine Chance. Diese Knolle hält außerdem den Blutzuckerspiegel konstant.
- **Rosmarin und Salbei** – gelten als Heilkräuter. Ihre ätherischen Öle fördern die Durchblutung und wirken sich begünstigend auf verschiedene Hirnfunktionen aus. Der „Wohlfühlfaktor" ist Entspannung.

Nervennahrung (Prüfungsangst und Co.)

Wichtige Mikro-Nährstoffe für Gehirn und Nerven
- Vitamine D und E
- Vitamin-B-Komplex, besonders B1, B6, B12, Folsäure, Niacin (Vitamin B3) und Pantothensäure (Vitamin B5)
- Beta-Carotin (Provitamin A)

Nervennahrung: Lebensmittel für mehr Entspannung
- Bananen. Die gelbe Frucht ist eine echte Magnesiumbombe
- Nüsse. Sie enthalten große Mengen an Vitaminen aus der B-Gruppe sowie Vitamin E, Kalium und Magnesium.
- Zitronen
- Hülsenfrüchte
- Brokkoli
- Rotkohl
- Kakao
- Eigelb

Ernährung für die Psyche

Einfluss der Ernährung auf die Gemütsverfassung
- Fettarme, vitaminreiche Nahrung mit unveränderten Lebensmitteln (Obst, Gemüse)
- Ballaststoffe (Gemüse, Kräuter)
- Geringe tierische Eiweiße
- Gegen „Übersäuerung": Basische Lebensmittel bevorzugen
- Omega-3-Fettsäuren
- Kaltgepresste Pflanzenöle

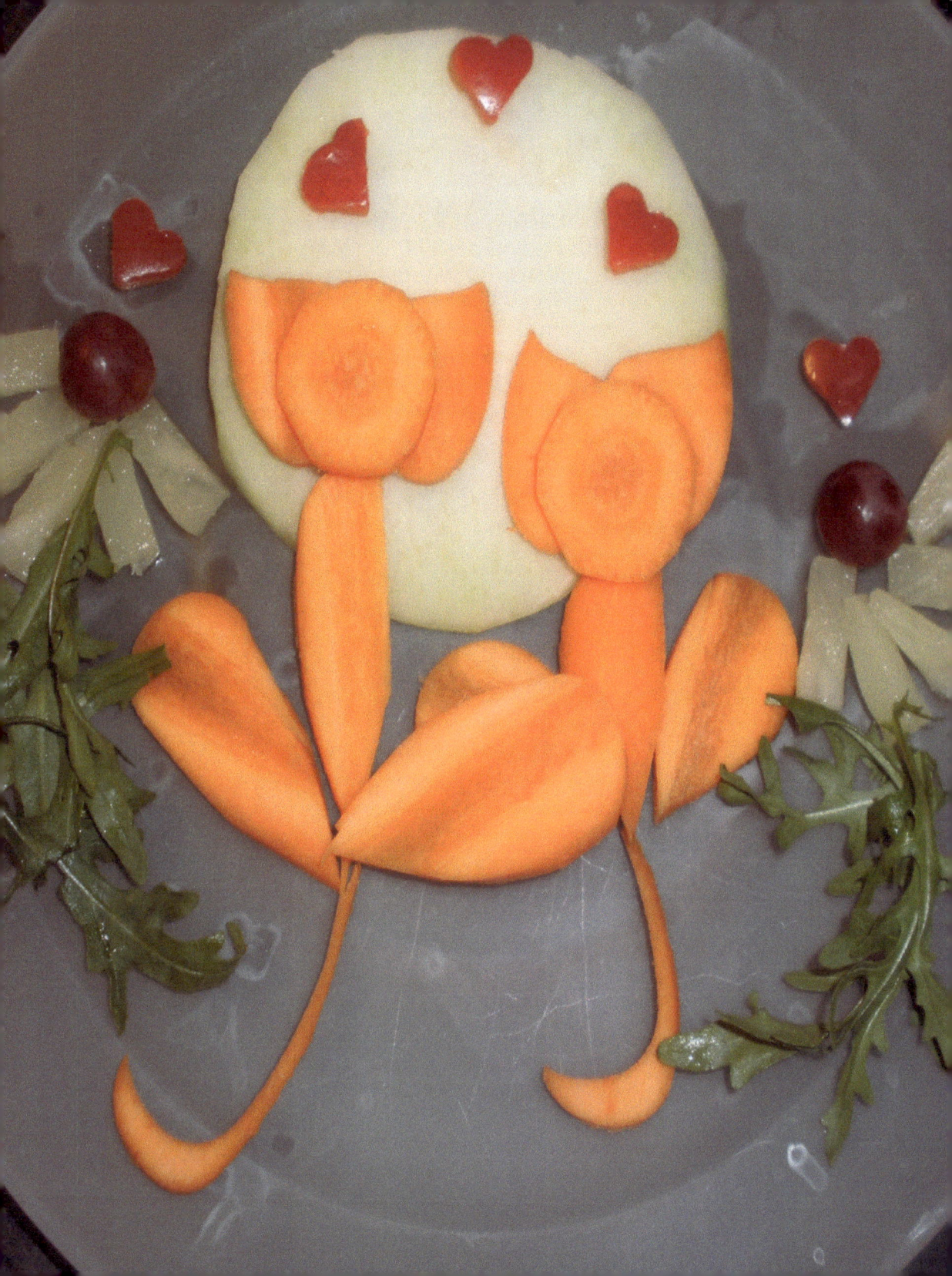

Granatapfel, haben viel Ellagsäure. Danach kann Ellagsäure vor Krebsbildung und Mutationen schützen, weil sie in der Lage ist, eine Art „Schutzmantel" um die DNS zu bilden. Das hochpotente Antioxidans stimuliert das Immunsystem, gegen Krebszellen vorzugehen.

Beerenfrüchte wie Sanddorn, Heidelbeeren, Brombeeren, Johannisbeeren, Himbeeren und Brombeeren besitzen ebenfalls viel Ellagsäure. Sie besitzen auch viele Antioxidantien und Vitamin C, die die Vorbeuge - Wirkung noch verstärken.

Knoblauch enthält **Allicin** (spezielle Form von Aminosäure)**,** das für seine zellschädigende Eigenschaft vor allem für Krebszellen bekannt ist (laut Studien). Frischer Knoblauch enthält viel davon. Es ist für seinen typischen Knoblauchduft bekannt.

> **Kurkuma (Gelbwurz) zählt zu den wirkungsvollsten Anti-Krebs-Gewürzen.**

Curcumin (gelber Farbstoff) gehört zu den sekundären Pflanzenstoffen und wirkt immunstimulierend und gegen freie Radikale.

Tomaten, Tomatenmark, Tomatensoße, Tomatensaft oder Tomatenketchup enthalten Lycopin, ein Carotinoid das antioxidative und antikarzinogene (Entartung der Zelle) Wirkung besitzt. Gekocht ist ihre Wirkung höher.

Grüner Tee enthält viel Catechin (ein Flavonoid, ein sekundärer Pflanzenstoff), der die wichtigen „ Andockstellen " blockiert, für die Ausbildung der Krebszellen nötig sind.

Walnüsse enthalten viel Omega 3-Fettsäuren mit ihrer entzündungshemmenden Wirkung.

Lebensmittel zur Krebsvorbeugung

Kreuzblütengewächse gegen Krebs
Bei den Gemüsesorten Brokkoli, Grünkohl, Rosenkohl, Rettich und Co, wie auch Moringa handelt es sich um Lebensmittel, die aufgrund ihrer besonderen Inhaltsstoffe wirkungsvoll gegen verschiedene Krankheiten eingesetzt werden können. Insbesondere die darin enthaltenen Senföle sind in der Lage, Krebserkrankungen vorzubeugen und sogar bereits vorhandene Tumore aufzulösen. Das wurde bereits in vielen Studien wissenschaftlich belegt.

Bestimmte Inhaltsstoffe der Kreuzblütler wie auch das DIM, veranlassen beschädigte Zellen abzusterben, wenn es an der Zeit ist. So wird verhindert, dass sie sich weiter teilen und schliesslich zu einem Tumor heranwachsen.

> **Tumorzellen reagieren nicht mehr auf die Signale, mit denen der Körper ihnen befiehlt, abzusterben.**

Freie Radikale spielen eine große Rolle bei der Entstehung von Krebszellen, weil sie die Zellmembranen zerstören, in den Zellkern eindringen und genetische Informationen verändern. Die Zellen entarten zu Krebszellen.

Dem kann **Lycopin** (sekundärer Pflanzenstoff wirkt als Antioxidans) entgegen wirken, wie eine chinesische Studie unter anderem in Bezug auf Prostata-Krebs feststellte.

Diindolylmethan (DIM)
Das Senföl Indol-3-Carbinol wird bei der Verdauung in die hochwirksame Substanz Diindolylmethan (DIM) umgewandelt, welche die Aktivität zweier an der Ausbreitung von Krebserkrankungen beteiligten Proteine hemmt. Es konnte wissenschaftlich belegt werden, dass die Behandlung von Krebszellen mit DIM deren Streuung um bis zu 80% reduzieren kann.

Lebensmittel mit vielen Abwehrstoffen gegen Krebs
Brokkoli, Kreuzblütler wie auch Grün-, Rot- und Weißkohl, Rosenkohl, Kohlrabi, Blumenkohl, Radieschen, Rettich, Rucola, Meerrettich, Kresse. Sie alle haben Senföle.

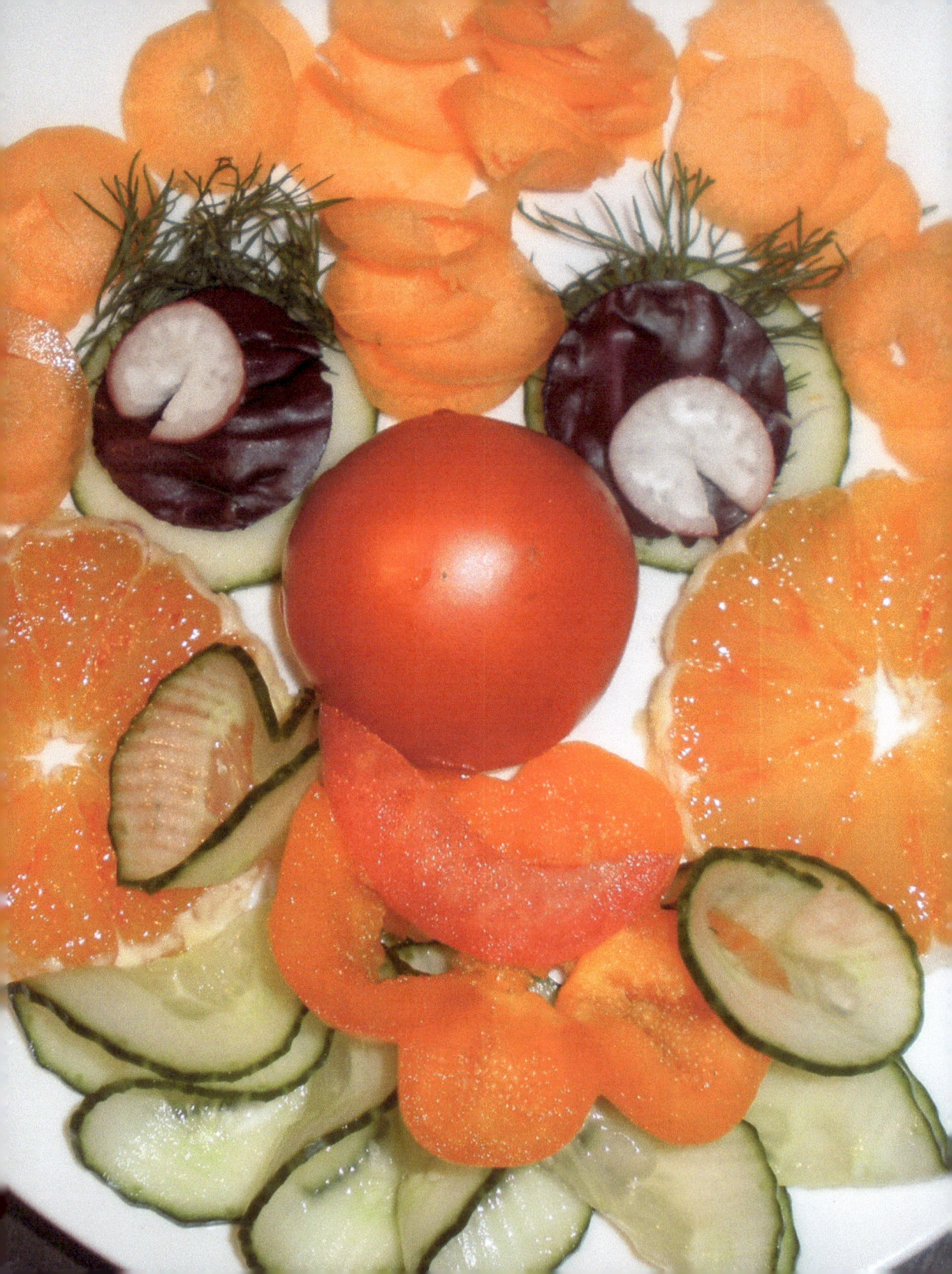

Windengewächsen. Man kann sie mit samt der Schale auch roh essen. Die leuchtende Farbe der Batate zeigt, dass die Pflanze reich an Carotinoiden ist. Die Süßkartoffel gehört auch zu den Nahrungsmitteln mit dem höchsten Anteil an Beta-Carotin. Vitamin E (Schönheitsvitamin) das eine starke antioxidative Wirkung ausübt. Ihre Süsse stammt vom sekundären Pflanzenstoff Caiapo (in der Schale), der den Zucker schneller vom Blut in die Zellen transportiert und so die Bauchspeicheldrüse entlastet. Das produzierte Insulin wird deutlich besser vom Körper verwertet, sodass der Blutzuckerspiegel nur langsam ansteigt - dies wiederum bewirkt ein längeres Sättigungsgefühl (für Diabetiker sehr geeignet).

Kartoffel gehören zu den Nachtschattengewächsen. Sie enthält mehr Folsäure (wichtig für viele Stoffwechselvorgänge, Wachstumsprozesse, Zellteilung und Blutbildung) und Phosphor (stärkt die Knochen) als in Süsskartoffeln. Darf aber nur gekocht verzehrt werden.

Moringa: Ist ein tropischer Baum (Meerrettich-Baum) Gerade in Indien und in afrikanischen Ländern hat man schon vor Hunderten von Jahren auf die positiven Wirkungen der Pflanze auf den menschlichen Körper geschworen. Die Pflanze gilt bisher als **das mit Abstand nährstoffreichste Gewächs überhaupt**. Zahlreiche **wertvolle Nähr- und Vitalstoffe** sind besonders in den Blättern oder **im Blattpulver** in optimal abgestimmter Form zu finden. Hervorzuheben ist hierbei die hohe **Anzahl an Aminosäuren**, denn 18 von 20 bekannten essentiellen Aminosäuren konnten in den Blättern nachgewiesen werden. Er senkt zudem Blutzucker- wie auch Cholesterinspiegel.

Feigen: Enthalten viel Vitamin A (Schleimhäute, Sehkraft), Vitamin B (Stoffwechsel und wichtig für die Nerven), C, Folsäure (Zellteilung & Blutbildung), sie enthalten viel Magnesium, Kalium, Phosphor und Eisen. Feigen haben den höchsten basischen Wert aller Lebensmittel. Frische gewaschene Feigen können mitsamt der Schale gegessen werden.
Getrocknete Feigen besitzen viermal mehr Kohlenhydrate als frische Früchte. Deshalb sind sie auch für Sportler als Energiespender sehr geeignet.

Datteln: Enthalten viel Kalium, Magnesium, Calcium, und Phosphor. Zudem enthalten sie viele Ballaststoffe für die Verdauung.

Aprikosen (= Marille): Enthält viel Provitamin A (Carotin), Vitamin B1, B2 und auch Vitamin C, so wie Kalium, Calcium und Phosphor. In getrockneten Aprikosen ist der Nährstoffgehalt fünfmal grösser!

Avocado: Liefern Vitamin C, B, E , Calcium, Kalium, Eisen, Folsäure und viel Ballaststoffe (für Diabetiker ungeeignet).

Zitrone: Enthalten viel Vitamin C . Sie beugen Infektionen vor, schützen Körperzellen, unterstützen Wundheilung, entgiften den Körper, führen zu strafferer Haut, lindern Verdauungsbeschwerden.

Hirse: 8000 Jahre alt; Hirsi heisst „Nahrhaft" und ist ein glutenfreies Getreide. Es hat einen hohen Gehalt an Fluor und Silizium (Silizium ist wichtig für die Verwertung und Aufnahme von Calcium) und reich an vielen anderen Nährstoffen und sekundären Pflanzenstoffen (Antioxidantien). Dabei ist zu beachten, dass diese wertvollen Nährstoffe nur mithilfe von hochwertigen Proteinen (z.B. Hanfsamen) und Vitaminen optimal eingebaut werden können.
Dabei ist vor allem Vitamin C ausschlaggebend. Nur mit dieser Kombination kann das erforderliche Gerüsteiweiss (Kollagen) von Knochen, Bandscheiben, Wirbel, Gelenkpfannen und Gelenkköpfen wieder aufgebaut bzw. regeneriert werden.
Silizium (Kieselsäure) ist zudem gut für Haar, Haut und Nägel, gegen Entzündungen und Arteriosklerose.
Hirse muss gekocht oder geröstet werden (wegen der Phytinsäure), ausser Hirseflocken.

Süsskartoffeln/Kartoffeln: Stammen aus zwei verschiedenen Pflanzenstämmen. Die Süsskartoffel (Anti-Aging-Mittel) gehört zu dem

Hanfsamen: Haben einen hohen Eiweissgehalt (alle essentiellen Aminosäuren), der vom Körper besser aufgenommen werden kann im Vergleich zu dem meisten anderen pflanzlichen Eiweissquellen. Zudem besitzen sie viele gute Fettsäuren, Magnesium, Vitamin B1 und Zink.

Kürbiskerne: Haben nicht nur viel Eisen, sie enthalten auch alle anderen Mineralien zudem, Vitamin E, A, C und D, sowie Vitamine B1, B2 und B6.

Sonnenblumenkerne: Hat sogar mehr Protein wie Fleisch! Viel Vitamin E (Anti- Aging Mittel). Zudem Vitamin A, B und D, wie auch Vitamin K (gute Blutgerinnung). Gesunde ungesättigten Fettsäuren, sowie Calcium, Magnesium und Eisen.

Mohnsamen: Enthalten gute Fettsäuren, viel Phosphor und Eisen, Calcium, Kalium, Magnesium und Vitamin E. (Die Samen sind völlig harmlos, denn Opium kann nur aus dem Milchsaft gewonnen werden)

Beeren

Aroniabeere: Enthalten viel Provitamin A und alle fünf B Vitamine, zudem viele Mineralien wie Kalium, Calcium, Magnesium, Zink, Jod und Eisen.

Brombeeren: Enthalten sehr viel Vitamin C, Provitamin A, Eisen, Magnesium, Mangan und Antioxidantien.

Cranberries: Enthalten viel Vitamin C.und Vitamin A.

Himbeeren: Enthalten viel Vitamin C, B und Provitamin A zudem Calcium, Kalium, Magnesium, Antioxidantien und Folsälure.

Heidelbeeren: Enthalten viel sekundäre Pflanzenwirkstoffe, die entzündungshemmend wirken und Vitamin E und C.

Physalis (Andenbeere): Enthalten viel Vitamin A (Beta-Carotin), Vitamin C, Vitamin B1 und B6 und Eisen.

Granatapfel: Hat hohe antioxidative Wirkung (Beugt Krankheiten vor).

> Viel gutes Fett, viel Protein, wenig Kohlenhydrate. Von ihrer Zusammensetzung her könnte man die Nuss als eine Art Kompromiss zwischen Gemüse und Fleisch bezeichnen!

Jede ungeröstete Nuss hat ihre besonderen Vorzüge

Walnüsse: Mit einem Fettanteil von rund 70g (auf 100g) die fettreichste der 5 Sorten. Sie enthalten u.a. viele ungesättigte, essentielle Fettsäuren, vor allem Omega 3- und Omega 6-Fettsäuren in einem günstigen Mengenverhältnis. Liefern jede Menge Antioxidantien, enthalten viel Eiweiss, helfen beim Einschlafen (Magnesium), enthalten sekundäre Pflanzenstoffe (für Abwehr und krebshemmend), erhöhen die Konzentration und Lernfähigkeit, stärken das Gedächtnis und senken das Cholesterin.

Mandeln: Enthalten mit 13g (auf 100g) am meisten Nahrungsfasern der 5 Sorten; Spezialität: Zink, Calcium.

Haselnüsse: Mit rund 60g (auf 100g) die Sorte mit dem zweitgrössten Fettgehalt dieser fünf; Spezialität: Kalium, Vitamin E.

Pistazien: Enthalten mit 17g (auf 100g) am meisten Kohlenhydrate der 5 Sorten; Spezialität: Vitamin A, Eisen, Betacarotin.

Erdnüsse: Haben mit 26g (auf 100g) den höchsten Proteingehalt der fünf Sorten; Spezialität: Folsäure, Natrium.

Cashewnuss: Viel Magnesium, Vitamin B, krebsvorbeugende Phenolsäure, sie sind sehr fetthaltig.

Kerne & Samen

Leinsamen: Enthalten viele gute Fettsäuren und regen die Verdauung an mit ihren Schleimstoffen und Ballaststoffen. Zudem habe sie auch Vitamin B1, Magnesium und Mangan. Geschrotete Leinsamen sind wertvoller.

Chiasamen: Haben ähnliche Inhaltsstoffe wie Leinsamen. Sie sind aber teurer, da sie importiert werden müssen.

Lebensmittel mit vielen Nährstoffen

Was macht Sie so gesund?

Sprossen, Keimlinge und Grünkraut haben eine Fülle von Nährstoffen. Der Keimprozess sorgt dafür, dass sich die Anteile an Vitaminen, Eisen, Spurenelemente, Enzymen und essenzielle Aminosäuren erhöht. Verzehrt man sie dann noch roh, bleiben mehr Nährstoffe erhalten, die nicht durch kochen oder braten zerstört werden.

Zu den wichtigsten Vitaminen und Mineralstoffen gehören unter anderem:
- Vitamin A, Vitamin B und Vitamin C
- Calcium, das besonders wichtig für die Knochengesundheit ist.
- Phosphor, das zusammen mit Calcium für die Festigkeit von Knochen und Zähnen sorgt.
- Magnesium, der ein wichtiger Mineralstoff für Nerven und Stoffwechsel ist.
- Sekundäre Pflanzenstoffe, die entzündungshemmend und antibakteriell wirken.
- Ätherische Öle, die für den Duft mancher Sprossen sorgen und verdauungsfördernd und antibakteriell wirken.
- Senföle, die verdauungsfördernd wirken.

Nüsse

Der tägliche Nusskonsum senkt unter anderem das Risiko für Herzkreislauf - Erkrankungen, Krebs und Schlaganfall. Sie können auch den Cholesterin-Spiegel senken und machen nicht einmal dick.
Sie enthalten viele ungesättigte Fettsäuren, die den Cholesterinspiegel senken und Erkrankungen des Herz-Kreislauf-Systems wie z.B. Arteriosklerose vorbeugen. Neben dem Eiweiss enthalten sie auch Eisen und Zink (Tagesdosis 5 Stück).

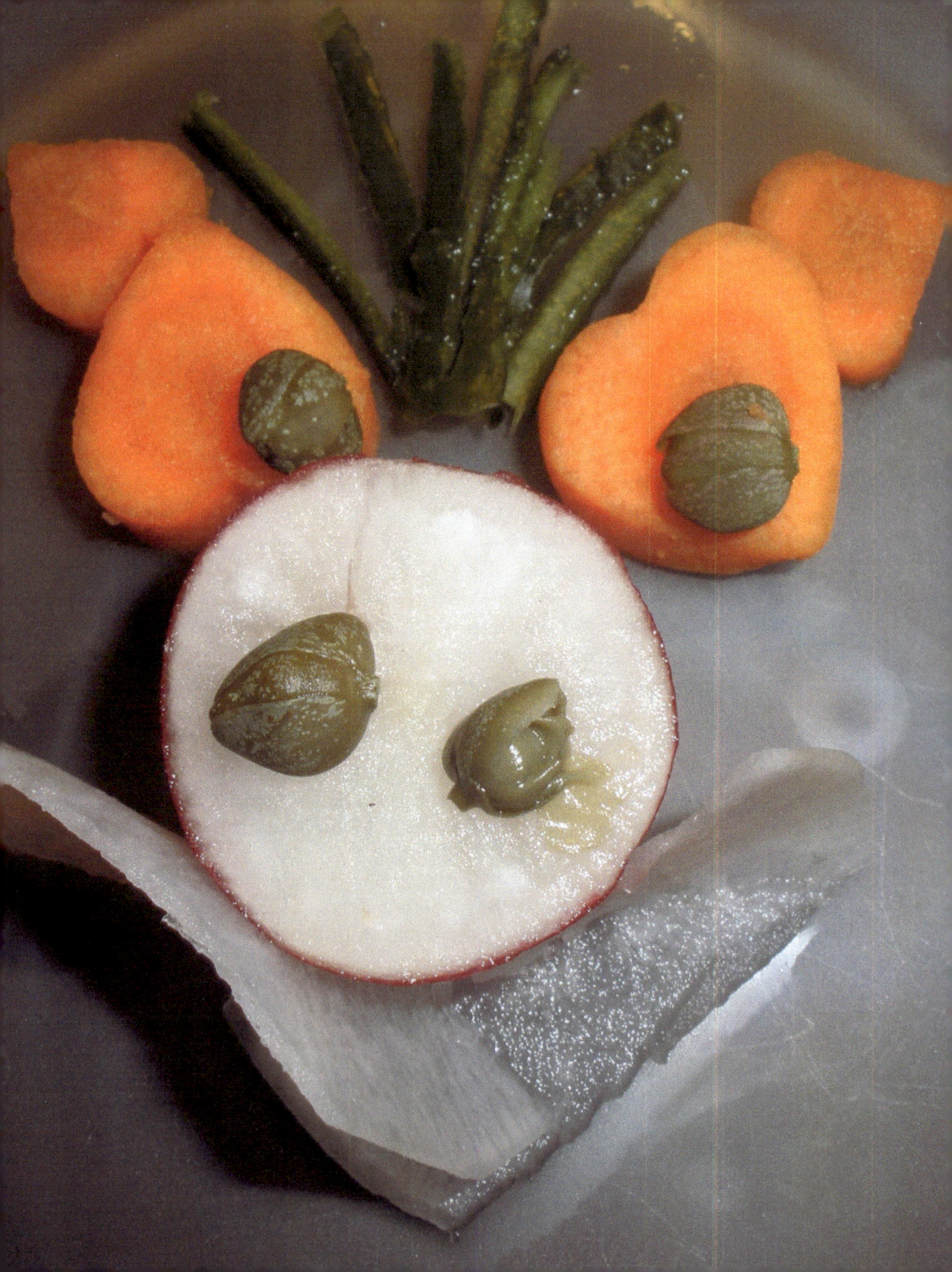